"十三五"卫生高等职业教育校院合作"双元"规划教材

供临床医学类及相关专业用

基本公共卫生服务实务

主　　编　杨柳清　代爱英　刘明清
副 主 编　黎逢保　谢立璟　兰晓霞　沈必成　郑代坤
编　　委　（按姓名汉语拼音排序）

曹　毅（遵义医药高等专科学校）　　　刘明清（沧州医学高等专科学校）
陈冯梅（苏州卫生职业技术学院）　　　龙　鑫（首都医科大学）
代爱英（菏泽医学专科学校）　　　　　聂胜楠（江西医学高等专科学校）
郭宏霞（天津医学高等专科学校）　　　沈必成（楚雄医药高等专科学校）
兰晓霞（天津医学高等专科学校）　　　谢立璟（首都医科大学）
黎逢保（岳阳职业技术学院）　　　　　杨柳清（重庆三峡医药高等专科学校）
李　君（四川中医药高等专科学校）　　余艳妮（岳阳职业技术学院）
林荣金（漳州卫生职业学院）　　　　　郑代坤（重庆三峡医药高等专科学校）
刘丽君（重庆三峡医药高等专科学校）

北京大学医学出版社

JIBEN GONGGONG WEISHENG FUWU SHIWU

图书在版编目（CIP）数据

基本公共卫生服务实务 / 杨柳清，代爱英，刘明清主编 . —北京：北京大学医学出版社，2021.6（2025.6重印）
ISBN 978-7-5659-2368-5

Ⅰ．①基… Ⅱ．①杨…②代…③刘… Ⅲ．①公共卫生－卫生服务－教材 Ⅳ．①R199.2

中国版本图书馆CIP数据核字（2021）第029072号

基本公共卫生服务实务

主　　编：杨柳清　代爱英　刘明清
出版发行：北京大学医学出版社
地　　址：（100191）北京市海淀区学院路38号　北京大学医学部院内
电　　话：发行部 010-82802230；图书邮购 010-82802495
网　　址：http://www.pumpress.com.cn
E-mail：booksale@bjmu.edu.cn
印　　刷：北京瑞达方舟印务有限公司
经　　销：新华书店
责任编辑：法振鹏　高翔　　责任校对：靳新强　　责任印制：李啸
开　　本：850 mm×1168 mm　1/16　　印张：17.25　　字数：490千字
版　　次：2021年6月第1版　2025年6月第10次印刷
书　　号：ISBN 978-7-5659-2368-5
定　　价：45.00元

版权所有，违者必究
（凡属质量问题请与本社发行部联系退换）

修订说明

《国务院办公厅关于深化医教协同进一步推进医学教育改革与发展的意见》要求加快构建标准化、规范化医学人才培养体系，全面提升人才培养质量。《国家职业教育改革实施方案》指出要促进产教融合育人，建设一大批校企"双元"合作开发的国家规划教材。新时期的卫生职业教育面临前所未有的发展机遇和挑战。

本套教材历经4轮建设，不断更新完善、与时俱进，为全国高职临床医学类人才培养做出了贡献。第3轮教材入选教育部普通高等教育"十一五"国家级规划教材15种，第4轮教材入选"十二五"职业教育国家规划教材17种。

高质量的教材是实施教育改革、提升人才培养质量的重要支撑。为深入贯彻《国家职业教育改革实施方案》，服务于新时期高职临床医学类人才培养改革发展需求，北京大学医学出版社经过前期广泛调研、系统规划，启动了第5轮"双元"数字融合高职临床医学教材建设。指导思想是：坚持"三基、五性"，符合最新的国家高职临床医学类专业教学标准，结合高职教学诊改和专业评估精神，突出职业教育特色和专业特色，重视人文关怀，与执业助理医师资格考试大纲要求、岗位需求对接。强化技能训练，既满足多数院校教学实际，又适度引领教学。实践产教融合、校院合作，打造深度数字融合的精品教材。

教材的主要特点如下：

1. 全国专家荟萃

遴选各地高职院校具有丰富教学经验的骨干教师参与建设，力求使教材的内容和深浅度具有全国普适性。

2. 产教融合共建

吸纳附属医院或教学医院的临床双师型教师参与教材编写、审稿，学校教师与行业专家"双元"共建，使教材内容符合行业发展、符合多数医院实际和人才培养需求。

3. 知名专家审定

聘请知名临床专家审定教材内容，保证教材的科学性、先进性。

4. 教材体系优化

针对各地院校课程设置的差异，部分教材实行"双轨制"。如既有《人体解剖学与组织胚胎学》，又有《人体解剖学》《组织学与胚胎学》，便于各地院校灵活选用。按照专业教学标准调整规范教材名称，如《医护心理学》更名为《医学心理学》，《诊断学基础》更名为《诊断学》。

5. 职教特色鲜明

结合最新的执业助理医师资格考试大纲，教材内容体现"必需、够用，针对性、适用性"。以职业技能和岗位胜任力培养为根本，以学生为中心，贴近高职学生认知，夯实基础知识，培养实践技能。

6. 纸质数字融合

利用二维码技术打造融媒体教材，提供拓展阅读资料、音视频学习资料等，给予学生自主学习和探索的空间及资源。

7. 课程思政融入

全面贯彻党的教育方针，落实立德树人根本任务，将课程思政全面融入教材。坚持中国化时代化马克思主义人民至上的立场，运用系统观念，守正创新，传承精华，守护人民生命健康安全，建设中国特色高质量医药卫生类职业教育教材体系。

本套教材的组织、编写得到了多方面大力支持。很多院校教学管理部门提出了很好的建议，职教专家对编写过程精心指导、把关，行业医院的临床专家热心审稿，为锤炼精品教材、服务教学改革、提高人才培养质量而无私奉献。在此一并致以衷心的感谢！

本套教材出版后，出版社及时收集使用教材院校师生的质量反馈，响应《关于推动现代职业教育高质量发展的意见》，按职业教育"岗课赛证"融通教材建设理念及时更新教材内容；对照《高等学校课程思政建设指导纲要》《职业教育教材管理办法》等精神要求，自查自纠，在修订时深入贯彻党的二十大精神，更新数字教学资源；力争打造培根铸魂、启智增慧，适应新时代要求的精品卫生职业教育教材。

希望广大师生多提宝贵意见，反馈使用信息，以臻完善教材内容，为新时期我国高职临床医学教育发展和人才培养做出贡献！

"十三五"卫生高等职业教育
校院合作"双元"规划教材审定委员会

顾　　问　王德炳（北京大学医学部）

　　　　　文历阳（卫生职业教育教学指导委员会）

主 任 委 员　刘玉村（北京大学医学部）

副主任委员　（按姓名汉语拼音排序）

　　　　　陈地龙（重庆三峡医药高等专科学校）　　潘岳生（岳阳职业技术学院）

　　　　　范　真（南阳医学高等专科学校）　　　　沈国星（漳州卫生职业学院）

　　　　　蒋继国（菏泽医学专科学校）　　　　　　周争道（江西医学高等专科学校）

秘 书 长　王凤廷（北京大学医学出版社）

委　　员　（按姓名汉语拼音排序）

　　　　　陈袅袅（贵阳护理职业学院）　　　　　　邱志军（岳阳职业技术学院）

　　　　　郭家林（遵义医药高等专科学校）　　　　宋印利（哈尔滨医科大学大庆校区）

　　　　　黎　梅（毕节医学高等专科学校）　　　　孙建勋（洛阳职业技术学院）

　　　　　李金成（邵阳学院）　　　　　　　　　　孙　萍（重庆三峡医药高等专科学校）

　　　　　李　玲（南阳医学高等专科学校）　　　　吴　勇（黔东南民族职业技术学院）

　　　　　林建兴（漳州卫生职业学院）　　　　　　闫　宫（乌兰察布医学高等专科学校）

　　　　　刘　军（宜春职业技术学院）　　　　　　杨　翀（广州卫生职业技术学院）

　　　　　刘其礼（肇庆医学高等专科学校）　　　　赵其辉（湖南环境生物职业技术学院）

　　　　　宁国强（江西医学高等专科学校）　　　　周恒忠（淄博职业学院）

前　言

《基本公共卫生服务实务》为高职临床医学（第5轮）数字融合教材，主要供高职高专临床医学、预防医学、公共卫生管理等专业使用，也可作为基层全科医师、基层公共卫生人员等继续教育培训的参考教材。

当前基层医疗卫生机构的主要工作任务是开展基本公共卫生服务。高职高专临床医学专业学生不仅要熟练掌握临床诊疗的基本知识与技能，更要具备实施基本公共卫生服务的综合实践能力。本教材以岗位群工作任务为依据，将开展基本公共卫生服务所需要的基本理论、基本知识、基本技能进行序化整合，力争突出教材的思想性、科学性、先进性、启发性、适用性。

教材以《国家基本公共卫生服务规范》（第三版）和《新划入基本公共卫生服务相关工作规范》（2019年版）为重要参考，对接国家乡村全科助理医师考试大纲，撰写了在基层医疗卫生机构开展公共卫生服务的重点项目。全书共十五章，第一章绪论主要介绍初级卫生保健、疾病三级预防策略以及基本公共卫生服务等相关基础知识，第二章至第十五章设置了面向所有人群、特殊人群以及患病人群的基本公共卫生服务项目内容。正文以案例为导入，穿插知识链接、考点提示，用思维导图归纳章节内容，以参考文献作为学习资源的引导，使学生能在学习过程中不拘泥于教材内容，帮助学生拓展学习空间。为提升学生开展基本公共卫生服务的实际工作能力，全书以国家规范为基础，结合基层工作具体实践而创新编写了九个实践练习项目。

全体编委本着严谨、求实、科学的态度，查阅书籍、调研岗位任务，力争使教材语言浅显、案例生动，具有可操作性与指导性。但是由于目前在全国开设本门课程的院校数量较少，教学经验与学习目标达成尚在探索之中，且可参考的同类教材有限，正文以及实训项目等内容都是首次设计撰写，这些都增加了教材编写的难度，虽然大家付出了较多的智慧与艰辛，但限于编写经验不足，难免会有错误、疏漏与不足之处，真诚希望所有读者不吝赐教、及时反馈，提出建设性意见，以便我们对教材不断修改、完善与提高。

教材在编写中除了得到编委所在院校的大力支持外，还得到了北京市朝阳区疾病预防控制中心、北京市房山区疾病预防控制中心、北京市朝阳区八里庄社区卫生服务中心、天津市东丽区万新街社区卫生服务中心、重庆市万州区李河镇卫生院、苏州高新区狮山街道社区卫生服务中心、云南省文山壮族苗族自治州砚山县者腊乡中心卫生院等医疗卫生机构及一线骨干的大力支持，在此表示诚挚的感谢。

杨柳清

目 录

第一章 绪论 1

　　第一节 初级卫生保健 2
　　第二节 疾病三级预防策略 4
　　第三节 基本公共卫生服务 4
　　第四节 课程学习的意义 6

第二章 居民健康档案管理服务 8

　　第一节 居民健康档案概述 8
　　第二节 居民健康档案管理服务规范 10

第三章 健康教育服务 35

　　第一节 健康教育概述 36
　　第二节 健康教育项目的设计、实施与评价 40
　　第三节 健康素养促进 46
　　第四节 健康教育服务规范 51

第四章 预防接种服务 57

　　第一节 预防接种概述 58
　　第二节 预防接种服务规范 67

第五章 0～6岁儿童健康管理服务 74

　　第一节 儿童保健 74
　　第二节 婴幼儿健康风险评估 82
　　第三节 0～6岁儿童健康管理规范 83

第六章 孕产妇健康管理服务 96

　　第一节 孕产妇保健概述 97
　　第二节 孕产妇健康管理规范 103

第七章 老年人健康管理服务 119

　　第一节 老年人保健概述 119
　　第二节 老年人健康管理服务规范 124
　　第三节 老年健康与医养结合管理服务规范 127

第八章 高血压患者健康管理服务 131

　　第一节 高血压防治管理概述 132
　　第二节 高血压患者健康管理服务规范 144

第九章 2型糖尿病患者健康管理服务 150

　　第一节 糖尿病防治管理概述 151
　　第二节 2型糖尿病患者健康管理服务规范 160

第十章 严重精神障碍患者管理服务 168

　　第一节 严重精神障碍管理工作概述 169
　　第二节 严重精神障碍患者管理服务规范 173

第十一章 肺结核患者健康管理服务 179

第一节 肺结核基层诊疗概述 180
第二节 肺结核患者健康管理服务规范 184

第十二章 中医药健康管理服务 192

第一节 中医药健康管理服务概述 193
第二节 老年人中医药健康管理服务规范 195
第三节 0~36个月儿童中医药健康管理服务规范 199

第十三章 传染病及突发公共卫生事件报告和处理服务 203

第一节 传染病概述 204
第二节 突发公共卫生事件 210
第三节 传染病及突发公共卫生事件报告和处理服务规范 214

第十四章 卫生计生监督协管服务 218

第一节 概述 218
第二节 卫生计生监督协管服务内容 220
第三节 卫生计生监督协管服务流程及工作指标 224

第十五章 重大疾病与健康危害因素监测工作规范 229

第一节 概述 230
第二节 疾病监测工作规范 235
第三节 健康危害因素监测工作规范 239
第四节 其他监测工作规范 242

实训 246

实训一：建立居民健康档案 246
实训二：社区健康教育讲座的设计与实施 247
实训三：预防接种流程管理 249
实训四：新生儿家庭访视 252
实训五：产后访视 254
实训六：老年人健康管理服务 255
实训七：高血压自我管理小组健康教育活动 256
实训八：糖尿病急性并发症案例讨论 258
实训九：社区新冠肺炎疫情应急处置桌面演练 260

中英文专业词汇索引 264

主要参考文献 265

第一章

绪 论

第一章数字资源

学习目标

通过本章内容的学习,学生应该能够:
1. 说出我国卫生与健康工作方针。
2. 记忆国家基本公共卫生服务的项目内容。
3. 简述全球战略目标和初级卫生保健的实施原则。
4. 根据疾病三级预防的原则,初步具备疾病的三级预防观念。

健康是人类追求幸福生活的基础,是促进人的全面发展的必然要求,也是国家富强和民族昌盛的重要标志。虽然当今世界人类的科技、生物、医疗等技术快速发展,但是 2020 年新型冠状病毒肺炎(简称新冠肺炎)全球大流行再次向人类敲响了警钟,传染性与非传染性疾病始终是人类健康的绊脚石。构建人类命运共同体,加强疾病预防控制的国际合作,共同应对突发公共卫生事件,才能真正实现人类文明与健康的可持续发展。

为积极应对我国人民面临的各种健康问题,坚持"预防为主、防治结合"的原则,牢固树立"大卫生、大健康"理念,将疾病预防控制工作的关口前移,以基层为重点,采取有效干预措施,加强公共卫生服务体系建设,这是以较低成本取得较大健康成效的最有效策略,也是解决当前中国居民健康问题的现实途径。

"健康中国"是我国的国家战略,充分体现了政府对于维护人民健康的坚定决心。在《健康中国 2030》规划纲要中提出,"以基层为重点,以改革创新为动力,预防为主,中西医并重,将健康融入所有政策,人民共建共享"。作为我国卫生与健康工作方针,提出了以提高人民群众健康为目标,以解决危害城乡居民健康的主要问题为重点,切实加强对影响国民健康的重大和长远卫生问题的有效干预,确保实现人人享有基本医疗卫生服务的重大战略目标,努力使居民不生病、少生病,提高生活质量,延长健康寿命。

 案例 1-1

家里来了位特殊客人

小殷的父母在城市务工,他从小与爷爷奶奶生活在乡村。有一天镇卫生院的王医生来到家里。小殷记得三年前爷爷带自己去看病,就是这位王医生为他诊治的。今天王医生专程来小殷家的目的是为他们家里每个人建立健康档案,还用血压计等设备给他们进行了健康检查。

问题:
1. 王医生为什么不在镇卫生院内坐诊等候患者,却来到健康人家里做上门服务?
2. 王医生这次上门服务是否需要收费?为什么?

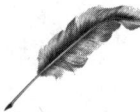

第一节 初级卫生保健

20世纪70年代，世界卫生组织（WHO）对全球卫生状况调查结果显示，发展中国家有约10亿人生活极端贫困，收入极其低下，得不到基本的卫生服务。全球有70多个国家的人均期望寿命在55岁以下，50个国家的婴儿死亡率在100‰以上。发展中国家的人民受到传染病和寄生虫病的威胁，而同时发达国家人民则面临生活方式疾病的困扰。为了解决这些健康问题，使全球人民的健康水平普遍提高，1977年WHO提出了"2000年人人享有卫生保健"的全球性卫生战略，强调"不同国家、地区和人群间要较公平合理地分配卫生资源、所有个人和家庭都能享受到初级卫生保健；人们懂得疾病是可以预防的，通过努力可以创造自己和家庭的健康和幸福。"1995年WHO在对世界各国实现2000年人人享有卫生保健的情况进行3次评估的基础上，认识到2000年不可能实现人人享有卫生保健的目标，因此认为"人人享有卫生保健"是一个没有时限的志向目标，它持续有效。1998年世界卫生组织召开第51届世界卫生大会，通过了"21世纪人人享有卫生保健"的总目标和具体目标，并再次确认实现"人人享有卫生保健"的目标需要通过初级卫生保健来实施。

一、概念

1978年世界卫生组织在国际初级卫生保健会议上发表了《阿拉木图宣言》，提出了推行初级卫生保健是实现"人人享有卫生保健"目标的基本策略和根本途径。WHO指出："初级卫生保健（primary health care，PHC）是一种基本的卫生保健，它依靠切实可行、学术可靠又受社会欢迎的方法和技术，是社区的家庭积极参与普遍能够享受的，费用也是社区或国家依靠自力更生精神能够负担的。它是国家卫生系统和社会经济发展的组成部分，是国家卫生系统的中心职能和主要环节。它是个人、家庭和社区同国家卫生系统保持接触，使卫生保健深入人民生产和生活的第一步，也是整个卫生保健工作的第一要素。"

初级卫生保健是最基本的，人人都能得到的、体现社会平等权利的，人民群众和政府能负担得起的卫生保健服务。其内涵：从需要上来说，是人们不可缺少的；从受益来说，是人人都能得到的；从技术上来说，是科学可靠的；从费用上来说，是人人能够负担得起的；从国家来说，是政府的职责；从群众来说，既是权利又是义务；从卫生机构来说，是要提供最基本的卫生服务；从社会经济发展来说，是社会经济发展的重要组成部分，是精神文明建设的重要内容。

2018年在全球初级卫生保健会议上，世界卫生组织197个成员国一致通过了《阿斯塔纳宣言》，重申了《阿拉木图宣言》的重大历史意义，并且对"人人享有卫生保健"做出新的全球承诺，即在所有部门为增进健康做出大胆的政治选择；建立可持续的初级卫生保健服务；增强个人和社区权能；使利益相关方的支持与国家政策、战略和计划保持一致。

 知识链接

世界卫生日

世界卫生日是1948年成立的世界卫生组织的周年纪念日。自1950年以来，每年于4月7日庆祝世界卫生日，旨在引起世界各国人民对卫生、健康工作的关注，提高人们对卫生领域的素质和认识，强调健康对于劳动创造和幸福生活的重要性。世界卫生组织每年为世界卫生日选定一个主题，突出世卫组织关注的重点领域。2018年世界卫生日的

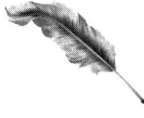

> 主题是："全民健康覆盖：每一个人，每一个地方"。全民健康覆盖是世界卫生组织的首要目标，实现这一目标的关键是确保每个人在需要的时候都能获得他们所需要的卫生保健。

二、初级卫生保健的内容

（一）四个方面

1. 健康教育和健康促进　通过健康教育和各种环境支持，促使人们自觉改变不良的行为生活方式，控制、减轻和消除危害健康的因素，提高健康水平。

2. 预防保健　采取积极有效的措施，预防各种疾病的发生、发展和流行；对重点特殊人群开展有针对性的保健服务。

3. 合理治疗　以基层医疗机构（社区卫生服务中心或乡镇卫生院）为核心，为社区居民提供及时有效的基本治疗服务，防止疾病恶化，争取早日痊愈。

4. 社区康复　对已经确诊的患者，要积极采取措施防止并发症和致残。对丧失了正常功能或功能上有缺陷的残疾者，通过医学的、教育的、职业的和社会的综合措施，尽量恢复其功能，使他们重新获得生活、学习和参加社会活动的能力。

（二）八项要素

《阿拉木图宣言》中提出初级卫生保健的具体内容因不同的国家和居民团体可有所不同，但至少包括八项。

1. 对当前主要卫生问题及其预防和控制方法的健康教育。
2. 改善食品供应和合理营养，供应足够的安全卫生水。
3. 基本环境卫生。
4. 妇幼保健和计划生育。
5. 主要传染病的预防接种。
6. 地方病的预防与控制。
7. 常见病和外伤的合理治疗。
8. 提供基本药物。

1981年第34届世界卫生大会上增加："使用一切可能的办法，通过影响生活方式和控制自然和社会心理环境来预防和控制慢性非传染性疾病和促进精神卫生"。

三、初级卫生保健的实施原则

1. 社会公正原则　初级卫生保健是人人都能得到的一种基本保健服务，要体现卫生服务、卫生资源分配和利用的公正性。

2. 社区和群众参与原则　提供的预防、保健、康复服务需要社区个人、家庭、政府的积极参与才能得到推广普及。

3. 部门协同原则　初级卫生保健是整个社会经济发展的重要组成部分。因此，仅靠医疗保健部门的努力是不能实现的，还必须依赖卫生部门与其他有关部门（包括政治、经济、文化等部门）的通力合作与协调行动。

4. 预防为主原则　预防为主是我国卫生与健康工作方针的重要内容，突出预防服务是初级卫生保健的显著特征。

5. 适宜技术原则　是实施初级卫生保健的重要基础。初级卫生保健提供的是一种基本的卫生服务，解决老百姓最基本的卫生需求。卫生保健部门使用的技术、设备、药品应是可靠、

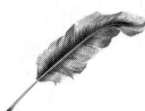

方便、易于接受而且费用低廉的。

6．综合应用原则　仅靠医疗卫生保健服务是不能改善全体人民卫生状况的，还需要满足个人生活中最基本和最低的生活需要，如营养、教育、社区环境卫生、安全饮用水、住房等。

> 考点：初级卫生保健的定义、基本内容。

第二节　疾病三级预防策略

疾病三级预防是针对疾病自然史的全过程而采取的积极预防措施，包括在疾病尚未发生时采取的一级预防措施，疾病症状发生前期采取的二级预防措施，临床出现期及发病后期采取的三级预防措施。

一、一级预防

一级预防（primary prevention）即病因预防，针对致病因素或健康危险因素而采取措施，也是预防疾病和消灭疾病的根本措施。WHO提出的人类健康四大基石"合理膳食、适量运动、戒烟限酒、心理平衡"是一级预防的基本原则。主要措施有：①健康促进措施：如卫生立法、健康教育、改变不良行为方式和生活习惯，创造良好的劳动和生活居住环境，控制人口过度增长等。②特殊防护措施：如免疫接种、消毒杀菌灭虫、监测高危险性环境（如工业毒物）和高危险性人群（如免疫缺陷者、高血压高危险人群等）。

二、二级预防

二级预防（secondary prevention）即临床前期预防，主要通过病例发现、年度体检或周期性健康检查、社区筛检达到早期发现、早期诊断和早期治疗（即"三早"）疾病的目的。如定期做胸部X线检查以早期发现肺癌、肺结核或硅沉着病（即矽肺，矽尘接触作业人群）患者，妇女定期体检以早期发现乳腺癌或宫颈癌，在肝癌高发区做甲胎蛋白测定以早期发现肝癌等。疾病早期发现后应立即制订合理有效的治疗方案、控制疾病的发展、促进身体尽早痊愈。

三、三级预防

三级预防（tertiary prevention）即临床预防，通过采取积极、有效的措施，防止疾病进一步恶化或发生严重的并发症、后遗症，尽可能地保护和恢复机体的功能，包括防止病残和康复工作。防止病残是为了使患者不致丧失劳动能力，力求病而不残、残而不废，保存个人的社会价值；康复工作是对身体和心理疾病患者以及老年人采取措施，使他们能够在身体、心理、社会及职业上成为有用的人。做好三级预防，开展康复医学服务、充分发挥社区康复保健功能，可以减轻临床治疗压力，促进病残者恢复，提高生命质量。

> 考点：三级预防策略（一级、二级、三级预防）。

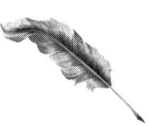

第三节　基本公共卫生服务

一、基本公共卫生服务概念

基本公共卫生服务是指由疾病预防控制机构、社区卫生服务中心、乡镇卫生院、村卫生室等城乡基本医疗卫生机构向全体居民提供的、公益性的公共卫生干预措施,以达到疾病预防控制的目的。其特征是服务免费,费用由政府承担,直接面向群众。

2009年我国启动了基本公共卫生服务项目,于2011年、2015年、2017年三次修订,2017年《国家基本公共卫生服务(第三版)》项目内容扩大至12类共14项。同时,国家对基层开展基本公共卫生服务补助经费标准从人均15元提高至45元。2019年我国再次对基本公共卫生服务项目进行调整,新划入19个项目与原14项国家基本公共卫生服务项目合并,人均经费补助标准达到69元。

二、基层开展基本公共卫生服务的意义

1. 是党和政府实施的惠民政策　基本公共卫生服务是各级财政共同提供经费保障,项目本质就是政府购买公共卫生服务,交由基层医疗卫生机构实施,让居民享受国家基本卫生保健制度。

2. 是促进基本公共卫生服务逐步均等化的重要内容　为城乡居民免费提供基本公共卫生服务,使居民人人能享受到公共卫生资源与卫生服务,从而促进基本公共卫生服务逐步均等化,实现人人公平、共享。

3. 是深化医药卫生体制改革的重要工作　我国医药卫生体制改革的总体目标之一就是"普遍建立比较完善的公共卫生服务体系和医疗服务体系",因此我国公共卫生领域的一项长期的、基础性的制度安排,就是医药卫生体制改革的一项十分重要的内容,是落实"预防为主,普及健康"的大事。

4. 是最基本的公共卫生服务　我国政府针对城乡居民存在的主要健康问题,以儿童、孕产妇、老年人、慢性疾病患者为重点人群,面向全体居民免费提供、居民可直接受益的公共卫生服务。

三、项目内容

为进一步规范国家基本公共卫生服务项目实施,原国家卫生计生委组织制订了《国家基本公共卫生服务规范》,明确了服务对象、服务内容、服务流程、服务要求及工作指标。

1. 2017年国家基本公共卫生服务规范(第三版)　根据项目面向的人群划分为三大类,即面向所有人群的服务项目、面向特殊人群的服务项目、面向患病人群的服务项目。具体包括:城乡居民健康档案管理服务、健康教育服务、预防接种服务、0~6岁儿童健康管理服务、孕产妇健康管理服务、老年人健康管理服务、慢性病患者健康管理服务(包括高血压患者健康管理和2型糖尿病患者健康管理)、严重精神障碍患者管理、传染病及突发公共卫生应急处理、卫生监督协管服务、肺结核患者健康管理服务、中医药健康管理、免费提供避孕药具、健康素养促进。

2. 新划入基本公共卫生服务相关工作规范(2019年版)　新划入的项目将国家基本公共卫生服务项目和原重大公共卫生、计划生育项目中的妇幼卫生、老年健康服务、医养结合、卫生应急、孕前检查等内容合并为基本公共卫生服务。新划入的项目包括:地方病防治、职业病防治、重大疾病与健康危害因素监测、人禽流感、SARS防控项目管理、鼠疫防治项目管理、国家卫生应急队伍运维保障管理、农村妇女"两癌"检查项目管理、基本避孕服务项目管理、贫困地区儿童营养改善项目管理、贫困地区新生儿疾病筛查项目管理、增补叶酸预防神经管缺陷项目管理、国家免费孕前优生健康检查项目管理、地中海贫血防控项目管理、食品安全标准跟踪评价项目、健康素养促进项目管理、国家随机监督抽查项目管理、老年健康与医养结合服务管理、人口监测项目、卫生健康项目监督管理。

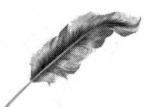

知识链接

重大公共卫生服务

重大公共卫生服务也是促进基本公共卫生服务逐步均等化的重要内容，是国家针对主要传染病、慢性病、地方病、职业病等重大疾病和严重威胁妇女、儿童等重点人群的健康问题，以及突发公共卫生事件预防和处置需要制订和实施的公共卫生服务。

四、基本公共卫生服务均等化

基本公共卫生服务均等化是指每个公民都能平等地获得基本公共卫生服务。我国现阶段的基本公共卫生服务均等化的目标是：通过实施国家基本公共卫生服务项目和重大公共卫生服务项目，明确政府责任，对城乡居民健康问题实施干预措施，减少主要健康危险因素，有效预防和控制主要传染病及慢性病，提高公共卫生服务和突发公共卫生事件应急处置能力，使城乡居民逐步享有均等化的基本公共卫生服务。

促进基本公共卫生服务均等化的主要任务：①制订和实施基本公共卫生服务项目；②实施重大公共卫生服务项目；③提高服务能力，大力培养公共卫生技术人才和管理人才，转变公共卫生服务模式；④规范管理，完善基本公共卫生服务规范；⑤转变运行机制。

基本公共卫生服务均等化是我国新一轮医药卫生体制改革的重要目标和要求之一。"均等化"体现的是公平性和人人享有，旨在使人人都均等地享有获得基本公共卫生服务的机会。

> 考点：国家基本公共卫生服务的概念、内容及实施。

第四节　课程学习的意义

随着我国医疗卫生体制改革进展，按照"保基本，强基层，建机制"的原则，我国基层卫生事业得到较快发展。基层医疗卫生机构的职责由过去单一从事医疗工作，转变为开展"防、治、保、康、教、计"六位一体的全科医疗服务，特别是面向社区人群开展公共卫生服务成为基层医疗卫生机构的重要工作任务，也是卫生行政部门考核基层医疗机构工作成绩的主要指标。专科层次医、护类及公共卫生与卫生管理类的学生毕业后到基层医疗卫生机构工作，其开展基本公共卫生服务的能力成为毕业生岗位胜任力的考核要素。因此，本课程旨在通过学习达成以下学习目标：

1. 能全面学习国家基本公共卫生服务项目，掌握其内涵，了解其流程与要求，较快适应基层岗位工作任务，缩短过渡期，提高岗位工作能力。

2. 能将突发公共卫生事件处置与临床诊疗、人群保健等相关知识紧密融合，强化知识应用，在疫情发生时做到"早发现、早隔离、早报告、早治疗"，充分发挥基层医疗机构"哨点"作用，实现及时发现、快速处置、精准管控、有效救治。

3. 通过为辖区内居民熟练地开展公共卫生服务，建立起良好的信任关系，以公共卫生服务推进辖区内各项医疗卫生服务工作的开展，成为居民健康的"守门人"。

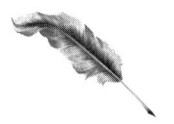

自测题

一、A 型选择题

1. 世界卫生组织首次提出初级卫生保健的背景，以下正确的是
   A．1977 年国际初级卫生保健会议
   B．1977 年《阿拉木图宣言》
   C．1978 年国际初级卫生保健会议
   D．1978 年《阿斯塔纳宣言》
   E．2018 年《阿拉木图宣言》

2. 对初级卫生保健最正确的理解是
   A．最低级的卫生保健
   B．是满足居民最低要求的卫生保健
   C．居民通过购买才能享受的卫生保健
   D．是高端科技技术的卫生服务
   E．是人人都能受益、最基本的服务

3. 以下公共卫生服务项目中，属于二级预防的是
   A．实施农村改水改厕
   B．农村妇女开展宫颈癌检查、乳腺癌检查
   C．国家免疫规划
   D．农村孕产妇住院分娩补助
   E．孕前和孕早期进行免费补服叶酸

4. 2019 年我国新增划入国家基本公共卫生服务项目有
   A．16 项
   B．17 项
   C．18 项
   D．19 项
   E．20 项

5. 下列基本公共卫生服务项目中面向所有人群的是
   A．儿童健康管理
   B．居民健康档案管理
   C．高血压患者健康管理
   D．老年人健康管理
   E．中医药健康管理

6. 目前的国家基本公共卫生服务项目不包括
   A．0～6 岁儿童健康管理
   B．居民健康档案管理
   C．高血压患者健康管理
   D．老年人健康管理
   E．艾滋病健康管理

7. 目前不属于国家基本公共卫生服务项目的是
   A．卫生监督协管
   B．建立居民健康档案
   C．0～6 岁儿童健康管理
   D．1 型糖尿病患者健康管理
   E．传染病和突发公共卫生事件报告和处理

8. 在新型冠状病毒肺炎流行期间，全民居家隔离、勤洗手、开窗通风、环境消毒，在三级预防措施中属于
   A．临床预防措施
   B．病因预防措施
   C．居家预防措施
   D．临床前期预防措施
   E．发病后期预防措施

二、问答题

1. 简述三级预防措施。
2. 说出初级卫生保健的基本内容。
3. 简述我国基本公共卫生服务的概念、内容。

（杨柳清）

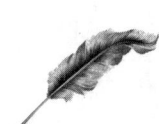

第二章 居民健康档案管理服务

第二章数字资源

学习目标

通过本章内容的学习，学生应该能够：
1. 说出居民健康档案的定义。
2. 理解建立健康档案的意义。
3. 记忆居民健康档案服务对象和服务内容。
4. 运用健康档案对象流程和管理健康档案流程。

案例 2-1

社区建档模式

月荷小区打算对最近一年迁入社区的 22 户居民建立健康档案，22 户共计 80 人。

问题：
1. 社区应该给哪些居民建立健康档案？
2. 如果要建立健康档案，应该采取哪种建档方法？
3. 居民健康档案建立的原则是什么？

第一节 居民健康档案概述

居民健康档案（resident health file）是医疗卫生保健服务中不可缺少的工具，是社区卫生服务工作的一项重要内容，是社区卫生工作者为居民提供连续性服务的重要依据，也是各级政府及卫生行政部门制定卫生政策的重要参考依据。科学、完整的健康档案可以了解个人、家庭和社区的健康状况及健康相关因素，也为提供连续、综合、适宜、经济合适的公共卫生服务和基本医疗服务形成依据。

一、概念

（一）辖区内常住居民

辖区内常住居民，是指在卫生机构辖区内居住半年以上的户籍及非户籍居民。

（二）居民健康档案

居民健康档案是基层医疗卫生机构为城乡居民提供社区卫生服务过程中的规范记录，是以居民个人健康为核心、贯穿整个生命过程、涵盖各种健康相关因素的系统化文件记录，是全科医师了解每个居民生命过程中健康状况变化的数据库，也是全科医生团队为居民提供医疗保健服务的基本依据。

二、居民健康档案的类别

根据记录的材质，健康档案可以分为纸质健康档案和电子健康档案。纸质档案如果没有电子档案，则就是"死档案"，其作用不大。电子健康档案方便传播和存储，不易损坏且容易备份，建立健康档案系统可实现各医疗卫生服务机构之间的数据互通互联。根据档案主体，社区居民健康档案可分为个人健康档案、家庭健康档案和社区健康档案三种类型。卫生服务机构要以家庭为单位统一建立居民的个人健康档案，同时获得家庭相关信息。

（一）个人健康档案

个人健康档案包括以问题为导向的健康记录和以预防为导向的记录方式。以问题为导向的健康问题记录通常包括患者的基本信息、健康问题目录、问题描述、病程流程表等；以预防为导向的记录通常包括周期性健康检查、预防接种、儿童生长与发育评价、健康教育、危险因素筛查及评价等。

（二）家庭健康档案

家庭健康档案是以家庭为单位，对患者家庭相关资料、家庭主要健康问题进行记录而形成的系统资料，其内容包括家庭基本资料、家庭主要问题内容、家庭功能评估、家庭成员健康资料等。

（三）社区健康档案

社区健康档案是记录社区健康问题、评估社区特征及健康需求的系统性资料。目前全国没有统一范本，但内容一般包括社区基本资料、社区卫生服务资源、社区卫生服务状况、社区居民健康状况。

> ➤ 考点：居民健康档案的类别。

三、建立居民健康档案的意义

建立居民健康档案的根本目的在于充分发挥其在临床、教学、科研中的作用。

（一）临床医疗作用

临床上许多健康问题，仅靠病史询问、体格检查和辅助检查获得的资料进行评估是不够的，常常需要系统了解患者过去的全部病史及其相关资料。健康档案中记录了有关个人及家庭发生的各种健康问题，并可以提供丰富的背景资料，完善的健康档案最大的作用就是能够帮助医护人员全面系统地了解患者的健康问题及患病的相关背景信息，从而制订相应的诊疗计划、护理措施。另外，在处理一些慢性、反复发作性疾病时，往往需要不断地调整处理计划，而调整处理计划的前提就是要通过对原计划的评估，健康档案中动态地记录了健康问题处理的全过程，这为处理计划的评估提供了很好的资料。对某些健康问题的处理，还需要详细了解患者的家庭及其成员的状况，健康档案的系统性资料也可以满足这方面的需求。

（二）预防保健作用

从居民自身来说，可以通过查阅自己的健康档案，系统、完整地了解自己不同生命阶段的健康状况和利用卫生服务的情况，接受医疗卫生机构的健康咨询和指导，提高自我预防保健意识和主动识别健康危险因素的能力。从卫生保健服务者来说，持续积累、动态更新的健康档案有助于卫生服务提供者系统地掌握服务对象的健康状况，及时发现重要疾病或健康问题、筛选高危人群并实施有针对性的防治措施，从而达到预防疾病和健康促进目的。

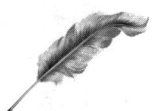

（三）健康决策作用

完整的居民健康档案能及时、有效地提供基于个案的各类卫生统计信息，帮助卫生行政机构客观地评价居民健康水平、医疗费用负担以及卫生服务工作的质量和效果，为区域卫生规划、卫生政策制定以及突发公共卫生事件的应急指挥提供科学决策依据。

（四）教学科研作用

居民健康档案能从各层面收集到社区、家庭个人的基本资料、健康状况及健康管理等全面、系统的健康信息，是社区卫生、医疗、护理教学科研的重要资料。社区医护人员通过对居民健康档案进行分析和总结，提高业务能力、积累工作经验，同时电子健康档案可实现对健康信息的数据管理，为社区医护人员从事科研工作提供良好的研究素材和信息资料。

四、建立健康档案的原则

居民健康档案的建立，记载着与个体、家庭及社区健康问题有关的所有资料，可以充分体现社区卫生服务的全面性、连续性、主动性和有效性，体现以预防、医疗、保健和康复一体化卫生服务的全过程。采集和录入健康档案信息应当齐全完整、真实准确。

（一）政策引导、居民自愿

加强政策宣传，健康档案的建立要遵循自愿与引导相结合的原则，在使用过程中要注意保护服务对象的个人隐私，积极引导城乡居民自愿参与健康档案工作。

（二）循序渐进、突出重点

优先为0~6岁儿童、孕产妇、老年人、慢性病和重性精神疾病患者等各类人群建立健康档案，并逐步扩展到全体人群。

（三）规范建档、有效使用

健康档案应统一存放，为居民终身保存。社区应遵守档案安全制度，做好健康档案的数据和相关资料的汇总、整理和分析等信息统计工作。居民健康档案可以及时了解和掌握辖区内居民的健康动态变化情况，基层卫生机构可以采取相应的措施，对发现的卫生问题有针对性地开展健康教育、预防、保健、医疗和康复等服务。

（四）资源整合、信息共享

以基层医疗卫生机构为基础，充分利用辖区相关资源，共建共享居民健康档案信息。健康档案应逐步实现电子信息化，其信息系统与新型农村合作医疗、城镇基本医疗保险等医疗保障系统相衔接，为实现各医疗卫生机构之间的健康数据互联互通，实现居民跨机构、跨地域就医行为的信息共享提供基础。

（聂胜楠）

第二节　居民健康档案管理服务规范

居民健康档案管理服务规范对服务对象、服务内容、服务流程和服务要求与工作指标进行了详细的规定，社区医生在实际工作时，可以根据本社区的特点灵活增加服务内容，但是不能少于规范中要求的内容。

一、服务对象

辖区内常住居民（指居住半年以上的户籍及非户籍居民），以0~6岁儿童、孕产妇、老年人、慢性病患者、严重精神障碍患者和肺结核患者等人群为重点。

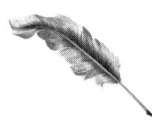

> 考点：居民健康档案管理的服务对象。

二、服务内容

（一）居民健康档案的内容

居民健康档案的内容包括个人基本信息、健康体检、重点人群健康管理记录和其他医疗卫生服务记录。

1. 个人基本信息　包括姓名、性别等基础信息和既往史、家族史等基本健康信息。
2. 健康体检　包括一般健康检查、生活方式、健康状况及其疾病用药情况、健康评价等。
3. 重点人群健康管理记录　包括国家基本公共卫生服务项目要求的0～6岁儿童、孕产妇、老年人、慢性病、严重精神障碍和肺结核患者等各类重点人群的健康管理记录。
4. 其他医疗卫生服务记录　包括上述记录之外的其他接诊、转诊、会诊记录等。

> 考点：居民健康档案的内容。

（二）居民健康档案的建立

1. 常规方式　辖区居民到乡镇卫生院、村卫生室、社区卫生服务中心（站）接受服务时，由医务人员负责为其建立居民健康档案，并根据其主要健康问题和服务提供情况填写相应记录，同时为服务对象填写并发放居民健康档案信息卡。建立电子健康档案的地区，逐步为服务对象制作发放居民健康卡，替代居民健康档案信息卡，作为电子健康档案进行身份识别和调阅更新的凭证。
2. 多元化方式　通过入户服务（调查）、疾病筛查、健康体检等多种方式，由乡镇卫生院、村卫生室、社区卫生服务中心（站）组织医务人员为居民建立健康档案，并根据其主要健康问题和服务提供情况填写相应记录。
3. 电子档案的建立　已建设电子健康档案信息系统的地区应由乡镇卫生院、村卫生室、社区卫生服务中心（站）通过上述方式为个人建立居民电子健康档案。并按照标准规范上传至区域人口健康卫生信息平台，实现电子健康档案数据的规范上报。

（三）居民健康档案的使用

1. 复诊　已建档居民到乡镇卫生院、村卫生室、社区卫生服务中心（站）复诊时，在调取其健康档案后，由接诊医生根据复诊情况，及时更新、补充相应记录内容。
2. 入户服务　入户开展医疗卫生服务时，应事先查阅服务对象的健康档案并携带相应表单，在服务过程中记录、补充相应内容。已建立电子健康档案信息系统的机构应同时更新电子健康档案。
3. 转诊、会诊　对于需要转诊、会诊的服务对象，由接诊医生填写转诊、会诊记录。
4. 其他情况　所有的服务记录由责任医务人员或档案管理人员统一汇总、及时归档。

（四）居民健康档案的终止和保存

1. 居民健康档案的终止　若由于死亡、迁出、失访等原因需要终止居民健康档案，均需记录日期。对于迁出辖区的还要记录迁往地点的基本情况、档案交接记录等。
2. 居民健康档案的保存　纸质健康档案应逐步过渡到电子健康档案，纸质和电子健康档案由健康档案管理单位（即居民死亡或失访前管理其健康档案的单位）参照现有规定中的病历的保存年限、方式负责保存。

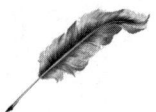

> 考点：居民健康档案的建立、使用、终止及保存。

三、服务流程

（一）确定建档对象流程

1．询问　确定健康对象流程主要围绕是否是本辖区常住居民、是否建立健康档案、是否愿意建立健康档案等问题展开，根据不同的答案将人群进行分类。主要建档对象是辖区内常住居民和重点管理人群两类对象。

2．分类处理　如果居民没有建立健康档案，就要向其解释建立健康档案的作用并询问居民是否愿意建立健康档案。如居民同意建立档案，可以根据其情况进行即时建档和预约建档。如果已经建立档案，则可以请居民出示健康档案信息卡，进行内容更新。重点管理人群可以预约时间入户服务。

3．入户前准备　在预约入户服务前，责任医生一定要在入户前了解受访者是否建立健康档案，入户时视情况携带相关材料，做好建档准备。

4．积极引导　医务人员要积极引导居民，讲解健康档案的用途和意义，督促和帮助其及时进行健康档案建立。确定建档对象流程详细环节见图2-1。

（二）居民健康档案管理流程

1．档案填写　科学完善的健康档案管理流程可使其在基层卫生服务中发挥更有效的作用。在确定建档对象后，无论是即时建档还是预约建档，无论是单独建档还是批量建档，其流程都是采取询问、体格检查、辅助检查等方法依次填写个人信息表、健康体检表、相关服务记录表等各项表格，建档完毕后发放居民健康信息卡。

2．分类管理　档案的使用进行分类管理，可以分为一般人群健康档案和重点管理人群健康档案。两类人群在就诊填写的表格和调取健康档案的方式有所不同。

3．维护管理　居民健康档案的维护应该围绕各项表格开展，有的表格是基本档案，有的表格是动态档案。接诊医生在每次诊疗过程中都应该填写接诊记录或相应表格，如发现新的健康问题需要及时补充或更新。健康档案管理流程图见2-2。

> 考点：居民健康档案的管理。

（三）居民健康档案服务技术

1．档案常规存放

（1）各类检查报告单据及转诊记录粘贴：个人健康档案的排列顺序一般为封面、个人基本信息、健康体检、重点人群健康管理记录、其他医疗卫生服务记录等。这些资料最好装成可随时增加页数的合订本，合订本的最后应留有空白页，供辅助检查资料的粘贴。健康档案原则上应长期保存，对有些使用频率很高的档案，要及时更换或添加有关资料，并按分类进行装订，防止资料丢失。服务对象在健康体检、就诊、会诊时所做的各种化验及检查的报告单据，都应该粘贴留存归档，可以有序地粘贴在相应健康体检表、接诊记录表、会诊记录表的后面。双向转诊（转出）单存根与双向转诊（回转）单可另页粘贴，附在相应位置上与本人健康档案一并归档。

（2）健康档案袋摆放：档案的装存是将医疗卫生服务过程中填写的健康档案相关记录表单，装入居民健康档案袋统一存放。居民电子健康档案的数据存放在电子健康档案数据中心。

居民健康档案应该统一放在档案袋内，档案袋的设计要便于查找和提取。档案应按编号顺

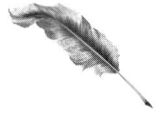

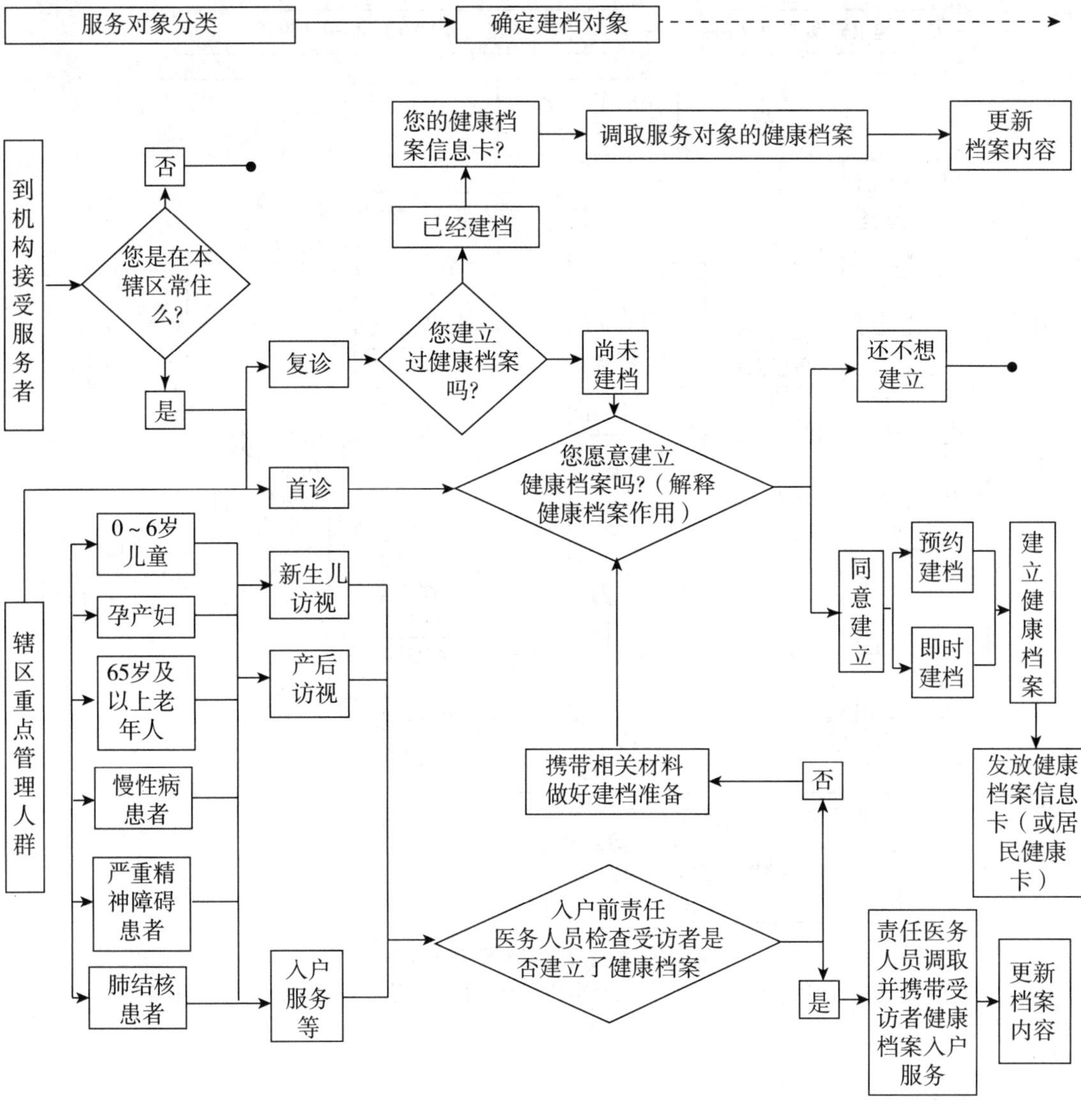

图 2-1　确定建档对象流程图

[引自：国家卫生计生委文件．国家基本公共卫生服务规范（第三版）．北京．2017]

序排放，每次使用完毕要准确放回原处，并定时进行整理，保持档案摆放的整齐有序。档案可以横向摆放在档案室（柜）的搁架上，档案袋正面右上角的顶边和右侧边可分别标上档案编号或印上不同的颜色标志以便查找。中间部分应写上姓名、住址等。农村地区可以家庭为单位集中存放保管。有条件的地区录入计算机，建立电子化健康档案。

2．健康档案质量管理

（1）组建质量审查小组：选择熟悉建档流程和档案表格、具有较高水平医学专业知识的医务人员组成质量审查小组，专门负责建档工作的质量控制。

（2）明确质控职责任务：对质控中发现的问题要及时反馈给建档组，以便提高建档质量。

- 按建档质量的好、中、差考评结果汇总比例登记，作为对建档人员的考核标准。
- 凡是填写不清楚、不明确、有明显错误或不完整的内容，要开展电话回访后再更改。
- 对医学专业性错误要立即更正，以达到完整、合格的档案标准要求。
- 将重点人群的各项检查结果进行汇总核对，做到检查者和检查结果匹配一致。
- 体检结果的汇总填写和分发。

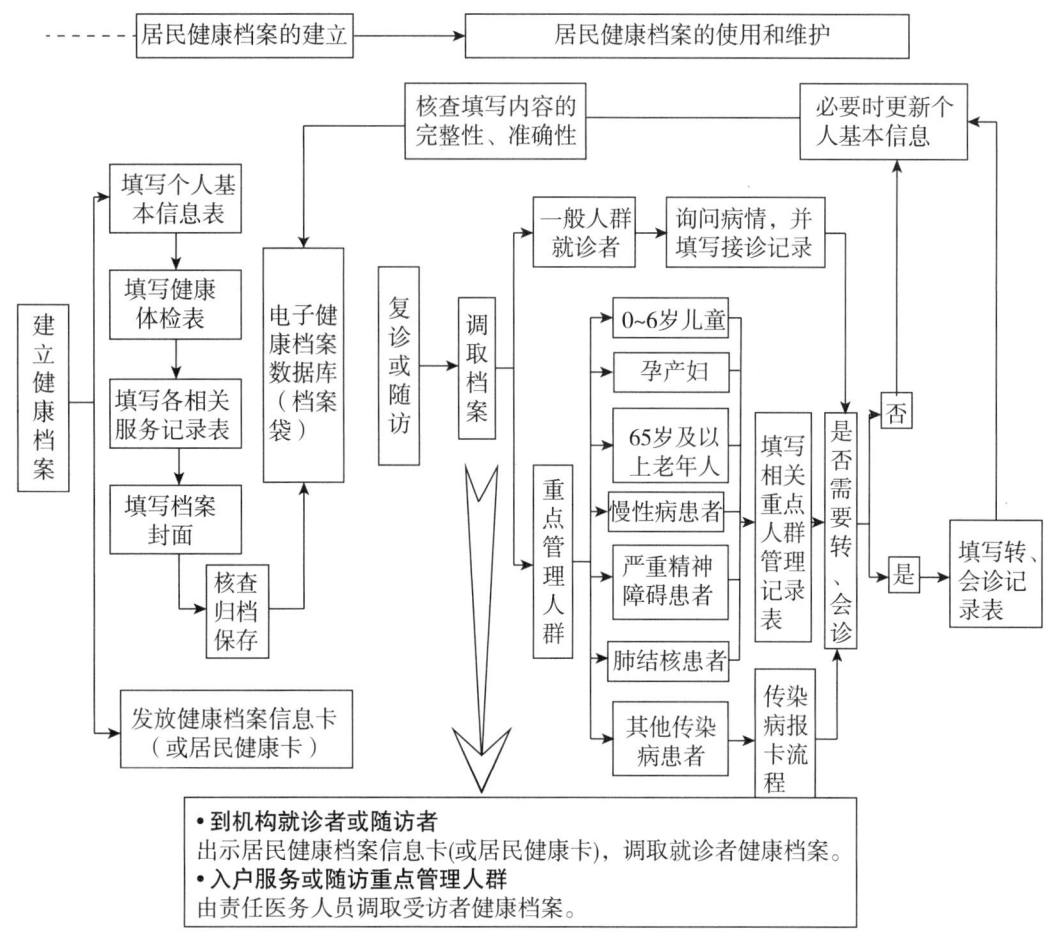

图 2-2 居民健康档案管理流程图

[引自：国家卫生计生委文件．国家基本公共卫生服务规范（第三版）．北京．2017]

- 体检结果汇总完毕，要用社区专用的体检结果告知书正确填写体检项、体检结果和健康指导意见，并负责居民体检通知书的发放和咨询服务工作。
- 将原始体检结果装入档案袋中，送档案室归档，相互签字确认。

3．健康档案信息化管理　随着信息技术产业的高速发展，大量电子病案开始在健康档案管理中得到运用。目前，我国大部分地区的居民健康档案已经实现了信息化管理。

（1）健康档案信息化管理内容：初级管理内容是利用计算机管理软件，对个人、家庭、社区健康档案中的各种文字资料进行记录、查询、检索。中级管理内容是在健康档案中除了一些文字信息外，还要记录图像、声音及动态画面等信息，使健康档案内容更加完整、逼真。另外，还需要进行健康信息的统计分析。高级管理内容是由于计算机网络技术的发展，将健康档案中的信息通过互联网传送，从而达到远程医疗的目的；建立以居民健康档案、电子病历为基础的区域卫生信息平台，实现健康信息资源共享。

（2）健康档案信息化管理流程：健康档案信息化管理包括电子健康档案的建立、使用及维护三个部分。健康档案信息化管理离不开电子档案管理系统。

①电子健康档案的建立：电子档案管理系统需要把居民健康档案服务规范中要求的档案表格内容分别录入电子档案管理系统中，并发放居民健康卡。居民健康卡中含有居民信息的磁条或芯片，可以通过电子档案管理系统配套的读卡器，快速获取居民的档案。②电子健康档案的使用：通过检索居民的关键信息，可以调取居民健康档案，对居民进行转诊、会诊服务。也

可以对社区居民健康情况进行统计和分析,对居民进行分类,分别将居民放入重点人群管理系统,对重点人群进行健康管理。还可以将本社区的居民健康档案纳入区域社区医疗机构,甚至区域内所有医疗机构中,达到健康档案信息的互联互通,信息共享。③电子健康档案的维护:通过电子健康档案检索、分类和统计等方式,完成对健康档案的迁移、修改、注销、更新和补充健康档案服务记录和个人变更的信息,见图2-3。

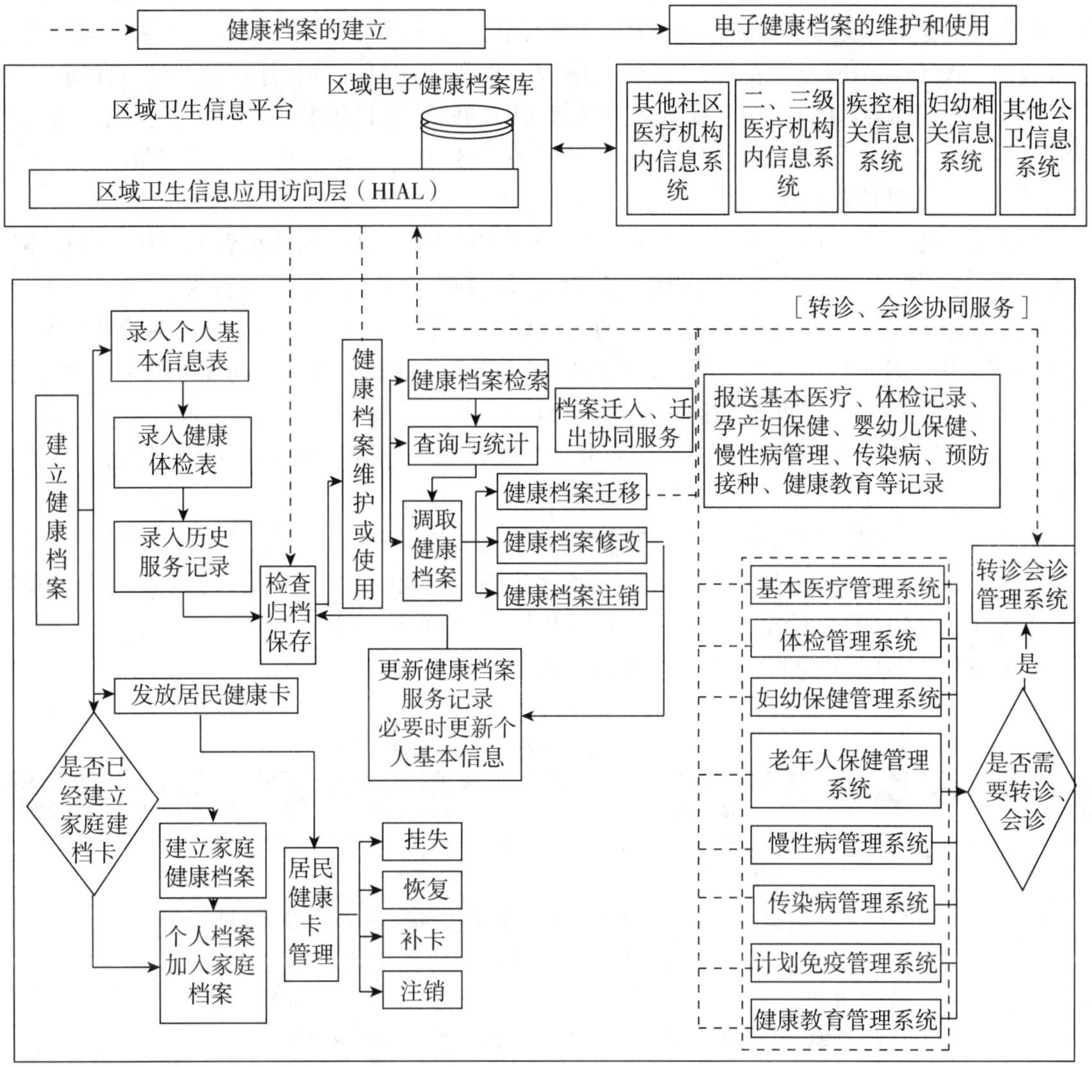

图2-3 电子健康档案管理高级流程

4. 健康档案制度管理 档案管理要确定专人管理,避免因人员变更而造成档案管理混乱的局面。另外,要加强对档案管理人员的培训,提高管理水平和责任感,使其更好地完成档案管理工作。在档案制度管理上应注意以下几点:

(1)档案借阅制度:明确档案查询、借用、归还的要求,确保档案的完整,不丢失档案,制度管理上做到严格管理,规范使用,保证档案管理工作的正常运转。

(2)档案归档制度:要求建档档案按村(居)委会分片管理,坚持"四统一",即明确统一的档案盒、统一的档案袋、统一的编码和代码、统一的档案柜。

(3)档案信息化制度:所有的档案信息经整理后,以电子文档的形式归档。在调档更新、归档过程中,都使用计算机查询,按照提示信息查阅,按照提示信息为重点人群提供服务,工

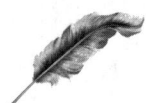

作效率明显提高，同时极大地提高了检索速度和档案的质量。

（4）文书立卷"当年清"：对年度形成的各类有价值保存的文件材料全部整理归档。在做好文书档案工作的同时，还要注重声像、照片、电子文件等档案的收集整理，从源头上确保档案资源在载体和种类的齐全完整。

5. 接诊记录填写技术

（1）SOAP 概念：接诊记录是每次患者就诊内容的详细资料记录，常采用 SOAP 的形式对就诊问题逐一进行描述。S（subjective）表示就诊者的主观资料，O（objective）表示就诊者的客观资料，A（assessment）表示对健康问题评估，P（plan）表示对健康问题的处置计划。

就诊者主观资料（S）：是由就诊者或其就医时的陪伴者提供的主诉、症状、患者的主观感觉、疾病史、家族史和社会生活史等。卫生服务人员对以上情况的描述要求尽量贴近就诊者对问题的表述，避免夸大或减弱。

就诊者客观资料（O）：是卫生服务人员在诊疗过程中所观察到的患者的资料。包括体检所见、实验室检查结果、心理行为测量结果以及医生观察到的患者的态度行为。

健康问题评估（A）：是接诊记录中的最重要的一部分。完整的评估应包括诊断、鉴别、问题的轻重程度及预后等。它不同于以往的以疾病为中心的诊断模式。问题可以是生理问题、心理问题、社会问题或未明确原因的症状和（或）主诉。

处置计划（P）：是根据前面三项内容制订处置计划，包括诊断计划、治疗计划、对就诊者的各项健康指导等。

对于以上三个部分的内容不必逐条列项记录，可视具体情况参照病历书写规范进行记录。处置计划对健康问题的处理计划是针对问题而提出的，体现以患者为中心、预防为导向以及生物 - 心理 - 社会医学模式的全方位考虑，而不仅限于开出药物处方。

（2）SOAP 书写格式与记录的内容范例，见表 2-1。

表 2-1 糖尿病复诊 SOAP 格式接诊记录

项目	内容
主观资料（S）	糖尿病 8 年，两周前开始腿疼，刚开始是间歇疼，这两天一直疼，坐的时间长了就疼得厉害，走一会儿路疼痛会好些
客观资料（O）	肥胖，性格开朗。血压 136/88 mmHg，心率 96 次 / 分。餐后血糖 13 mmol/L
健康问题评估（A）	根据患者主诉资料和体格检查结果，初步印象：糖尿病神经病变
处置计划（P）	诊断计划： 神经肌电图、温度觉和振动觉检查、糖化血红蛋白、眼底检查 治疗计划： 控制总热量，胰岛素治疗，运动治疗，监测血糖

6. 居民健康档案所需材料和设备要求

（1）建立档案材料和设备：居民健康档案建立是常态化工作，在入户调查时需要随时携带建立档案的材料和设备，所以基层卫生机构人员要把这些材料准备好。

建立档案材料包括居民健康档案需要的相关表格、宣传资料和居民情况表，居民健康档案表格包括：个人基本信息表、健康体检表、接诊记录表、会诊记录表、双向转诊单等。宣传资料包括：手册、横幅、展板，用于展示居民健康档案建立的意义和作用的介绍。居民情况表包括：居民花名册、居民楼层平面图等。居民情况表可以根据需求准备，如果要随访糖尿病人群，那就需要提前准备社区糖尿病患者花名册等。

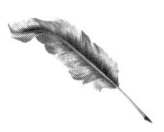

居民健康档案需要的设备包括体检设备和档案建立设备。体检设备是在健康体检的过程中需要用到的工具，包括：棉签、消毒液、消毒手套、听诊器、血压计、血糖测定仪、检查床、B超、心电图机。档案建立设备包括：电脑、打印机、复印机、录音笔、照相机、文具、电子居民健康档案信息卡读取机器。其中居民健康档案信息卡读取机器用于健康卡的读取、挂失、制作等。

入户建档时，还要准备工作证件、服装、可以携带的设备等。与居民预约在机构建档时，要提前通知居民携带身份证、健康证、空腹及需要吃的药品等。

（2）档案管理材料及设备：健康档案的存放设备需要专人管理，基层卫生机构需要提供专门的地方和储存柜进行存放。

档案管理材料包括档案管理表、档案管理考评表等相关表格。

档案管理设备包括档案袋、档案盒、档案柜、装订器、楼户标识或不同颜色标识等。档案保管设施设备要符合防盗、防晒、防高温、防火、防潮、防尘、防鼠、防虫等要求。电子档案管理需要定期对电脑和档案系统进行升级和维护，对于储存介质要进行备份加密处理，防止居民信息遗失。

（四）表格内容与填写要求

1．健康档案内容及填写总体要求

（1）内容：居民健康档案分为6个部分，其中前5部分内容留存在基层卫生机构，居民健康信息卡发放到居民手中，用于居民就诊时出示就医。居民健康档案表单目录见表2-2。

表2-2　居民健康档案表单目录

• 居民健康档案封面	• 接诊记录表
• 个人基本信息表	• 会诊记录表
• 健康体检表	• 转诊记录表
• 重点人群健康管理记录表	• 居民健康档案信息卡

（2）填写总体要求

1）各表单填写要严格按照《城乡居民健康档案管理服务规范（2017年版）》的有关规定和填表说明进行填写。各类重点人群健康管理记录应参见各专项服务规范相关表单填写要求进行规范、准确填写。

2）档案填写一律用钢笔或圆珠笔，不用铅笔或红色笔书写。字迹要清楚，书写要工整。数字或代码一律用阿拉伯数字书写。数字和编码不要填出格外，如果数字填错，用双横线将整个数字和编码划去，并在原数字和编码上方工整填写正确的数字和编码，切勿在原数字和编码上涂改。

3）在居民健康档案的各种记录表中，凡有备选答案的项目，应在该项目栏的"□"内填写与相应答案选项编号对应的数字，如性别为男，应在性别栏"□"内填写与"1.男"对应的数字1。对于选择备选答案中"其他"或者是"异常"这一选项者，应在该选项留出的空白处用文字填写相应内容，并在项目栏的"□"内填写与"其他"或者是"异常"选项编号对应的数字。

4）健康体检表中内容繁多，填表时要告知居民填写表格的时间，把内容填写详细。

5）各类表单中涉及的日期类项目，如体检日期、访视日期、会诊日期等，按照年（4位）、月（2位）、日（2位）顺序填写。

6）在填写健康档案表格时必须填写居民健康档案编号，采用17位编码制，只需在封面填

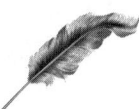

写17位编码，其他表格只需填写后8位编码。

2．居民健康档案封面内容及填写要求

（1）内容：居民健康档案封面内容包括编号、姓名、现住址、户籍地址、联系电话、乡镇（街道）名称、村（居）委会名称、建档单位、建档人、责任医生、建档日期（图2-4）。

（2）填写说明

1）居民健康档案封面位于居民健康档案的首页，必须填写，用于居民健康档案的区分、查找、分类。

2）建档日期填入初次建档时间。

3）封面的姓名、现住址、户籍地址、联系电话、乡镇（街道）名称、村（居）委会名称

居民健康档案封面

编号□□□□□□-□□□-□□□-□□□□□

居民健康档案

姓　　名：＿＿＿＿＿＿＿＿＿

现 住 址：＿＿＿＿＿＿＿＿＿

户籍地址：＿＿＿＿＿＿＿＿＿

联系电话：＿＿＿＿＿＿＿＿＿

乡镇（街道）名称：＿＿＿＿＿＿

村（居）委会名称：＿＿＿＿＿＿

建档单位：＿＿＿＿＿＿＿＿＿

建档人：＿＿＿＿＿＿＿＿＿＿

责任医生：＿＿＿＿＿＿＿＿＿

建档日期：＿＿＿年＿＿＿月＿＿＿日

图2-4　居民健康档案封面

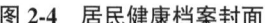

[引自：国家卫生计生委文件．国家基本公共卫生服务规范（第三版）．北京．2017]

由居民填写，或由建档人询问填写。建档单位、建档人、责任医生可以事先填好，方便使用。

（3）编码填写要求：在封面上方有17个□，用于填写居民个人的健康档案编码。居民健康档案编码采用17位编码制，每一个居民都有自己唯一的编码。编码应该以国家统一的行政区划编码为基础，以村（居）委会为单位，填写前9位编码。社区居民只需填写后8位编码。健康档案编号便于医生对健康档案查找和应用，应该规范填写。填写要求如下：

1）第一段为6位数字，表示县及县以上的行政区划，统一使用《中华人民共和国行政区划代码》（GB/T2260-2007）。

2）第二段为3位数字，表示乡镇（街道）级行政区划，按照国家标准《县以下行政区划代码编码规则》（GB/T10114-2003）编制。

3）第三段为3位数字，表示村（居）民委员会等，具体划分为：001～099表示居委会，101～199表示村委会，901～999表示其他组织。

4）第四段为5位数字，表示居民个人序号，由建档机构根据建档顺序编制。

3．个人基本信息表及填写要求

（1）内容：个人基本信息表格包括姓名、编号、性别、出生日期、身份证号、工作单位、本人电话、联系人姓名、联系人电话、常驻类型、民族、血型、文化程度、职业、婚姻状况、医疗费用支付方式、药物过敏史、暴露史、既往史、家族史、遗传病史、残疾情况、生活环境23项内容。详细内容见图2-5。

（2）填写说明

1）本表用于居民首次建立健康档案时填写。如果居民的个人信息有所变动，可在原条目处修改，并注明修改时间或重新填写。若失访，在空白处写明失访原因；若死亡，写明死亡日期和死亡原因；若迁出，记录迁往地点基本情况、档案交接记录。0～6岁儿童无须填写该表。

2）性别：按照国标分为未知的性别、男、女及未说明的性别。

3）出生日期：根据居民身份证的出生日期，按照年（4位）、月（2位）、日（2位）顺序填写，如19490101。

4）工作单位：应填写目前所在工作单位的全称。离退休者填写最后工作单位的全称，下岗待业或无工作经历者需具体注明。

5）联系人姓名：填写与建档对象关系紧密的亲友姓名。

6）民族：少数民族应填写全称，如藏族、回族等。

7）血型：在前一个"□"内填写与ABO血型对应编号的数字；在后一个"□"内填写与"Rh"血型对应编号的数字。

8）文化程度：指截至建档时，本人接受国内外教育所取得的最高学历或现有水平相当的学历。

9）药物过敏史：表中药物过敏主要列出青霉素、磺胺或者链霉素过敏，如有其他药物过敏，请在其他栏中写明名称。

10）既往史

- 疾病：填写现在和过去曾经患过的某种疾病，包括建档时还未治愈的慢性病或某些反复发作的疾病，并写明确诊时间，如有恶性肿瘤，请写明具体的部位或疾病名称，如有职业病，请填写具体名称。对于经医疗单位明确诊断的疾病都应以一级及以上医院的正式诊断为依据，有病史卡的以卡上的疾病名称为准，没有病史卡的应有证据证明是经过医院明确诊断的，可以多选。
- 手术：填写曾经接受过的手术治疗。如有，应填写具体手术名称和手术时间。
- 外伤：填写曾经发生的比较严重的外伤经历。如有，应填写具体外伤名称和发生时间。
- 输血：填写曾经接受过的输血情况。如有，应填写具体输血原因和发生时间。

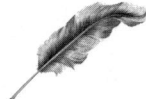

个人基本信息表

姓　　名:			编号 □□□-□□□□□	
性　　别	1男 2女 9未说明的性别 0未知的性别　　□		出生日期	□□□□ □□ □□
身份证号			工作单位	
本人电话		联系人姓名	联系人电话	
常住类型	1户籍 2非户籍　　　　　　□		民　族	01汉族 99少数民族_____　□
血　　型	1A型 2B型 3O型 4AB型 5不详 /RH: 1阴性 2阳性 3不详			□/□
文化程度	1研究生 2大学本科 3大学专科和专科学校 4中等专业学校 5技工学校 6高中 7初中 8小学 9文盲或半文盲 10不详			□
职　　业	0国家机关、党群组织、企业、事业单位负责人 1专业技术人员 2办事人员和有关人员 3商业、服务业人员 4农、林、牧、渔、水利业生产人员 5生产、运输设备操作人员及有关人员 6军人 7不便分类的其他从业人员 8无职业			□
婚姻状况	1未婚 2已婚 3丧偶 4离婚 5未说明的婚姻状况			□
医疗费用支付方式	1城镇职工基本医疗保险 2城镇居民基本医疗保险 3新型农村合作医疗 4贫困救助 5商业医疗保险 6全公费 7全自费 8其他			□/□/□
药物过敏史	1无 2青霉素 3磺胺 4链霉素 5其他_____			□/□/□
暴露史	1无 2化学品 3毒物 4射线			□/□

既往史	疾病	1无 2高血压 3糖尿病 4冠心病 5慢性阻塞性肺疾病 6恶性肿瘤_____ 7脑卒中 8严重精神障碍 9结核病 10肝炎 11其他法定传染病 12职业病_____ 13其他 □确诊时间　　年　月/□确诊时间　　年　月/□确诊时间　　年　月 □确诊时间　　年　月/□确诊时间　　年　月/□确诊时间　　年　月
	手术	1无 2有：名称①_____ 时间_____ /名称②_____ 时间_____ □
	外伤	1无 2有：名称①_____ 时间_____ /名称②_____ 时间_____ □
	输血	1无 2有：名称①_____ 时间_____ /原因②_____ 时间_____ □

家族史	父　亲	□/□/□/□/□_____	母　亲	□/□/□/□/□_____
	兄弟姐妹	□/□/□/□/□_____	子　女	□/□/□/□/□_____
	1无 2高血压 3糖尿病 4冠心病 5慢性阻塞性肺疾病 6恶性肿瘤 7脑卒中 8严重精神障碍 9结核病 10肝炎 11先天畸形 12其他_____			

遗传病史	1无 2有：疾病名称 _____	□
残疾情况	1无残疾 2视力残疾 3听力残疾 4言语残疾 5肢体残疾 6智力残疾 7精神残疾 8其他残疾_____	□/□/□

生活环境	厨房排风设施	1无 2油烟机 3换气扇 4烟囱	□
	燃料类型	1液化气 2煤 3天然气 4沼气 5柴火 6其他	□
	饮水	1自来水 2经净化过滤的水 3井水 4河湖水 5塘水 6其他	□
	厕所	1卫生厕所 2一格或二格粪池式 3马桶 4露天粪坑 5简易棚厕	□
	禽畜栏	1无 2单设 3室内 4室外	□

图 2-5　个人基本信息表

[引自：国家卫生计生委文件. 国家基本公共卫生服务规范（第三版）. 北京．2017]

健康体检表

姓　名：　　　　　　　　　　　　　　　　　　　编号 □□□-□□□□□

体检日期	年　　月　　日	责任医生	
内　容	检　查　项　目		
症状	1 无症状　2 头痛　3 头晕　4 心悸　5 胸闷　6 胸痛　7 慢性咳嗽　8 咳痰　9 呼吸困难　10 多饮 11 多尿　12 体重下降　13 乏力　14 关节肿痛　15 视物模糊　16 手脚麻木　17 尿急　18 尿痛 19 便秘　20 腹泻　21 恶心呕吐　22 目眩　23 耳鸣　24 乳房胀痛　25 其他 _____ □/□/□/□/□/□/□/□/□		
一般状况	体　温	℃	脉　率	次/分
	呼吸频率	次/分	血　压	左侧　　/　　mmHg 右侧　　/　　mmHg
	身　高	cm	体　重	kg
	腰　围	cm	体重指数（BMI）	kg/m²
	老年人健康状态 自我评估*	1 满意　2 基本满意　3 说不清楚　4 不太满意　5 不满意　□		
	老年人生活自理 能力自我评估*	1 可自理（0~3分）　　2 轻度依赖（4~8分） 3 中度依赖（9~18分）　4 不能自理（≥19分）　□		
	老年人 认知功能*	1 粗筛阴性 2 粗筛阳性，简易智力状态检查，总分 _____　□		
	老年人 情感状态*	1 粗筛阴性 2 粗筛阳性，老年人抑郁评分检查，总分 _____　□		
生活方式	体育锻炼	锻炼频率	1 每天　2 每周一次以上　3 偶尔　4 不锻炼　□	
		每次锻炼时间	分钟	坚持锻炼时间　　年
		锻炼方式		
	饮食习惯	1 荤素均衡　2 荤食为主　3 素食为主　4 嗜盐　5 嗜油　6 嗜糖　□/□/□		
	吸烟情况	吸烟状况	1 从不吸烟　2 已戒烟　3 吸烟　□	
		日吸烟量	平均 _____ 支	
		开始吸烟年龄	_____ 岁	戒烟年龄 _____ 岁
	饮酒情况	饮酒频率	1 从不　2 偶尔　3 经常　4 每天　□	
		日饮酒量	平均 _____ 两	
		是否戒酒	1 未戒酒　2 已戒酒，戒酒年龄：_____ 岁　□	
		开始饮酒年龄	_____ 岁	近一年内是否曾醉酒　1 是　2 否　□
		饮酒种类	1 白酒　2 啤酒　3 红酒　4 黄酒　5 其他 _____ 　□/□/□/□	
	职业病危害因素 接触史	1 无　2 有（工种 _____ 从业时间 ___ 年）　□ 毒物种类　粉尘 _____　防护措施 1 无 2 有 ____　□ 　　　　　　放射物质 _____　防护措施 1 无 2 有 ____　□ 　　　　　　物理因素 _____　防护措施 1 无 2 有 ____　□ 　　　　　　化学物质 _____　防护措施 1 无 2 有 ____　□ 　　　　　　其他 _____　防护措施 1 无 2 有 ____　□		

图 2-6a　健康体检表

[引自：国家卫生计生委文件．国家基本公共卫生服务规范（第三版）．北京．2017]

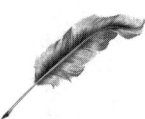

脏器功能	口腔	口唇 1红润 2苍白 3发绀 4皲裂 5疱疹	□
		齿列 1正常 2缺齿 ┼┼┼┼ 3龋齿 ┼┼┼┼ 4义齿（假牙）┼┼┼┼	□/□/□
		咽部 1无充血 2充血 3淋巴滤泡增生	
	视力	左眼 _____ 右眼 _____ （矫正视力：左眼 _____ 右眼 _____ ）	
	听力	1听见 2听不清或无法听见	□
	运动功能	1可顺利完成 2无法独立完成任何一个动作	□
查体	眼 底*	1正常 2异常 _____	□
	皮 肤	1正常 2潮红 3苍白 4发绀 5黄染 6色素沉着 7其他 _____	□
	巩 膜	1正常 2黄染 3充血 4其他 _____	□
	淋巴结	1未触及 2锁骨上 3腋窝 4其他 _____	□
	肺	桶状胸：1否 2是	□
		呼吸音：1正常 2异常 _____	□
		啰 音：1无 2干啰音 3湿啰音 4其他 _____	□
	心 脏	心率：_____ 次/分 心律：1齐 2不齐 3绝对不齐	□
		杂音：1无 2有	□
	腹 部	压痛：1无 2有 _____	□
		包块：1无 2有 _____	□
		肝大：1无 2有 _____	□
		脾大：1无 2有 _____	□
		移动性浊音：1无 2有	□
	下肢水肿	1无 2单侧 3双侧不对称 4双侧对称	□
	足背动脉搏动*	1未触及 2触及双侧对称 3触及左侧弱或消失 4触及右侧弱或消失	□
	肛门指诊*	1未及异常 2触痛 3包块 4前列腺异常 5其他 _____	□
	乳 腺*	1未见异常 2乳房切除 3异常泌乳 4乳腺包块 5其他 _____	□/□/□/□
	妇科*	外阴	1见异常 2异常 _____	□
		阴道	1见异常 2异常 _____	□
		宫颈	1见异常 2异常 _____	□
		宫体	1见异常 2异常 _____	□
		附件	1见异常 2异常 _____	□
	其 他*		
辅助检查	血常规*	血红蛋白 _____ g/L 白细胞 _____ ×10⁹/L 血小板 _____ ×10⁹/L 其他 _____	
	尿常规*	尿蛋白 _____ 尿糖 _____ 尿酮体 _____ 尿潜血 _____ 其他 _____	
	空腹血糖*	_____ mmol/L 或 _____ mg/dl	
	心电图*	1未见异常 2异常 _____	□

图 2-6b 健康体检表

[引自：国家卫生计生委文件. 国家基本公共卫生服务规范（第三版）. 北京. 2017]

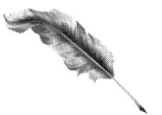

	尿微量白蛋白*	_____ mg/dl	
	大便潜血*	1 阴性 2 阳性	□
	糖化血红蛋白*	_____ %	
	乙型肝炎 表面抗原*	1 阴性 2 阳性	□
辅助检查	肝功能*	血清谷丙转氨酶 _____ U/L 血清谷草转氨酶 _____ U/L 白蛋白 _____ g/L 总胆红素 _____ μmol/L 结合胆红素 _____ μmol/L	
	肾功能*	血清肌酐 _____ μmol/L 血尿素 _____ mmol/L 血钾浓度 _____ mmol/L 血钠浓度 _____ mmol/L	
	血 脂*	总胆固醇 _____ mmol/L 三酰甘油 _____ mmol/L 血清低密度脂蛋白胆固醇 _____ mmol/L 血清高密度脂蛋白胆固醇 _____ mmol/L	
	胸部X线片*	1 正常 2 异常 _____	□
	B 超*	腹部B超 1 正常 2 异常 _____ 其他 1 正常 2 异常 _____	□ □
	宫颈涂片*	1 正常 2 异常 _____	□
	其 他*		
现存主要健康问题	脑血管疾病	1 未发现 2 缺血性卒中 3 脑出血 4 蛛网膜下腔出血 5 短暂性脑缺血发作 6 其他 _____	□/□/□/□/□
	肾脏疾病	1 未发现 2 糖尿病肾病 3 肾衰竭 4 急性肾炎 5 慢性肾炎 6 其他 _____	□/□/□/□/□
	心脏疾病	1 未发现 2 心肌梗死 3 心绞痛 4 冠状动脉血运重建 5 充血性心力衰竭 6 心前区疼痛 7 其他 _____	□/□/□/□/□
	血管疾病	1 未发现 2 夹层动脉瘤 3 动脉闭塞性疾病 4 其他 _____	□/□/□
	眼部疾病	1 未发现 2 视网膜出血或渗出 3 视盘水肿 4 白内障 5 其他 _____	□/□/□/□
	神经系统疾病	1 未发现 2 有 _____	□
	其他系统疾病	1 未发现 2 有 _____	□
住院治疗情况	住院史	入/出院日期	原 因	医疗机构名称	病案号
		/			
		/			
	家庭病床史	建/撤床日期	原 因	医疗机构名称	病案号
		/			
		/			

图 2-6c 健康体检表

[引自：国家卫生计生委文件. 国家基本公共卫生服务规范（第三版）. 北京. 2017]

主要用药情况	药物名称	用法	用量	用药时间	服药依从性 1 规律　2 间断　3 不服药
	1				
	2				
	3				
	4				
	5				
	6				

非免疫规划预防接种史	名　称	接种日期	接种机构
	1		
	2		
	3		

健康评价	1 体检无异常 2 有异常 异常 1 _____ 异常 2 _____ 异常 3 _____ 异常 4 _____ □

健康指导	1 纳入慢性病患者健康管理 2 建议复查 3 建议转诊 □/□/□	危险因素控制：　　□/□/□/□/□/□ 1 戒烟　2 健康饮酒　3 饮食　4 锻炼 5 减体重（目标 _____ kg） 6 建议接种疫苗 _____ 7 其他 _____

图 2-6d　健康体检表

[引自：国家卫生计生委文件. 国家基本公共卫生服务规范（第三版）. 北京. 2017]

11）家族史：指直系亲属（父亲、母亲、兄弟姐妹、子女）中是否患过所列出的具有遗传性或遗传倾向的疾病或出现过相应的症状。有则选择具体疾病名称对应编号的数字，可以多选。没有列出的请在"其他"中写明。

12）生活环境：农村地区在建立居民健康档案时需根据实际情况选择填写此项。

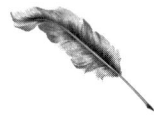

4．健康体检表内容及填写要求

（1）内容：健康体检表包括姓名、编号、体检日期、责任医生以及检查项目，其中检查项目包括症状、一般状况、生活方式、脏器功能、查体、辅助检查、现存主要健康问题、住院治疗情况、主要用药情况、非免疫规划预防接种史、健康评价、健康指导12项内容（图2-6）。

（2）填写说明

1）本表用于老年人、高血压、2型糖尿病和严重精神障碍患者等的年度健康检查，一般居民的健康检查可参考使用，肺结核患者、孕产妇和0～6岁儿童无须填写该表。

2）表中带有＊号的项目，在为一般居民建立健康档案时不作为免费检查项目，不同重点人群的免费检查项目按照各专项服务规范的具体说明和要求执行，对于不同的人群，完整的健康体检表指按照相应服务规范要求做完相关检查并记录的表格。

3）一般状况：体重指数（BMI）＝体重（kg）/身高的平方（m^2）

老年人生活自理能力自我评估：65岁及以上老年人需填写此项，详见老年人健康管理服务规范。

老年人认知功能粗筛方法：告诉被检查者"我将要说三件物品的名称（如铅笔、卡车、书），请您立刻重复"。过1 min后请其再次重复。如被检查者无法立即重复或1 min后无法完整回忆三件物品名称为粗筛阳性，需进一步用简易智力状态检查量表检查。

老年人情感状态粗筛方法：询问被检查者"你经常感到伤心或抑郁吗"或"你的情绪怎样"。如回答"是"或"我想不是十分好"为粗筛阳性，需进一步用老年抑郁量表检查。

4）生活方式

体育锻炼：指主动锻炼，即有意识地为强体健身而进行的活动。不包括因工作或其他需要而必需进行的活动，如为上班骑自行车、做强体力工作等。锻炼方式填写最常采用的具体锻炼方式。

吸烟情况："从不吸烟者"不必填写"日吸烟量""开始吸烟年龄""戒烟年龄"等内容，已戒烟者填写戒烟前相关情况。

饮酒情况："从不饮酒者"不必填写其他有关饮酒情况项目，已戒酒者填写戒酒前相关情况，"日饮酒量"折合成白酒量（啤酒/10＝白酒量，红酒/4＝白酒量，黄酒/5＝白酒量）。

职业病危险因素接触史：指因患者职业原因造成的粉尘、放射物质、物理因素、化学物质的接触情况。如有，需填写具体粉尘、放射物质、物理因素、化学物质的名称或填不详。

5）脏器功能

视力：填写采用对数视力表测量后的具体数值（五分记录），对佩戴眼镜者，可用其平时所戴眼镜测量矫正视力。

听力：在被检查者耳旁轻声耳语"你叫什么名字"（注意检查时检查者的脸应在被检查者视线之外），判断被检查者听力状况。

运动功能：请被检查者完成以下动作："两手摸后脑勺""捡起这支笔""从椅子上站起，走几步，转身，坐下"等以判断被检查者的运动功能。

6）查体：如有异常请在横线上具体说明，如可触及的淋巴结部位、个数；心脏杂音描述肝脾肋下触诊大小等。建议有条件的地区开展眼底检查，特别是针对高血压或糖尿病患者。

眼底：如果有异常，具体描述异常结果。

足背动脉搏动：糖尿病患者必须进行此项检查。

乳腺：检查外观有无异常，有无异常泌乳及包块。

妇科：①外阴：记录发育情况及婚产方式（未婚、已婚未产或经产式），如有异常情况请具体描述。②阴道：记录是否通畅，黏膜情况，分泌物量、色、性状以及有无异味等。③宫颈：记录大小、质地，有无糜烂、撕裂、息肉、腺囊肿；有无接触性出血、举痛等。④宫体：

记录位置、大小、质地、活动度有无压痛等。⑤附件：记录有无块状物体、增厚或压痛；若扪及肿块，记录其位置、大小、质地；表面光滑与否、活动度，有无压痛以及与子宫及盆壁关系。左右两侧分别记录。

7）辅助检查：该项目根据各地实际情况及不同人群情况，有选择地开展。老年人、高血压、2型糖尿病和严重精神障碍患者的免费辅助检查项目按照各项规范要求执行。

尿常规中的"尿蛋白、尿糖、尿酮体、尿潜血"可以填写定性检查结果，阴性填"－"，阳性根据检查结果填写"＋""＋＋""＋＋＋"或"＋＋＋＋"，也可以填写定量检查结果，定量结果需写明计量单位。

大便潜血、肝功能、肾功能、胸部X线片、B超检查结果若有异常，请具体描述异常结果。其中B超写明检查的部位。65岁及以上老年人腹部B超为免费检查项目。

其他：表中列出的检查项目以外的辅助检查结果填写在"其他"一栏。

8）现存主要健康问题：指曾经出现或一直存在，并影响目前身体健康状况的疾病。可以多选。若有高血压、糖尿病等现患疾病或者新增的疾病，需同时填写在个人基本信息表既往史一栏。

9）住院治疗情况：指最近1年内的住院治疗情况，应逐项填写。日期填写年月，年份应写4位数字。如因慢性病急性发作或加重而住院或家庭病床，请特别说明。医疗机构名称应写全称。

10）主要用药情况：对长期服药的慢性病患者了解其最近1年内的主要用药情况，西药填写化学名及商品名，中药填写药品名称或中药汤剂，用法、用量按医生医嘱填写，用法指给药途径，如口服、皮下注射等。用量指用药频次和剂量，如每天三次、每次5 mg等。用药时间指在此时间段内一共服用此药的时间，单位为年、月或天。服药依从性是指对此药的依从情况，"规律"为按医嘱服药，"间断"为未按医嘱服药，频次或数量不足；"不服药"即为医生开了处方，但患者未使用此药。

11）非免疫规划预防接种史：填写最近1年内接种的疫苗的名称、接种日期和接种机构。

12）健康评价：无异常是指无新发疾病，原有疾病控制良好、无加重或进展，否则为有异常，填写具体异常情况，包括疾病、生活能力下降、情感筛查较负面等身体和心理的异常情况。

13）健康指导：纳入慢性病患者健康管理是指高血压、糖尿病、严重精神障碍患者等重点人群的定期随访和健康体检。减体重的目标是指根据居民或患者的具体情况，制订下次体检之前需要减重的目标值。

14）严格按照要求填写表格，注意每个指标的单位。

15）涉及疾病诊断名称时，疾病名称应遵循国际疾病分类ICD-10填写，涉及疾病中医诊断病名及辨证分型时，应遵循《中医病证分类与代码》（GB/T15657-1995ICD）。中医体质辨证分型内容应由基层医疗卫生机构的中医医务人员或经过培训的其他医务人员填写。

5. 重点人群健康管理记录表及填写要求

（1）内容：重点人群健康管理记录表，包括0～6岁儿童健康管理记录表、孕产妇健康管理记录表、高血压患者随访服务记录表、2型糖尿病患者随访服务记录表、重性精神障碍患者管理记录表、肺结核患者管理记录表、中医药健康管理服务记录表（表2-3）。在重点人群初次诊治和复诊时都需要填写，其填写内容和填写说明见后面章节中各服务规范相关表单。

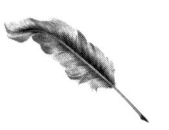

表 2-3　重点人群健康管理记录表单

• 0～36个月儿童健康管理记录表	• 第1次产前随访服务记录表
• 新生儿家庭访视记录表	• 第2～5次产前随访服务记录表
• 6岁以内儿童健康检查记录表	• 产后访视记录表
• 1～2岁儿童健康检查记录表	• 产后42天健康检查记录表
• 3岁儿童健康检查记录表	• 预防接种卡
• 儿童生长发育监测图	• 高血压患者随访服务记录表
• 男童年龄别体重	• 2型糖尿病患者随访服务记录表
• 男童年龄别身长	• 重性精神障碍患者管理记录表
• 女童年龄别体重	• 重性精神障碍患者个人信息补充表
• 女童年龄别身长	• 重性精神障碍患者随访服务记录表
• 孕产妇健康管理记录表	

(2) 填写要求

1) 重点人群管理记录表单由责任医生填写及更新。

2) 重点人群管理记录表内容繁多，填写完毕后要及时检查，确保信息录入完整性。

6. 接诊记录表及填写要求

(1) 主要内容：包括患者姓名、档案编号、就诊者的主观资料及客观资料、评估、处置计划、医生姓名、接诊日期8项内容（图2-7）。

(2) 填写说明

1) 本表供居民由于急性或短期健康问题接受咨询或医疗卫生服务时使用，应以能够如实反映居民接受服务的全过程为目的、根据居民接受服务的具体情况填写。

2) 就诊者的主观资料：包括主诉、咨询问题和卫生服务要求等。

3) 就诊者的客观资料：包括查体、实验室检查、影像检查等结果。

4) 评估：根据就诊者的主、客观资料做出的初步印象、疾病诊断或健康问题评估。

5) 处置计划：指在评估基础上制订的处置计划，包括诊断计划、治疗计划、患者指导计划等。

7. 会诊记录表及填写要求

(1) 主要内容：包括患者姓名、档案编号、会诊原因、会诊意见、会诊医生及其所在医疗机构名称。详细内容见图2-8。

(2) 填写说明

1) 本表供居民接受会诊服务时使用。

2) 会诊原因：责任医生填写患者需会诊的主要情况。

3) 会诊意见：责任医生填写会诊医生的主要处置、指导意见。

4) 会诊医生及其所在医疗卫生机构：填写会诊医生所在医疗卫生机构名称并签署会诊医生姓名。来自同一医疗卫生机构的会诊医生可以只填写一次机构名称，然后在同一行依次签署姓名。

8. 转诊记录表及填写要求

(1) 主要内容：转诊记录表分为双向转诊单、双向转诊（转出）单和双向转诊（回转）单。双向转诊单包括患者姓名、性别、年龄、档案编号、家庭住址和联系电话、转入原因、转入机构名称、接诊医生姓名及转出医生签字。双向转诊（转出）单包括转出机构名称、患者姓名、性别、年龄、初步印象、主要现病史、既往史、治疗经过8项内容。双向转诊（回转）单

接诊记录表

姓名：　　　　　　　　　　　　　　　　　　　　　　编号 □□□-□□□□□

就诊者的主观资料：

就诊者的客观资料：

评估：

处置计划：

医生签字：

接诊日期：_____年_____月

图 2-7　接诊记录表

［引自：国家卫生计生委文件．国家基本公共卫生服务规范（第三版）．北京．2017］

包括机构名称、患者姓名、诊断结果、住院病案号、主要检查结果、下步治疗方案及康复建议、转诊医生、联系电话、转回机构名称。详细情况见图2-9。

（2）填写说明

1）双向转诊单（转出）填写说明

- 本表供居民双向转诊转出时使用，由转诊医生填写。
- 初步印象：转诊医生根据患者病情做出的初步判断。
- 主要现病史：患者转诊时存在的主要临床问题。
- 主要既往史：患者既往存在的主要疾病史。
- 治疗经过：经治医生对患者实施的主要诊治措施。

2）双向转诊（回转）单填写说明

- 本表供居民双向转诊回转时使用，由转诊医生填写。
- 主要检查结果：填写患者接受检查的主要结果。
- 治疗经过：经治医生对患者实施的主要诊治措施。
- 康复建议：填写经治医生对患者转出后需要进一步治疗及康复提出的指导建议。

9．居民健康档案信息卡

（1）主要内容：主要内容包括姓名、性别、出生日期、健康档案编号、血型、Rh血型、慢性病患病情况、过敏史、家庭住址、家庭电话、紧急情况联系人、联系人电话、建档机构名称及联系电话、责任医生或护士及联系电话14项内容。详细情况见图2-10。

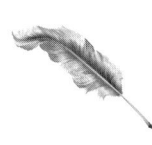

会诊记录表

姓名：_____　　　　　　　编号 □□□-□□□□□

会诊原因：

会诊意见：

会诊医生及其所在医疗卫生机构：
　　医疗卫生机构名称　　　　　　　　　　会诊医生签字

_____　_____　_____　_____
_____　_____　_____　_____
_____　_____　_____　_____
_____　_____　_____　_____

责任医生：_____

会诊日期：_____年_____月_____日

填表说明：
1. 本表供居民接受会诊服务时使用。
2. 会诊原因：责任医生填写患者需会诊的主要情况。
3. 会诊意见：责任医生填写会诊医生的主要处置，指导意见。
4. 会诊医生及其所在医疗卫生机构：填写会诊医生所在医疗卫生机构名称并签署会诊医生姓名。来自同一医疗卫生机构的会诊医生可以只填写一次机构名称，然后在同一行依次签署姓名。

图 2-8　会诊记录表

[引自：国家卫生计生委文件．国家基本公共卫生服务规范（第三版）．北京．2017]

（2）填写说明

1）居民健康档案信息卡为正反两面，根据居民信息如实填写，应与健康档案对应项目的填写内容一致。

2）过敏史：过敏主要指青霉素、磺胺、链霉素过敏，如有其他药物或食物等其他物质（如花粉、酒精、油漆等）过敏，请写明过敏物质名称。

双向转诊单

存　根

患者姓名_____ 性别_____ 年龄_____ 病案号_____

家庭住址_____ 联系电话_____

于_____年_____月_____日因病情需要，转入_____单位_____科室_____接诊医生。

转诊医生（签字）：

年　　月　　日

双向转诊（转出）单

_____（机构名称）：

现有患者_____ 性别_____ 年龄_____ 因病情需要，需转入贵单位，请予以接诊。

初步印象：

主要现病史（转出原因）：

主要既往史：

治疗经过：

转诊医生（签字）：

联系电话：

_____（机构名称）

年　　月　　日

填表说明：
1. 本表供居民双向转诊转出时使用，由转诊医生填写。
2. 初步印象：转诊医生根据患者病情做出的初步判断。
3. 主要现病史：患者转诊时存在的主要临床问题。
4. 主要既往史：患者既往存在的主要疾病史。
5. 治疗经过：经治医生对患者实施的主要诊治措施。

图 2-9a　双向转诊记录表

[引自：国家卫生计生委文件．国家基本公共卫生服务规范（第三版）．北京．2017]

双向转诊（回转）单

存 根

患者姓名 _____ 性别 _____ 年龄 _____ 病案号 _____

家庭住址 _____ 联系电话 _____

于 _____ 年 _____ 月 _____ 日因病情需要，转回 _____ 单位

_____ 接诊医生。

转诊医生（签字）：

年　　月　　日

双向转诊（回转）单

_____（机构名称）：

现有患者 _____ 因病情需要，现转回贵单位，请予以接诊。

诊断结果 _____ 住院病案号 _____

主要检查结果：

治疗经过、下一步治疗方案及康复建议：

转诊医生（签字）：

联系电话：

_____（机构名称）

年　　月　　日

填表说明：

1. 本表供居民双向转诊回转时使用，由转诊医生填写。
2. 主要检查结果：填写患者接受检查的主要结果。
3. 治疗经过：经治医生对患者实施的主要诊治措施。
4. 康复建议：填写经治医生对患者转出后需要进一步治疗及康复提出的指导建议。

图 2-9b　双向转诊记录表

[引自：国家卫生计生委文件．国家基本公共卫生服务规范（第三版）．北京．2017]

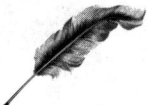

附件8

居民健康档案信息卡

（正面）

姓　　名		性　　别		出生日期		年　月　日	
	健康档案编号			□□□-□□□□□			
ABO血型		□A　□B　□O　□AB		Rh血型	□Rh阴性　　□Rh阳性　　□不详		

慢性病患病情况：
　　无　　　　　　高血压　　　　糖尿病　　　　脑卒中　　　　冠心病　　　　哮喘
　　职业病　　　　其他疾病＿＿＿＿＿＿＿＿＿＿＿＿＿＿＿＿＿

过敏史：

（反面）

家庭住址		家庭电话	
紧急情况联系人		联系人电话	
建档机构名称		联系电话	
责任医生或护士		联系电话	
其他说明：			

填表说明：

1. 居民健康档案信息卡为正反两面，根据居民信息如实填写，应与健康档案对应项目的填写内容一致。

2. 过敏史：过敏主要指青霉素、磺胺、链霉素过敏。如有其他药物或食物等其他物质（如花粉、酒精、油漆等）过敏，请写明过敏物质名称。

图 2-10　居民健康档案信息卡

[引自：国家卫生计生委文件．国家基本公共卫生服务规范（第三版）．北京．2017]

四、服务要求与工作指标

（一）服务要求

1. 各级医疗卫生机构及卫生行政部门的职责　乡镇卫生院、村卫生室、社区卫生服务中心（站）负责首次建立居民健康档案、更新信息、保存档案；其他医疗卫生机构负责将相关医疗卫生服务信息及时汇总、更新至健康档案；各级卫生计生行政部门负责健康档案的监督与管理。

2. 健康档案的信息保护　要遵循自愿与引导相结合的原则，在使用过程中要注意保护服务对象的个人隐私，建立电子健康档案的地区要注意保护信息系统的数据安全。

3. 健康档案的信息更新　乡镇卫生院、村卫生室、社区卫生服务中心（站）应通过多种信息采集方式及时更新健康档案信息，保证资料纸质档案或电子档案的连续性。

4. 健康档案的编码　统一为居民健康档案进行编码，将建档居民的身份证号作为身份识

别码，为在信息平台上实现资源共享奠定基础。

5．健康档案相关记录　内容按照国家有关专项服务规范要求记录相关内容，记录内容应齐全完整、真实准确、书写规范、基础内容无缺失。各类检查报告单据和转、会诊的相关记录应粘贴留存归档，如果服务对象需要可提供副本。已建立电子版化验和检查报告单据的机构，化验及检查的报告单据交给居民留存。

6．健康档案的保管　无论是纸质档案还是电子档案，均需要指定专（兼）职人员负责保管和维护，保证健康档案完整、安全。

7．中医药方法的应用　积极应用中医药方法为居民提供健康服务，记录相关信息纳入健康档案管理。

8．电子健康档案的应用标准与规范　电子健康档案在建立完善、信息系统开发、信息传输全过程中应遵循国家统一的相关数据标准与规范。电子健康档案信息系统应与新农合、城镇基本医疗保险等医疗保障系统相衔接，逐步实现健康管理数据与医疗信息以及各医疗卫生机构间数据互联互通，实现居民跨机构、跨地域就医行为的信息共享。

9．其他要求　对于同一个居民患有多种疾病的，其随访服务记录表可以通过电子健康档案实现信息整合，避免重复询问和录入。

> 考点：居民健康档案服务要求。

（二）工作指标

1．健康档案建档率＝建档人数/辖区内常住居民数×100%。

注：建档指完成健康档案封面和个人基本信息表，其中0~6岁儿童不需要填写个人基本信息表，其基本信息填写在"新生儿家庭访视记录表"上。

2．电子健康档案建档率＝建立电子健康档案人数/辖区内常住居民数×100%。

3．健康档案使用率＝档案中有动态记录的档案份数/档案总份数×100%。

注：有动态记录的档案是指1年内与患者的医疗记录相关联和（或）有符合对应服务规范要求的相关服务记录的健康档案。

（郭宏霞）

自测题

一、A 型选择题

1．居民健康档案服务规范中的服务对象是指
   A．辖区内居住半年以上的户籍及非户籍居民
   B．辖区内居住一年以上的户籍及非户籍居民
   C．辖区内居住两年以上的户籍及非户籍居民
   D．辖区内居住半年以上的户籍居民
   E．辖区内居住一年以上的户籍居民

2．以下哪项不属于建立居民健康档案的重点人群
   A．0~6岁儿童
   B．孕产妇
   C．肺结核患者
   D．老年人
   E．青年人

3．居民健康档案的内容不包括
   A．个人基本信息表
   B．健康体检表
   C．健康档案管理表
   D．转诊会诊记录表

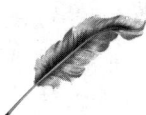

E．重点人群管理记录表
4．确立建档对象流程把建档对象分为
    A．辖区常住居民和重点管理人群
    B．辖区常住居民和非长住居民
    C．一般人群和慢性病人群
    D．健康人群和疾病人群
    E．已经建档人群和非建档人群
5．居民健康档案服务规范中服务流程是
    A．确定建档对象流程和档案使用流程
    B．确定建档对象流程和档案管理流程
    C．建档对象分类流程和档案使用流程
    D．确定建档对象流程和档案维护流程
    E．建档对象分类流程和档案更新流程
6．建立居民健康档案的方式有
    A．入户服务
    B．疾病筛查
    C．健康体检
    D．预约建档
    E．以上均是
7．个人基本信息表填写要求描述错误的是
    A．用于居民手册建立健康档案时填写
    B．0~6岁儿童无须填写该表
    C．如果居民个人信息有所变动，应该重新填写表格，不能在原表上修改
    D．若失访，在空白处写明失访的原因
    E．若死亡，写明死亡日期和死亡原因
8．健康体检表的用途不包括
    A．用于一般居民健康检查填写
    B．用于老年人年度健康检查填写
    C．用于2型糖尿病患者年度健康检查填写
    D．用于高血压患者年度健康检查填写
    E．用于肺结核患者年度健康检查填写
9．关于健康档案填写要求，描述错误的是
    A．档案填写一律用钢笔或圆珠笔
    B．字迹要清楚，书写要工整
    C．如果填错，用红笔涂改修正
    D．数字或代码一律用阿拉伯数字书写
    E．数字和编码不要填出格外
10．居民健康档案建立过程中统一进行编码，编码制为
    A．9位
    B．12位
    C．15位
    D．17位
    E．19位

二、问答题
1．居民健康档案的内容包括哪些？
2．居民健康档案的使用主要体现在哪几个方面？

第三章 健康教育服务

第三章数字资源

学习目标

通过本章内容的学习，学生应该能够：
1. 说出健康教育、健康素养的定义。
2. 记忆健康教育的服务要求。
3. 描述健康教育服务流程。
4. 根据需求评估初步具备开展健康教育服务的能力。
5. 将人文关怀内化于开展健康教育服务全过程。

健康教育是公共卫生服务的重要组成部分，是提高全民健康素质的优先战略，做好健康教育工作对于深化医药卫生体制改革，促进健康公平，保障广大人民群众健康，推动经济社会和谐可持续发展，具有重要意义。早在1977年，世界卫生组织就把健康教育列为实现"人人享有卫生保健"的第一要素。

在我国，党和政府历来十分重视健康教育工作，2009年《中共中央国务院关于深化医药卫生体制改革的意见》明确提出健康教育和健康促进的目标任务，强调要"加强健康促进与教育，提高群众的健康意识和保健能力"，同时明确将健康教育列为国家基本公共卫生服务项目重要内容之一。《中华人民共和国执业医师法》规定医务人员有向患者开展健康教育的责任和义务。2016—2017年，国务院与国家卫生计生委员会先后在《关于加强健康促进与教育的指导意见》《"健康中国2030"规划纲要》《"十三五"全国健康促进与教育工作规划》文件中提出要发挥基层机构的作用以提供覆盖城乡所有居民的健康教育服务，推进基本公共卫生服务健康教育均等化，强调要进一步加强健康教育，提高居民健康素养。2020年，我国正式颁布了《中华人民共和国基本医疗卫生与健康促进法》，将健康教育工作纳入法制化建设，其作为我国卫生与健康领域的第一部基础性、综合性法律，自2020年6月1日起正式施行。

案例 3-1

禽流感病毒属于甲型流感病毒，人感染H7N9禽流感病毒可能会引起严重的急性呼吸道疾病甚至死亡，在疫苗尚未正式面世前，采取系列、有序的健康教育实践活动是控制人禽流感流行的最有效措施。某市选取某社区对居民进行普及人禽流感防控知识的健康教育工作，形式包括：① 制作宣传栏、在门栋或电梯口的多媒体显示屏滚动播放视频；② 小区摆设临时流动咨询点，制作小册子、小折页等免费发放给居民；③ 开展健康教育讲座；④ 通过网站、微信公众号等新媒体方式发布相关科学知识；⑤ 宣传12320公共卫生热线，其可为咨询者提供卫生防病等健康教育方面的咨询服务。

健康教育工作实施后,该社区居民关于禽流感传播途径的知晓率提高至 87.94%,其他禽流感防控知识的知晓率也分别提高了 12.13%～46.77% 不等。居民对此次健康教育活动的满意度为 98.80%。

问题:
1. 该社区针对人禽流感防控开展的健康教育服务都包括哪些健康教育方法?
2. 除了上述健康教育方法,还可以采用哪些措施来预防人禽流感的危害?

第一节 健康教育概述

随着我国经济社会的快速发展,城市化、老龄化和生态恶化形势严峻,不健康的生活方式普遍流行,居民健康素养依然低下,新发传染病不断出现,旧传染病死灰复燃,慢性非传染性疾病和精神性疾病等健康问题持续流行,人们对健康教育的需求日益增长。

一、基本概念

(一)健康教育的概念

健康教育(health education)是通过有计划、有组织、有系统的社会教育活动,促使人们自觉地采纳有益于健康的行为和生活方式,消除或减轻影响健康的危险因素,预防疾病、促进健康、提高生活质量。健康教育的核心是帮助人们养成健康行为和生活方式。

> ➢ 考点:健康教育的概念及核心。

(二)健康促进的概念

健康促进是 1986 年 11 月 21 日世界卫生组织在渥太华召开的第一届国际健康促进大会上首次提出的。为了保护和促进人们的健康而开展的社会倡导、跨部门合作和人人参与的社会行动,通过健康政策的出台和健康环境的改善,促使人们为了保护和改善自身和他人的健康而掌握健康技能,改变自身的行为和生活方式,并获得公平、可及的健康服务资源。

(三)健康教育与健康促进的关系

1. 两者的区别在于健康教育要求人们通过自身认知、态度、价值观和技能的改变而自觉采取有益于健康的行为和生活方式,比较适用于通过改变自身因素就能改变行为的人群;而健康促进实质上是在健康教育的基础上,进一步从组织、政策、经济、法律等方面提供支持环境,对行为改变的作用比较持久并带有约束性。

2. 两者的联系在于健康促进包括健康教育,健康教育是健康促进的重要策略和方法之一。在疾病的三级预防中,健康促进更强调一级预防,甚至更早阶段。

3. 健康教育是健康促进的核心,是重要的基础和先导,融合在健康促进的各个环节之中。健康促进需要健康教育的推动和落实,营造健康促进的基础氛围。而健康教育欲改善人们的行为需要得到环境和政策的支持,两者密不可分。

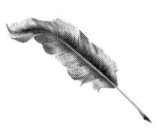

> **知识链接**
>
> 在我国早期的健康教育活动中，广泛普及基本的卫生知识是主要的任务和工作，对人们进行卫生知识的宣传教育简称为卫生宣传。卫生宣传是单向知识传播，传播对象较广泛、针对性低，是健康教育的一种手段。因此，健康促进包含了健康教育，健康教育又包含了卫生宣传，是卫生宣传在内容上的深化，即健康促进＞健康教育＞卫生宣传。

➢ 考点：健康教育与健康促进的关系。

二、健康教育的特点

健康教育是对人们进行健康知识、技能和行为的教育，从而解决健康问题，保护和促进健康的过程。它有如下特点：

1. **针对健康问题对人们进行教育的过程**　健康教育是国民基础教育的一部分，大部分西方发达国家都把健康教育作为必修课列入中小学教学大纲。对人们进行健康教育的过程，实际上就是运用教育学的理论和方法，帮助人们掌握健康知识和技能，提高自我保健能力的过程。

2. **以目标人群为中心**　健康教育要想取得好的效果，需要调动目标人群自身的主动性、自觉性，让其认识到健康的重要性，把学习健康知识和技能、树立健康观念、坚持健康行为作为自觉自愿的行动。因此，健康教育计划的制订、实施和评价的全过程都需要目标人群的参与。健康教育活动的目标是否清晰、策略是否合理、信息是否适宜、措施是否可行，目标人群最有发言权。

3. **以行为改变为主要工作目标**　行为与生活方式是健康的重要决定因素之一，一切健康教育活动最终都要落实到目标人群的行为改善上，通过开展健康教育帮助目标人群减少或去除危害健康行为，养成促进健康行为，从而保护和促进健康。目标人群的行为改变应以知情、自愿为原则，健康教育工作者只是帮助者，实施行为干预应遵循伦理学准则。

4. **具有多学科性**　健康教育在充分吸收和运用医学、传播学、教育学、心理学、行为科学等多学科理论的基础上，形成自身独特的理论体系，具有交叉学科的特点。又同时具备方法学与应用学科的双重特点。

5. **效果具有延迟性**　除了突发公共卫生事件发生过程中所采取的应急健康教育措施或针对某种疾病临床患者的健康教育能够产生即时和可测量的效果外，健康教育是一个长期的、持续的过程，其健康结局往往要等到几年、十年、甚至数十年后才能显现，具有延迟性。

三、健康相关行为

人类行为（human behavior）是指具有认知、思维能力并有情感、意志等心理活动的人对内外环境因素刺激所做出的能动的反应。行为既是内外环境刺激的结果，又会反过来对内外环境产生影响。研究行为发生、发展和变化的规律，能够为制订健康教育措施提供理论基础。

（一）健康相关行为的概念

人类个体和（或）群体与周围环境互动后产生的行为反应，会直接或间接地与自身或他人的健康、疾病有关联，这些对健康有影响的行为即为健康相关行为（health-related behavior）。

（二）健康相关行为的分类

健康相关行为根据行为对行为者自身和他人健康状况的影响，可分为促进健康行为和危害

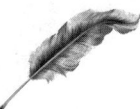

健康行为。

1. 促进健康行为　指个体或群体表现出的客观上有利于自身和他人健康的行为，具有有利性、规律性、和谐性、一致性和适宜性的特点。促进健康行为可分成5类：①日常健康行为，如合理营养、充足睡眠等；②避免环境危害行为，如离开污染的环境等；③戒除不良嗜好，如戒烟等；④预警行为，如驾车使用安全带等；⑤合理利用卫生服务，如定期体检、患病后及时就诊等。这些行为是健康教育倡导的行为和生活方式。

2. 危害健康行为　指不利于自身和他人健康的行为，具有危害性、明显性、稳定性和习得性的特点。危害健康行为可分为4类：①不良生活方式，如吸烟、酗酒、不良饮食习惯等；②致病性行为模式，如A型行为模式；③不良疾病行为，如疑病、瞒病、不及时就诊等；④违规行为，如药物滥用等。这些行为是健康教育行为干预的目标行为。

 知识链接

　　致病性行为模式即导致特异性疾病发生的行为模式。国内外研究较多的是A型行为模式和C型行为模式。A型行为模式是一种与冠心病的发生密切相关的行为模式，行为表现为做事动作快，想在尽可能短的时间内完成尽可能多的工作（具有时间紧迫感），常常大声和爆发性地讲话，喜欢竞争，对人怀有潜在的敌意和戒心。C型行为模式是一种与肿瘤发生有关的行为模式，其核心行为表现是情绪压抑，性格自我克制，表面处处依顺、谦和善忍，回避矛盾，内心却是强压怒火，生闷气。

> 考点：健康相关行为的分类。

四、行为改变理论

个体水平的健康相关行为和行为改变理论主要包括知-信-行理论、健康信念模式、理性行为理论、行为的阶段变化理论等。本教材具体讲解前两种行为改变理论。

（一）知-信-行理论

知-信-行（knowledge，attitude，belief，practice，KABP或KAP）理论最早由英国健康教育学家柯斯特提出，用以说明知识、信念、行为在促进个人健康行为改变方面的管理作用，广泛应用于艾滋病、结核、糖尿病等疾病防治项目。

"知"即知识和学习，是行为改变的基础；"信"即信念、态度，是个人对某种事物的观点和看法；"行"即行为改变，即放弃危害健康的行为，形成促进健康的行为。知-信-行理论将人们行为的改变分为获取知识、产生信念和形成行为三个连续的过程，见图3-1。行为改变是目标，为达到行为改变，必须有知识和学习作为基础，要有正确的信念和积极的态度作为动力。例如，为了达到戒烟的目标，健康教育者必须通过各种途径将有关吸烟的有害性、有害程度、有害成分、戒烟的益处及如何戒烟的知识传授给吸烟者；对吸烟者而言，在学习了健康教育者或社会给予的知识后，其对吸烟的认知和态度可能发生转变，从而产生减少吸烟量甚至戒烟的意愿；当改变行为的意愿足够强烈时，则会促使吸烟者形成戒烟的行为。

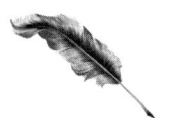

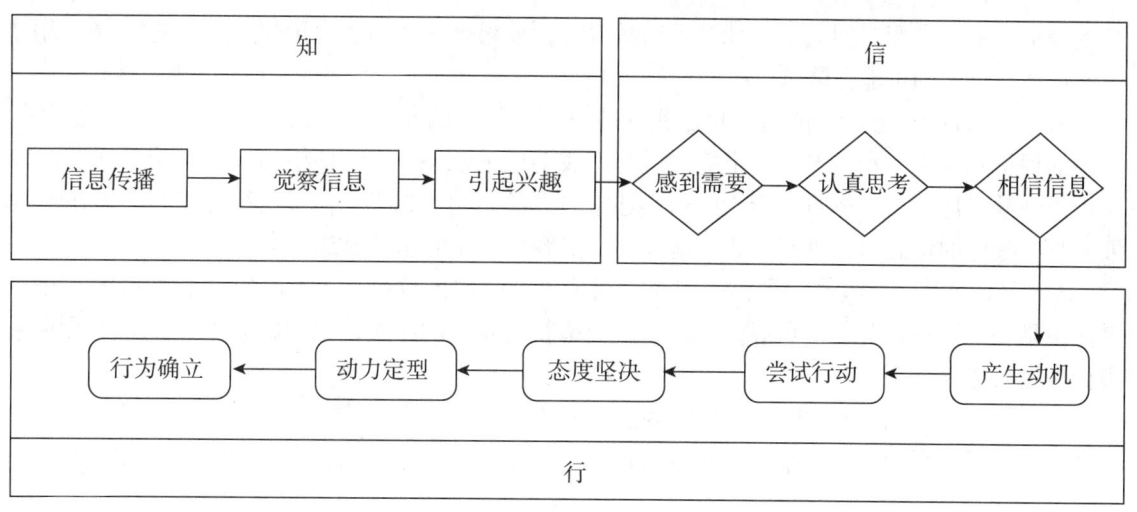

图 3-1　知 - 信 - 行理论示意图

（二）健康信念模式

　知识链接

1952年美国社会心理学家 Hochbaum 等为了探索人们不愿意参加免费 X 线巡回车筛查肺结核项目的原因，对 1200 名成人进行了参加 X 线透视筛查意愿的调查研究。主要评估了个人对肺结核易感性以及对早期接受肺结核筛查益处感知的信念。研究结果发现，对自觉感染肺结核的易感性较高且认为早期接受肺结核筛查可获利益较高的人群中，有82%的人至少接受了一次 X 线巡回车检查；两者都不相信的人群中，仅21%的人接受了 X 线巡回车检查，提示"对疾病或危险因素易感性的感知"和"对采纳行为益处的感知"是影响民众参加 X 线巡回车检查的重要影响因素。

健康信念模式（health belief model，HBM）是以人们对健康和疾病有关的信念为研究核心，试图解释和预测健康行为的心理模型。健康信念模式把行为的影响因素归结为人们是否意识到某种行为后果的严重性和易感性，通过提高这些认识，促使人们产生改变危害健康行为或养成促进健康行为的信念，帮助人们获得克服行为障碍的信心和自我效能感，最终改变行为，保护和促进健康，见图 3-2。具体包括以下因素：

1. 对疾病威胁的感知　包括感知到疾病易感性和严重性。感知疾病易感性是指个体对自身患病可能性的判断。人们越是感到自己患某种疾病的可能性大，越有可能采取行动避免疾病的发生。感知疾病的严重性是指对疾病后果的感知，包括疾病对躯体健康的不良影响和疾病引起的心理、社会后果，如体力、形象、工作、生活和社交等方面的影响。个体如果认为某病后果严重，则更有可能采取行动防止疾病的发生发展。

2. 对行为益处和障碍的感知　个体对采纳或放弃某种行为能带来的益处和障碍的主观判断，即对健康行动的利弊比较。

（1）益处：是指健康行为对健康状况的改善及由此带来的其他好处，如能否有效降低患病危险性或缓解病情、减少疾病的不良社会影响等。只有认识到自己所决定采纳的行为有利于健康时，人们才会自觉采纳，并有坚持行动的努力和目标。

（2）障碍：是指采纳行为所需付出的代价，包括有形代价和无形的付出。例如劳累痛苦、开支增加、随意支配时间减少、社交活动减少等。如果个体认为利大于弊，则采纳健康行为的可能性高，反之则可能性降低。

3．自我效能 自我效能指对自己实施或放弃某行为的能力和自信，对自己的行为能力有正确的评价和判断，相信自己一定能通过努力成功地采取一个导致期望结果的行动。健康行为能否采纳并坚持，受个体对此行为的信心和意志力的影响，如果个体坚信行为能够产生好的结果并具有很好的意志力，则其自我效能较高，更容易发生并坚持健康行为。

4．提示因素 个体事先是否曾接受过相关内容的宣传教育、是否出现了不适症状、大众媒体中是否传播过相关的信息等，都是诱发健康行为发生的因素，提示因素越多，个体采纳健康行为的可能性越大。

5．社会人口学因素 社会人口学因素包括个体特征，如年龄、性别、民族、人格特点、社会阶层、同伴影响，以及个体所具有的疾病与健康知识。这些因素亦会影响人们采纳健康行为的可能性。

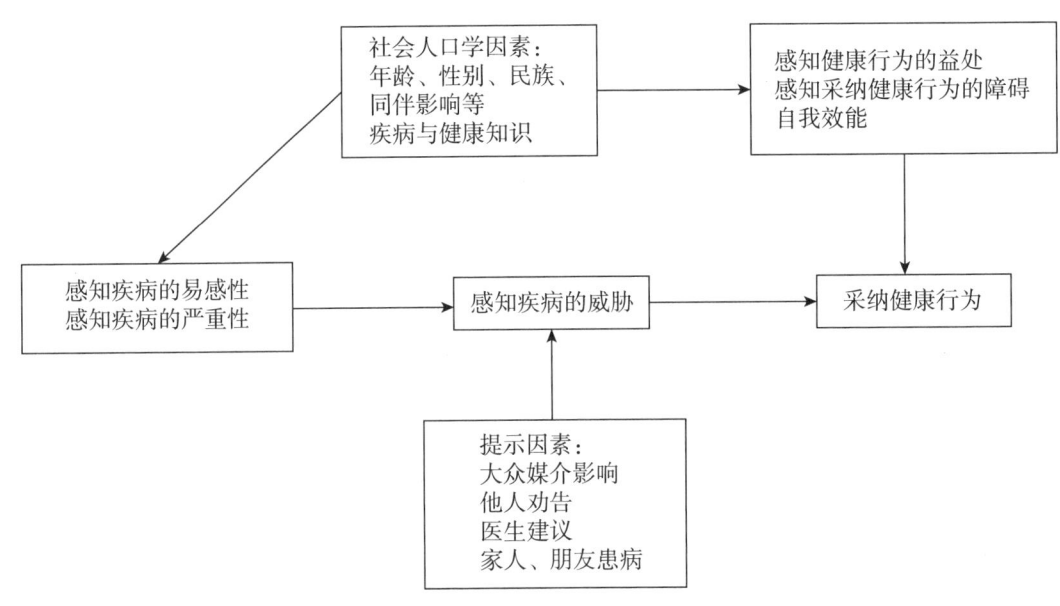

图 3-2 健康信念模式示意图

五、健康教育的目标和任务

健康教育的目标是通过开展教育活动，帮助人们养成有益于健康的行为和生活方式，维持、促进和改善个人和社区的健康。健康教育的核心任务是提高人们的健康决策能力和实施有益于健康行为的能力，并非单纯的传播知识，其主要任务可归纳为以下几个方面：①提高人们保护和促进健康的自我效能感；②改善人们的行为，包括激发人们的健康意识、态度和动机；③开展健康传播，提高健康素养；④实施行为干预，消除行为危险因素；⑤开展健康相关行为的科学研究。

第二节 健康教育项目的设计、实施与评价

健康教育项目是为了实现某一个预先设计的健康教育目标，需要在一定时间内完成的健康教育行动，具有目标性、独特性、时限性、制约性的特点，本教材以格林模式为健康教育项目设计的重要指导模式，系统阐述健康教育项目需求评估、设计、实施与评价的各个环节及注意

事项。

一、格林模式

由美国健康教育学家劳伦斯·格林提出的格林模式（PRECEDE-PROCEED model），是目前应用最广泛、最具权威性的健康教育与健康促进模式，作为一个整合模式，它为健康教育项目的设计、实施和评价提供了非常完整的指导。

格林模式共9个阶段，包括5个诊断阶段（社会诊断、流行病学诊断、行为与环境诊断、教育与组织诊断、管理与政策诊断）、1个执行阶段、3个评价阶段（过程评价、效应评价、效果评价），见图3-3。诊断阶段也称为健康教育需求评估，面对人群的健康问题，通过系统地收集各种相关资料，并对其进行分析、归纳、判断，确定或推测与健康问题有关的行为及其影响因素、健康教育资源可获得情况，从而为确定健康教育干预目标、策略和措施提供基本依据。从第6阶段开始进入项目的执行和评价，执行强调实施中要充分发挥政策、组织和法规的作用，并且计划开始执行时，评价工作也随之开始，在计划执行过程中进行过程评价，对计划结束后产生的即时影响进行效应评价，对一段时间后产生的长期影响进行效果评价。

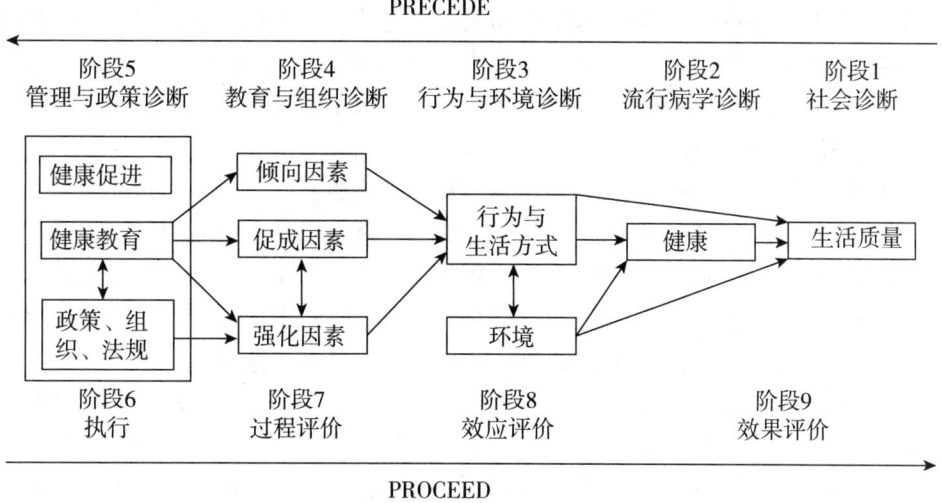

图3-3 格林模式示意图

二、健康教育项目需求评估

（一）健康教育项目需求评估的概念

健康教育需求评估又称为健康教育诊断，以格林模式为指导，通过社会学和流行病学研究方法，调查某特定区域内居民的主要健康问题及其影响因素，以及与这些问题相关的政策、组织机构和可利用卫生资源的状况，并确定需要优先解决的健康问题，评估居民对卫生服务的实际需求以及对生活质量的满意度。需求评估为健康教育项目计划的制订提供依据，是健康教育项目实践的第一步。

（二）健康教育项目需求评估的资料收集方法

在健康教育项目需求评估中，经常运用流行病学、社会学的资料收集方法，通常采用定性调查与定量调查相结合的方式。

1. 定性调查 定性调查是指采用非定量的标准和技术进行的调查研究方法，常用的方法有访谈和观察两大类。访谈是通过口头提问收集信息的资料收集方法，如专题小组讨论、深入访谈法等；观察是视觉为主的资料收集方法，通常需要到现场进行调研，可分为参与式调查和非参与式调查。

(1) 深入访谈法：是一种非结构式访谈，根据访谈提纲通过与被调查者的深入交谈了解其对某些问题的想法、感觉或行为，一般以一对一、面对面的方式进行。访谈前调查者需要准备访谈提纲，即根据调查目的把拟询问的开放性问题按照先一般后特殊、先易后难的原则排列；交谈过程中调查者可以不必依据访谈提纲的问题顺序按部就班地询问，而是根据被调查者的回答，随时提出新的问题逐步深入主题，同时要注意非语言信息，如身体姿势等。访谈资料一般应根据提纲归类整理、手工分析。深入访谈的优点是能够对不同个体某方面的问题进行深层次的理解和剖析，从个案中总结规律，发现普遍性的问题，为决策提供依据；局限性是在有限的时间内访谈人数比较少，只能获取个案信息，不具备统计学代表性。

(2) 专题小组讨论：又称专题小组访谈，是指从某一特定目标人群中选择6~12名具有类似背景和经验的人组成一组，在主持人的引导下，就某一研究议题进行深入、自由、自愿讨论的一种定性研究方法。小组讨论提纲应是一系列自然、简明、单一的开放性问题，按照非敏感问题到敏感问题、由浅入深的逻辑顺序排列。小组讨论应在一种自然、轻松的气氛中进行，主持人应严守中立，鼓励参与者自由发言，相互交流，调动每个参与者的积极性，并且把握讨论方向，使讨论围绕主题，因此应具备一定的领导才能和交流技巧。数据整理时应将相同问题归类，可做出对同一问题各种观点的频数分布表，作为描述小组讨论主要观点和次要观点的客观依据。专题小组讨论具有样本量较小、花费较少、在相对短时间内可获得大量信息的优点；局限性是由于小组成员不是由概率抽样得到的，因此结果不能外推到整体，而且调查质量很大程度上取决于主持人的水平和技巧。

(3) 观察法：指调查者深入目标人群生活的环境，观察其生活环境、日常活动、健康相关行为等，进而了解目标人群健康状况、健康问题的社会环境因素及行为因素的方法。根据观察者的角色不同可以分为参与性观察和非参与性观察，参与性观察指调查者在一定程度上参与到被观察者的群体中，成为其中的一员并参与活动；非参与性观察指观察者不参与被观察群体的任何活动，只是定期客观地观察、记录被观察者中出现的某些现象和事实。

2. 定量调查　定量调查指采用流行病学调查的理论与方法开展调查，并对调查资料进行统计学分析处理。一般在初步定性调查的基础上设计定量调查问卷，通过调查获得健康问题及其分布，并对各相关因素进行分析，再有选择地进行较深入的定性调查，以进一步找到问题存在的原因。

(1) 抽样方法：与对所有研究对象进行调查即普查不同，从总体中选择有代表性的一部分个体进行调查，进而判断整体情况，称为抽样调查。抽样方法包括单纯随机抽样、系统抽样、分层抽样、整群抽样。单纯随机抽样指从总体中按照一定的技术程序以同等概率随机抽取一定数量个体构成所需样本，随机数字表法是一种比较简单且可靠的随机抽样方法；系统抽样又称等距抽样或机械抽样，指从总体中按照一定间隔抽取一定数量个体构成所需样本；分层抽样是按照某一特征将调查对象划分为若干类型即分层，再从每层内随机抽取一定数量个体构成所需样本，分层抽样要求层与层之间的差异大，而层内的差异比较小；整群抽样是从总体中随机抽取若干群组，对群组内所有个体进行调查的方法，要求各群组之间的差异越小越好，群组内差异则越大越好。抽样方法应根据调查目的和调查对象的特点来选择，在实际开展的健康教育定量调查中，由于种种条件限制有可能仅部分采取随机抽样或者完全采用非随机抽样，此时获得的调查资料只能说明该部分样本的结果和在一定程度上为后续工作提供线索。

(2) 调查问卷：是在定量调查中用于收集资料的一种测量工具，一般包括指导语、调查项目（问题及答案）、问卷编码三个部分。指导语用于向调查对象说明调查目的及意义，并获得调查对象的知情同意。问题及答案是调查问卷的主体，问题设计应尽量精简，陈述简单明了，应避免在一个问题中混杂两个甚至更多变量，根据问题是否提供可选择答案，分为封闭式和开

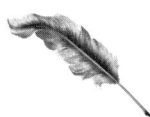

放式问题，前者提供答案供被调查者选择，后者不提供任何答案，由被调查者自行回答，编制封闭式问题时要注意尽可能包含全部可能的、主要的答案，通常增加"不详"和"其他"两项，以涵盖所有可能情况。问卷编码是为了便于资料录入和分析。问卷设计完成后一定要通过开展预调查检验问卷内容是否与调查目的相符合、调查方法是否可行，并根据预调查结果对调查问卷进行修订。

（3）调查实施：调查正式实施前应制定调查实施时间表、确定调查实施人员、准备调查有关材料并对调查员进行培训。实施过程中应严格按照设计方案执行，不得随意更换抽样单位和调查对象，做好调查员培训工作，以及对调查对象的宣传工作，争取获得调查对象的积极配合，尽量提高问卷的应答率和合格率。

（4）资料分析：指利用统计学方法对经过整理的资料进行分析的过程，常用的分析方法包括描述性分析、单因素分析和多因素分析。

（三）健康教育需求评估的内容

1．社会诊断　指针对特定的社区进行社会现况及社会问题的调查与分析，主要目的和任务是评估目标人群的生活质量，并找出影响其生活质量的健康问题，了解目标人群所处的社会环境对其健康的影响。反映生活质量的指标分为主观指标和客观指标，主观指标反映人群对生存状态的主观感受，如对社会服务、个人生活质量、健康状况等的满意度，主要通过小组访谈等定性调查方法获得；客观指标如人均收入、住房条件等，多可通过查阅政府及卫生机构统计资料和文献回顾、专家咨询等方式获取。社会环境包括社会政治、经济、文化、服务等多方面，对社会环境进行了解评估，能够分析影响健康的社会因素，发掘健康教育资源。社会环境的客观指标数据主要通过查阅档案资料、回顾文献、专家咨询等方式获得，主观指标或没有统计资料的指标主要通过现场问卷调查或小组访谈等定量、定性的方法获取。

2．流行病学诊断　此阶段是从流行病学角度找出目标人群中最重要的健康问题，选出最迫切需要又有可能解决的健康问题。诊断的主要内容包括确定被调查地区最严重的健康问题，这些健康问题的人群分布特征、主要影响因素等。在流行病学诊断中，可以用现有的政府和卫生机构统计资料进行分析，但更多的情况下应开展现场流行病学调查。

3．行为与环境诊断　指在流行病学诊断基础上，从行为和环境的角度找出最可能影响健康问题又最可能改变的因素，并据此制订健康干预的目标。主要任务包括区分引起健康问题的行为与非行为因素、重要行为与相对不重要行为、高可变性行为与低可变性行为，最终确定优先干预行为。行为诊断通常采用现场调查、文献检索、专家咨询等综合方式进行，在实际操作中，可以将该步骤与社会诊断和流行病学诊断结合进行。

4．教育与生态学诊断　其目的在于探讨影响目标人群健康行为的因素，找出引发行为改变的动机以及使新行为得以持续的因素，这是健康教育的重要基础。影响人群健康行为的因素分为倾向因素、促成因素和强化因素。倾向因素指个人从事某行为之前已经存在的影响因素，包括个人的知识、态度、信念等。促成因素指有助于实现行为改变的因素，即促使个人某种行为得以实现的因素，这些因素可以直接影响行为或者间接通过环境影响行为，如社区附近有医院则更方便就医等。强化因素是指影响行为持续或重复的因素，如对良好行为形成后的奖励方法等。教育与生态学诊断主要采用直接在目标人群中开展定性和定量调查，同时辅以查阅资料、专家咨询等方法获得。

5．管理与政策诊断　指根据前面几个阶段确立的影响因素，分别找出合适的策略，并考虑执行时所需的资源、设备和政策，以及可能遇到的障碍。管理诊断的核心是组织评估和资源评估，政策诊断的主要内容是了解项目地区现有政策情况，如有无与项目内容相关的支持性政策等。管理与政策诊断主要通过查阅资料、专家咨询、定性调查等方式进行。

虽然格林模式将健康教育诊断分为5个步骤，但在实际工作中也不必分别组织调查，如果

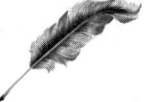

一个健康教育项目需要采用现场调查方式完成诊断，通常是首先做文献检索及专家咨询等，利用已有信息了解项目地区、目标人群、目标健康问题及相关行为等情况，然后进行社会诊断。在以上工作基础上，可仔细设计综合性调查，尽可能在一轮现场调查中将流行病学诊断、行为与环境诊断、教育与生态学诊断所需资料都收集起来。同时，健康教育干预效果的评价需要基线资料作为评价的基础，故健康教育诊断调查的内容一般包含基线资料。

> 考点：健康教育需求评估的内容。

三、健康教育项目设计

在需求评估基础上，健康教育项目设计的基本步骤包括确定项目目标、确定目标人群和项目内容、制订监测与评估计划。

（一）确定项目目标

项目目标分为总体目标和具体目标。总体目标是指计划理想的最终结果，在计划完成后预期可获得的总体效果，具有宏观性和远期性。具体目标是为实现总体目标设计的具体的、量化的指标。制订具体目标应遵循 SMART 原则，即具体的（special）、可测量的（measurable）、可完成的（achievable）、可信的（reliable）、有时间性的（time bound）。具体目标的设计内容一般按照"4W2H"要求进行，即干预对象是谁（Who）、实现什么变化（What）、在多长时间内实现这种变化（When）、在什么范围内实现这种变化（Where）、变化程度有多大（How much）、怎样测量该变化（How to measure it）。

（二）确定目标人群和项目内容

1. 确定目标人群　目标人群也被称为干预对象，是指项目干预的实施对象。根据需求评估结果，确定优先解决的健康问题，那些受疾病和健康问题影响最大、问题最严重、处于最危险状态的群体为健康教育干预的目标人群。目标人群一般分为三级，一级目标人群是项目直接干预的对象，如高血压健康教育项目的一级目标人群是高血压患者；二级目标人群是与一级目标人群有直接利益关系，对其信念行为有重要影响的人，如患者的配偶、父母等；三级目标人群是指对项目有支持作用或重大影响的人群，如项目资助者。

2. 确定干预内容　根据项目目标、目标人群特征、环境条件以及可获得资源等情况，选择最佳的干预途径、方法、时间、场所和人群。干预策略一般分为教育策略、社会策略和资源策略。教育策略的核心是教育人们形成有益健康的知识和技能，在教育策略下常用的健康教育活动很多，包括通过电子媒介开展大众传媒活动如电视节目、广播节目等，通过印刷媒介开展的活动如宣传折页、挂图等，人际传播活动如讲座、同伴教育等，因地制宜的社区活动如义诊、咨询等。健康教育活动不能过于依赖某一种方法，但也要避免多多益善的倾向。

3. 确定健康教育活动的日程　可分为调研计划、准备、执行、总结四个阶段。调研计划阶段包括基线调查、制订项目计划、制订监测评估计划；准备阶段包括制作健康教育材料和预实验、人员培训、物资准备等；执行（干预）阶段包括干预活动开展、启动监测和评价计划等；总结阶段包括整理分析数据、撰写报告、规划后期工作等。每项工作都要认真确定起止时间，安排好详细的工作日程，并以图表的形式加以表达。

4. 确定工作人员队伍　由于健康教育工作是一项社会性的教育活动，项目执行人员可能包括多方面人员，如健康教育专业人员、基层健康教育工作者、政府各部门工作人员、学校老师等其他人员。组建工作人员队伍时应充分考虑项目所涉及的各方面、各层次人员，应以专业人员为主体，吸收其他部门人员参与，对项目实施有实质性贡献的人员应尽可能纳入团队中来，参与执行计划的各类人员应根据工作需要给予分别培训，对各类人员明确其职责与权利。

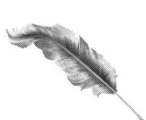

5．制订项目预算　项目经费主要用于制作健康教育材料，支付专家咨询、授课等劳务费用，租用活动场所、交通工具，购买办公用品等。预算的原则是科学合理、细致认真，厉行节约，留有余地。

（三）制订监测与评估计划

监测与评价是保证项目向目标顺利前进的重要措施，监测主要是对项目实施过程进行评估，而评价则侧重于项目效果评估。在项目设计阶段，应明确项目监测评估的具体方法、指标、实施机构、人员、时间及经费。

四、健康教育项目实施与评价

（一）健康教育项目的实施

1．制定项目的实施进度表　健康教育项目进度表不是一个简单的时间计划表，而是以时间为引线，整合排列出各项干预活动的工作内容，包括工作日数量、工作目标与监测指标、工作地点、经费预算、分项目负责人、特殊需求等，实际是一个项目实施过程的对照表，用来对照检查各项工作计划的完成情况、进展速度和完成数量。制定时应充分考虑各项工作所需时间，根据工作内容确定时间跨度，不必平均分配时间，确保重点内容有足够时间执行。

2．实施的组织机构　建立强有力的领导机构和高效率的执行机构，一般领导机构应包括实施该计划的相关部门领导和主持实施工作的业务负责人，执行机构是具体负责计划运行和开展活动的机构，具体执行的核心团队要稳定，以保证工作的延续性，所以在选定执行人员时就要考虑主要执行人员是否能够全程、保质保量参与项目工作。

3．项目实施人员的培训及实施前准备　项目正式实施前，应对项目实施人员开展技术培训，使参与人员明确项目的目的、意义、内容、方法及要求等。培训时间不宜过长，一般培训1~2次或3~6学时，培训方法应灵活多样，通常以参与式培训为主，如头脑风暴、小组讨论、案例分析等。为了确保干预活动的顺利进行，准备好活动所需相关设施设备及健康教育材料是必要的准备条件，健康教育材料是健康教育活动中最基本的干预用品，类型较多，开发制作或选择已有的健康教育材料应充分考虑到需求评估的结果，符合目标人群的需求，避免盲目性。

> **知识链接**
>
> 健康教育材料中的信息必须科学、准确，表达要简洁通俗。除了自制健康教育材料以外，还可以根据需求引用或参考权威机构发布的健康教育材料及信息。除了官方网站和政府文件外，大多数机构也采用微信公众号、微博等新媒体形式进行信息发布。例如中华人民共和国卫生与健康委员会（http：//www.nhc.gov.cn/）及其微信公众号"健康中国"、中国疾病预防控制中心（http：//www.chinacdc.cn/）及其微信公众号"中国疾控动态"、中国健康教育网（http：//www.nihe.org.cn/）及其微信公众号"中国健康教育"，以及各级卫生健康委、疾病预防控制中心官方网站和微信公众号等。

4．项目实施的质量控制　在项目执行过程中，会有很多不可预测的情况发生，通过运用过程评估的手段和方法，对实施过程进行监测、评估，及时发现和解决实施过程中出现的问题，以保证项目顺利进行。具体质量控制内容包括工作进度监测、干预活动质量监测、项目工作人员能力监测、阶段性效果评估及对经费使用的监测。

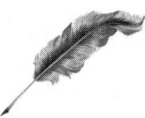

（二）健康教育项目的评价

健康教育项目评价是对项目的目标、内容、方法、措施等进行评估的过程，可帮助督导项目的实施，确保项目质量并达到预期目标。应遵循有效性（目的和目标的实现程度）、适当性（干预措施与需求的相关性）、可接受性（内容和方式是否敏感）、效率（花费的时间、资金和能源带来的收益）、公平性（需求和供给是否达到平衡）的评价标准。

第三节　健康素养促进

2005年在曼谷召开的第六届世界健康促进大会通过了《全球健康促进曼谷宪章》，把提高人们的健康素养作为健康促进的重要行动和目标。我国于2008年正式引进健康素养的概念，并开展了一系列健康素养促进工作，目的是向我国居民普及健康生活方式和行为应具备的基本知识与技能。

一、健康素养概述

（一）概念

健康素养（health literacy）是指个体具有获取、理解和处理基本的健康信息和服务，并运用这些信息和服务做出正确判断和决定，维持和促进健康的能力。目前，我国主要从以下三个方面来评价个人的健康素养：基本的健康知识和理念、健康的生活方式与行为、健康基本技能。

> ➢ 考点：健康素养的概念。

健康素养是衡量健康素质的重要指标，直接影响人的生命和生活质量，进而影响社会生产力的水平和整个社会经济的发展。健康素养水平可作为评价个体自我保健能力的指标之一，可通过测量筛查出健康素养较低者及健康素养的薄弱方面，为制订有针对性的干预措施提供参考依据。同时，群体平均健康素养水平可作为健康教育、健康促进、公共卫生、疾病治疗等医疗卫生工作的效果评价指标，且作为短期干预效果的敏感指标，在评价卫生工作的质量和效果方面，优于发病率、患病率、死亡率指标。

（二）提高健康素养的途径

从20世纪90年代初开始至今，各国对健康素养的研究取得了较大的成就，但是居民健康素养具备率并不高。在最早开展健康素养研究的美国，调查结果显示仅有12%的成年人具备充分的健康素养。我国2009年首次公布的《中国居民健康素养调查报告》中居民健康素养总体水平仅为6.48%。因此，如何提高居民的健康素养是各国健康素养研究的当务之急。

1. 健康教育与健康促进是提高健康素养的重要手段　通过系统的学校教育、社区教育、医患教育和大众媒体传播等措施，提高人们的健康常识，促使人们形成良好的生活方式。

2. 加强现代通讯和信息技术在健康教育领域的应用　公众对信息的接受，不仅受到个人接受程度、判断信息能力的影响，更取决于信息本身的难易程度、表达的方式和传播技巧。

3. 建立我国居民健康素养的监测网络　定期开展健康素养监测、建立调查网络的意义在于可以动态地了解我国居民健康素养的变化，找出影响健康素养的因素，检验健康教育和健康促进措施的效果。

4. 提高决策者对健康素养的重视　健康素养对健康有深远的影响，其应该成为健康问题中优先考虑的方面。

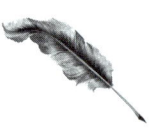

（三）提高我国居民健康素养的意义

提升健康素养可以促进人们树立科学的健康观和健康意识，提高健康知识水平、自我保健能力和健康问题的应对能力，最终目标是提升居民健康水平和生命质量。对于我国来说，提升居民健康素养有着重要的现实意义。

知识链接

2008年1月，卫生部发布第3号公告《中国公民健康素养——基本知识与技能（试行）》，形成了中国居民健康素养的基本内容，并开展了第一次全国居民健康素养调查。从2012年起，我国开始了居民健康素养的连续监测。国家卫生健康委于2020年4月发布了2019年全国居民健康素养监测结果，2019年我国居民健康素养水平达到19.17%，比2008年提高了近13个百分点，我国居民健康素养总体水平持续稳步提升（图3-4）。

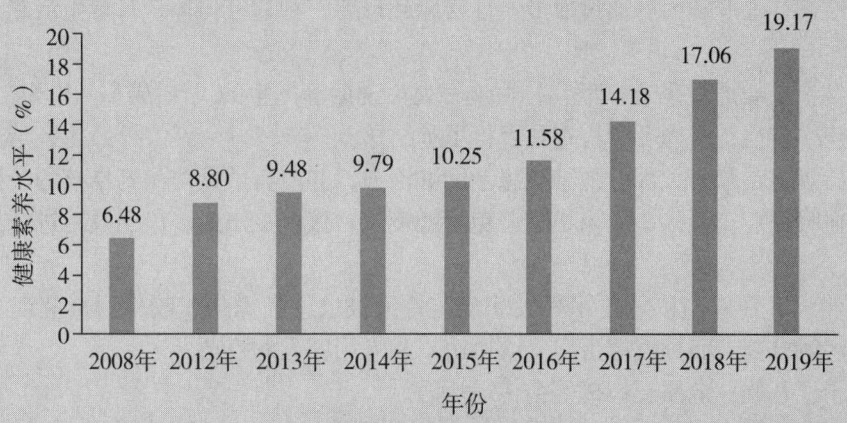

图3-4 不同年份中国居民健康素养水平

中国健康素养调查已经成为健康教育与健康促进政策制定的重要循证来源，"居民健康素养水平"也纳入多项国家级规划，成为《"健康中国2030"规划纲要》的主要指标之一。

二、中国公民健康素养基本知识与技能

居民健康素养水平是健康中国的重要衡量指标。提升居民健康素养水平是改善人民群众健康状况的重要策略和措施，是推进健康中国建设的应有之义和先导工作。2008年我国政府组织专家对城乡居民主要健康问题、健康危险因素、健康需求、不良卫生习惯、卫生资源供给与利用现状等进行了评估，提出了《中国公民健康素养——基本知识与技能（试行）》，其分为基本知识和理念、健康生活方式与行为、基本技能三个部分，以健康理念和行为为切入点，确定了66条可通过健康教育干预、针对公众健康生活方式的基本知识与技能，简称《健康素养66条》，这是中国公民健康素养的基本内容，也是世界上第一份界定公民健康素养的政府文件。2015年，国家卫生计生委对其进行修订，编制了《中国公民健康素养——基本知识与技能（2015年版）》（《健康素养66条》2015版），包括基本知识和理念25条、健康生活方式与行为29条与基本技能12条。

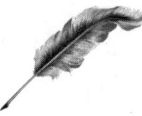

（一）基本知识和理念（25条）

1. 健康不仅仅是没有疾病或虚弱，而是身体、心理和社会适应的完好状态。
2. 每个人都有维护自身和他人健康的责任，健康的生活方式能够维护和促进自身健康。
3. 环境与健康息息相关，保护环境，促进健康。
4. 无偿献血，助人利己。
5. 每个人都应当关爱、帮助、不歧视病残人员。
6. 定期进行健康体检。
7. 成年人的正常血压为收缩压≥90 mmHg且＜140 mmHg，舒张压≥60 mmHg且＜90 mmHg；腋下体温36～37℃；平静呼吸16～20次/分；心率60～100次/分。
8. 接种疫苗是预防一些传染病最有效、最经济的措施，儿童出生后应当按照免疫程序接种疫苗。
9. 在流感流行季节前接种流感疫苗可减少患流感的机会或减轻患流感后的症状。
10. 艾滋病、乙肝和丙肝通过血液、性接触和母婴三种途径传播，日常生活和工作接触不会传播。
11. 肺结核主要通过患者咳嗽、打喷嚏、大声说话等产生的飞沫传播；出现咳嗽、咳痰2周以上，或痰中带血，应当及时检查是否得了肺结核。
12. 坚持规范治疗，大部分肺结核患者能够治愈，并能有效预防耐药结核的产生。
13. 在血吸虫病流行区，应当尽量避免接触疫水；接触疫水后，应当及时进行检查或接受预防性治疗。
14. 家养犬、猫应当接种兽用狂犬病疫苗；人被犬、猫抓伤、咬伤后，应当立即冲洗伤口，并尽快注射抗狂犬病免疫球蛋白（或血清）和人用狂犬病疫苗。
15. 蚊子、苍蝇、老鼠、蟑螂等会传播疾病。
16. 发现病死禽畜要报告，不加工、不食用病死禽畜，不食用野生动物。
17. 关注血压变化，控制高血压危险因素，高血压患者要学会自我健康管理。
18. 关注血糖变化，控制糖尿病危险因素，糖尿病患者应当加强自我健康管理。
19. 积极参加癌症筛查，及早发现癌症和癌前病变。
20. 每个人都可能出现抑郁和焦虑情绪，正确认识抑郁症和焦虑症。
21. 关爱老年人，预防老年人跌倒，识别老年期痴呆。
22. 选择安全、高效的避孕措施，减少人工流产，关爱妇女生殖健康。
23. 保健食品不是药品，正确选用保健食品。
24. 劳动者要了解工作岗位和工作环境中存在的危害因素，遵守操作规程，注意个人防护，避免职业伤害。
25. 从事有毒有害工种的劳动者享有职业保护的权利。

（二）健康生活方式与行为（29条）

26. 健康生活方式主要包括合理膳食、适量运动、戒烟限酒、心理平衡四个方面。
27. 保持正常体重，避免超重与肥胖。
28. 膳食应当以谷类为主，多吃蔬菜、水果和薯类，注意荤素、粗细搭配。
29. 提倡每天食用奶类、豆类及其制品。
30. 膳食要清淡，要少油、少盐、少糖，食用合格碘盐。
31. 讲究饮水卫生，每天适量饮水。
32. 生、熟食品要分开存放和加工，生吃蔬菜水果要洗净，不吃变质、超过保质期的食品。
33. 成年人每日应当进行6～10千步当量的身体活动，动则有益，贵在坚持。
34. 吸烟和二手烟暴露会导致癌症、心血管疾病、呼吸系统疾病等多种疾病。

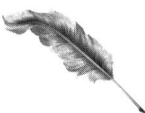

35．"低焦油卷烟""中草药卷烟"不能降低吸烟带来的危害。
36．任何年龄戒烟均可获益，戒烟越早越好，戒烟门诊可提供专业戒烟服务。
37．少饮酒，不酗酒。
38．遵医嘱使用镇静催眠药和镇痛药等成瘾性药物，预防药物依赖。
39．拒绝毒品。
40．劳逸结合，每天保证 7～8 小时睡眠。
41．重视和维护心理健康，遇到心理问题时应当主动寻求帮助。
42．勤洗手、常洗澡、早晚刷牙、饭后漱口，不共用毛巾和洗漱用品。
43．根据天气变化和空气质量，适时开窗通风，保持室内空气流通。
44．不在公共场所吸烟、吐痰、咳嗽，打喷嚏时遮掩口鼻。
45．农村使用卫生厕所，管理好人畜粪便。
46．科学就医，及时就诊，遵医嘱治疗，理性对待诊疗结果。
47．合理用药，能口服不肌注，能肌注不输液，在医生指导下使用抗生素。
48．戴头盔、系安全带，不超速、不酒驾、不疲劳驾驶，减少道路交通伤害。
49．加强看护和教育，避免儿童接近危险水域，预防溺水。
50．冬季取暖注意通风，谨防煤气中毒。
51．主动接受婚前和孕前保健，孕期应当至少接受 5 次产前检查并住院分娩。
52．孩子出生后应当尽早开始母乳喂养，满 6 个月时合理添加辅食。
53．通过亲子交流、玩耍促进儿童早期发展，发现心理行为发育问题要尽早干预。
54．青少年处于身心发展的关键时期，要培养健康的行为生活方式，预防近视、超重与肥胖，避免网络成瘾和过早性行为。

（三）基本技能（12 条）

55．关注健康信息，能够获取、理解、甄别、应用健康信息。
56．能看懂食品、药品、保健品的标签和说明书。
57．会识别常见的危险标识，如高压、易燃、易爆、剧毒、放射性、生物安全等，远离危险物。
58．会测量脉搏和腋下体温。
59．会正确使用安全套，减少感染艾滋病、性病的危险，防止意外怀孕。
60．妥善存放和正确使用农药等有毒物品，谨防儿童接触。
61．寻求紧急医疗救助时拨打 120，寻求健康咨询服务时拨打 12320。
62．发生创伤出血量较多时，应当立即止血、包扎；对怀疑骨折的伤员不要轻易搬动。
63．遇到呼吸、心搏骤停的伤病员，会进行心肺复苏。
64．抢救触电者时，要首先切断电源，不要直接接触触电者。
65．发生火灾时，用湿毛巾捂住口鼻、低姿逃生；拨打火警电话 119。
66．发生地震时，选择正确避震方式，震后立即开展自救互救。

知识链接

继 2008 年发布《健康素养 66 条》后，我国制定了《中国公民健康素养促进行动工作方案（2008-2010 年）》，在全国范围内启动健康素养促进行动。2009 年，国家实施《国家基本公共卫生服务项目》，健康教育既是一项独立的服务内容，又是开展其他基本公共卫生项目的重要内容和手段。2012 年国务院出台《卫生事业发展"十二五规划"》，明确提出"完善健康素养监测体系，广泛开展健康教育，到 2015 年城乡居民健康素养

水平提高到10%"。2012年国家启动"中央补助地方健康素养促进行动项目",是我国政府首次对健康素养促进行动的专项经费投入。自2013年起,国家卫生计生委启动"健康中国行——全民健康素养促进活动",每年选择一个严重威胁群众健康的公共卫生问题作为主题,先后开展了"合理用药""科学就医""无烟生活""合理膳食"与"科学健身"等主题的健康教育活动。2014年,国家卫生计生委制定《全民健康素养促进行动规划(2014-2020年)》,提出到2020年全国居民健康素养水平提高到20%。2016年,国务院《"健康中国2030"规划纲要》明确提出"把健康融入所有政策",提出到2030年,全国居民健康素养水平不低于30%。2019年《国务院关于实施健康中国行动的意见》中将"普及知识,提升素养"作为基本原则。2020年6月1日起实施的《中华人民共和国基本医疗与健康促进法》将"提升公民健康素养"纳入法制化管理。

三、健康素养促进项目管理规范

2009年全国开始实施《国家基本公共卫生服务项目》,随着经济社会发展、公共卫生服务的需要等因素,《国家基本公共卫生服务项目》的范围也在不断扩大。2019年对新划入基本公共卫生服务的健康素养促进项目等19项制定了管理工作规范,供相关机构开展工作时参照执行。

(一)项目目标

1. 总体目标 通过组织实施健康素养促进项目,采取健康促进县(区)和健康促进场所建设、健康科普和健康传播、对重点人群、重点问题、重点领域开展有针对性的健康教育等措施,普及健康生活方式,建设促进健康的支持性环境,到2020年,居民健康素养水平达到20%,影响健康的社会、环境等因素得到进一步改善。推动无烟环境创建,开展简短戒烟干预及戒烟门诊建设,普及烟草危害宣传,确保实现《"健康中国2030"规划纲要》中关于"到2030年,15岁以上人群吸烟率降低至20%"的目标。

2. 年度目标 各省份按照本地有关规划、计划目标确定的本年度居民健康素养水平目标,原则上应较上一年度增长不少于2个百分点,或到2020年达到20%。结合实际情况全面推进本地无烟环境建设,建立健全戒烟服务体系,充分利用世界无烟日等宣传日,提高居民烟草危害认知水平,原则上,各省份15岁以上人群吸烟率平均每年下降不少于0.5个百分点。

(二)项目对象和范围

项目对象根据项目开展内容分为我国全人群和重点人群,我国31个省(区、市)和新疆生产建设兵团均为项目的实施范围。

(三)项目主要内容及绩效指标

1. 大力推进贫困地区健康促进三年攻坚行动 结合"健康中国行"主题宣传活动,在贫困地区开展"健康教育进学校""健康教育进乡村"基层健康教育骨干培养等工作。加强对贫困地区的技术和经费支持,健康促进县(区)、健康促进学校建设等重点工作向贫困地区倾斜。

2. 健康促进县(区)建设 各省通过开展建设工作,到2020年底健康促进县(区)总数达到全省县(区)总数的20%,已经达到该比例的可继续扩大建设范围,提升建设质量,并组织开展省级健康促进县(区)技术评估工作。

3. 健康促进医院、学校等健康促进场所建设 各省继续开展健康促进医院建设,结合实际情况有重点地推进健康促进学校、机关、企业和健康社区、健康村、健康家庭建设。每县(区)健康促进医院比例达到40%、健康社区比例达到20%、健康家庭比例达到20%。

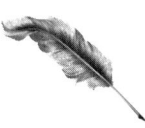

4．健康科普　各省份建设健康科普专家库，结合基本公共卫生服务健康教育项目，针对本省重点健康问题，开发健康科普材料，为基层提供支持。建立省级健康科普平台，到2020年实现以省为单位全覆盖。各省份制作播放健康教育公益广告，每年每省份制作2部公益广告，在省、市、县级电视台滚动播放，每月播放不少于100次。

5．重点领域和重点人群的健康教育　各省份结合本地主要健康问题和需求，围绕高血压、糖尿病等重点慢性病、艾滋病等重点传染病、地方病、心理健康、安全与急救等开展健康教育。针对儿童、青少年、妇女、老年人等重点人群，开展符合其特点的健康教育活动。

6．控烟宣传和人群干预　开展无烟环境建设，其中无烟政府机关创建数量每年不少于100家且逐年递增直至全覆盖。建立健全戒烟服务管理平台，规范戒烟服务体系，各省份开展省级简短戒烟干预培训不少于1期，戒烟门诊数量不少于3家且逐年递增。各省份无烟政府机关每年创建不少于100家且逐年递增直至全覆盖，无烟卫生机构（学校）创建率逐年提高。

（四）项目组织实施

国家卫生健康委负责健康素养促进项目组织管理。各省级卫生健康行政部门坚持目标和问题双导向，科学制定项目工作方案，加强统筹协调，组织实施健康素养促进和控烟工作。各级疾病预防控制专业机构和健康教育专业机构提供技术支持，提高项目执行质量和效率。省级、地市级、县区级健康促进与控烟工作行政部门和专业机构均可使用项目资金。省级卫生健康行政部门结合本省份实际制定各项工作的经费补助标准，从基本公共卫生服务经费列支。

（五）项目评估

健康素养促进和控烟工作纳入基本公共卫生服务监督指导和评估范畴。各省份应于每年底完成本省份年度项目自评，国家级按照基本公共卫生服务项目整体部署适时开展监督指导和评估。

第四节　健康教育服务规范

实施国家基本公共卫生服务项目是促进基本公共卫生服务逐步均等化的重要内容，是我国公共卫生制度建设的重要组成部分，健康教育服务项目自2009年我国启动国家基本公共卫生服务就被纳入。基层医疗卫生机构可以按照规范的具体要求开展工作。

一、服务对象

纳入健康教育服务的对象为辖区内常住居民，即居住在辖区内半年及以上所有年龄段的人群。

二、服务内容

（一）健康教育内容

1．提升居民健康素养　基于《中国公民健康素养——基本知识与技能（2015年版）》，对辖区内常住居民从基本的健康知识及理念、健康的生活方式与行为、基本技能三个方面进行宣传和普及，并配合有关部门开展公民健康素养促进行动。

2．特殊人群的健康教育　对青少年、妇女、老年人、残疾人、0～6岁儿童家长等特殊人群进行健康教育。

针对儿童青少年的健康教育是以小学、初中和大学生为主要教育对象，中小学健康教育内容包括健康行为与生活方式、疾病预防、心理健康、生长发育与青春期保健和安全应急与避险五个领域；大学生健康教育还涉及性心理与卫生、急症自救与互救、安全用药知识等方面。

针对妇女的不同时期如青春期、围婚期、妊娠期、分娩期、产褥期、哺乳期、育龄期、更

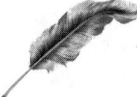

年期等开展有针对性的健康教育。

老年人健康教育的重点是向老年人传授老年饮食与营养平衡知识、老年人的运动与安全保护知识、预防常见疾病和日常保健知识等。

婴幼儿家长健康教育的重点内容包括婴幼儿的生长发育及变化规律方面的知识、合理喂养与营养知识、烹饪和喂养技巧、儿童身体活动指导、儿童早期智力开发和训练方法、常见病防治和危重情况处理知识与技能、预防接种和健康检查知识等。

3．健康生活方式的健康教育　针对辖区居民开展合理膳食、控制体重、适当运动、心理平衡、改善睡眠、限盐、控烟、限酒、科学就医、合理用药、戒毒等健康生活方式的健康教育，以及对某些可干预的危险因素开展健康教育。

4．慢性病健康教育　针对心脑血管、呼吸系统、内分泌系统、肿瘤、精神障碍等重点慢性病相关危险因素开展健康教育，具体内容包括减少烟草流行、倡导合理膳食、增加身体活动、限制饮酒、保持心理平衡、促使居民主动参与慢性病筛查等，对于已经患慢性病的患者，则通过健康教育让其了解所患的疾病、及早治疗和调整生活方式等。

5．传染病的健康教育　针对结核病、肝炎、艾滋病等重点传染性疾病，围绕传染源、传播途径、易感人群这三个流行环节开展相应的健康教育活动，主要内容包括普及传染病预防控制的基本知识及预防方法、养成良好个人卫生习惯、教育公众在突发传染病疫情时提高自我防范意识和自我保护能力、消除恐慌心理、关怀和不歧视传染病患者等。

6．公共卫生问题的健康教育　开展食品卫生、职业卫生、放射卫生、环境卫生、饮水卫生、学校卫生和计划生育等公共卫生问题的健康教育。

7．突发公共卫生事件的健康教育　开展针对突发公共卫生事件的应急处置、防灾减灾、家庭急救等健康教育，帮助公众正确认知风险、掌握应对知识和技能、形成积极的心理状态等。

8．宣传普及医疗卫生法律法规及相关政策。

➢ 考点：特殊人群的健康教育、慢性病及传染病的健康教育内容。

（二）服务形式及要求

1．提供健康教育资料　明确辖区内常见病、多发病和季节性高发病等主要健康问题，确定健康教育的核心信息和目标人群。结合实际编制、编写或委托制作健康教育资料。

（1）发放印刷资料：印刷资料包括健康教育折页、健康教育处方和健康手册等。放置在乡镇卫生院、村卫生室、社区卫生服务中心（站）的候诊区、诊室、咨询台等处。每个机构每年提供不少于12种内容的印刷资料，并及时更新补充，保障使用。

（2）播放音像资料：音像资料为视听传播资料，如 VCD、DVD 等各种影音视频资料。机构正常应诊的时间内，在乡镇卫生院、社区卫生服务中心门诊候诊区、观察室、健教室等场所或宣传活动现场播放。每个机构每年播放音像资料不少于6种。

2．设置健康教育宣传栏　根据辖区的健康教育需求设置宣传栏。宣传栏或者黑板报在基层特别在农村地区，是比较常用的并且成本较低的一种方式。乡镇卫生院和社区卫生服务中心宣传栏不少于2个，村卫生室和社区卫生服务站宣传栏不少于1个，每个宣传栏的面积不少于2平方米。宣传栏一般设置在机构的户外、健康教育室、候诊室、输液室或收费大厅的明显位置，宣传栏中心位置距地面1.5～1.6米高。每个机构每2个月最少更换1次健康教育宣传栏内容。

3．开展公众健康咨询活动　针对辖区居民的主要健康问题及行为危险因素、居民健康教育需求或利用各种健康主题日，面向公众或者特定的目标人群开展。开展活动前要明确活动主题与内容，准备活动资料，协调活动场地，可以在本机构内举行，也可以在辖区人员集中的地

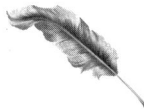

方举行，还可以深入辖区内学校、企事业单位等功能单位开展。通过网络、社区广播、张贴公告、电话、手机短信等形式发布活动通知。活动开始后做好现场组织协调工作，并做好活动记录，见表3-1。每个乡镇卫生院、社区卫生服务中心每年至少开展9次公众健康咨询活动。

表 3-1　健康教育活动记录表

活动时间：	活动地点：
活动形式：	
活动主题：	
组织者：	
主讲人：	
接受健康教育人员类别：	接受健康教育人数：
健康教育资料发放种类及数量：	
活动内容：	
活动总结评价：	
存档材料请附后 □书面材料　□图片材料　□印刷材料　□影音材料　□签到表　□其他材料	

填表人（签字）：　　　　　　　　负责人（签字）：
填表时间：　　年　月　日

4．举办健康知识讲座　定期举办健康知识讲座，引导居民学习、掌握健康知识及必要的健康技能，促进辖区内居民的身心健康。首先结合辖区主要健康问题及健康需求评估确定讲座主题，根据主题联系授课老师。在讲座开始前，需要落实场地、设备等，并通过各种可及的形式发布讲座通知。讲座时，要提前检查场地及设备，做好听众签到等现场组织协调工作。讲座结束后及时进行总结、资料归档。每个乡镇卫生院和社区卫生服务中心每月至少举办1次健康知识讲座，村卫生室和社区卫生服务站每两个月至少举办1次健康知识讲座。

5．开展个体化健康教育　乡镇卫生院、村卫生室和社区卫生服务中心（站）的医务人员在提供门诊医疗、上门访视等医疗卫生服务时，要开展有针对性的个体化健康知识和技能的教育。首先，对就诊患者或者访视对象进行综合评估，如了解患者或者访视对象的性别、年龄等一般特征、其疾病或健康状况、就医就诊及服药的依从性、相关危险行为和生活方式以及环境等其他有关的危险因素；根据评估结果确定健康教育内容，包括疾病知识、健康知识、合理用药、自我保健技能等。具体健康教育方式可以参考健康咨询的基本模式——5A模式：①询问（ask），包括行为、健康状态、知识、技能、自信心；②建议（advice），提供有关健康危害的相关信息、个性化的建议等；③评估（assess），评估服务对象的行为改变意愿；④帮助（assist），帮助服务对象分析行为改变可能遇到的问题，协助制订正确的策略、解决问题的技巧及获得社会支持；⑤安排随访（arrange），明确随访的时间、方式与行动计划。进行个体化健康教育时，还可以提供健康教育处方，方便患者或访视对象及其家属记忆并遵照执行。

知识链接

健康教育处方又称非药物处方，是以医嘱的形式针对某种疾病的防治知识、用药及生活方式给予指导。其使用方法是：由医务人员配合医疗处方共同使用，一般不建议单独使用；主要用于患者健康生活方式指导；医务人员应针对每位患者的疾病病程、具体的健康危险因素等，有针对性地提供健康指导。例如国家卫生健康委员会推荐的冠心病

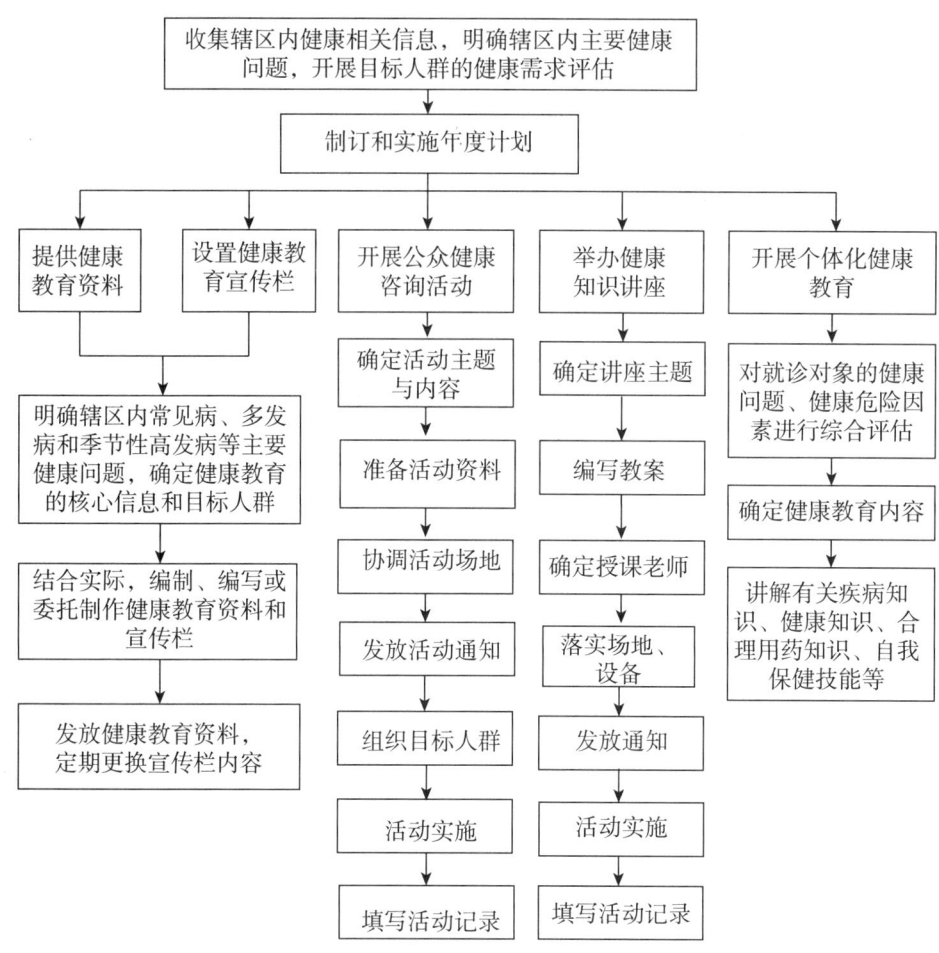

图 3-5 健康教育服务流程

[引自：国家卫生计生委文件. 国家基本公共卫生服务规范（第三版）. 北京. 2017]

> 患者健康教育处方主要包括健康生活方式、治疗与康复、急症处理三个方面，具体如患者每日食盐量不超过6克、应随身携带硝酸甘油等急救药物、若出现经休息或含服硝酸甘油等急救药物胸痛不缓解，则应尽快到附近有条件的医院进行救治等健康指导建议。

➢ 考点：健康教育服务的形式与要求。

三、服务流程

基层医疗卫生机构在开展健康教育服务时，应按照健康教育服务流程开展工作，见图 3-5。通过需求评估了解健康教育服务的目标人群、存在的主要健康问题、干预对象所需的具体健康知识和技能及喜欢的传播形式和方法、目前拥有的可利用健康教育技术和资源等。然后根据需求评估制订出本辖区健康教育年度计划，形成年度计划书，具体内容应该包括制订依据、预期目标、计划开展的工作、时间安排、人员安排、经费预算、效果评价等内容。基层医疗卫生机构健康教育的常用方法参见服务形式与要求部分及服务流程图，此处不再赘述。

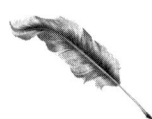

四、服务要求

1．乡镇卫生院和社区卫生服务中心应配备专（兼）职人员开展健康教育工作，每年接受健康教育专业知识和技能培训不少于8学时。树立全员提供健康教育服务的观念，将健康教育与日常提供的医疗卫生服务结合起来。

2．具备开展健康教育的场地、设施、设备，并保证设施设备完好，正常使用。

3．制订健康教育年度工作计划，保证其可操作性和可实施性。健康教育内容要通俗易懂，并确保其科学性、时效性。健康教育材料可委托专业机构统一设计、制作，有条件的地区可利用互联网、手机短信等新媒体开展健康教育。

4．有完整的健康教育活动记录和资料，包括文字、图片、影音文件等，并存档保存。按照表3-1进行健康教育活动记录，并且每年做好年度健康教育工作的总结评价。

5．加强与乡镇政府、街道办事处、村（居）委会、社会团体等辖区其他单位的沟通和协作，共同做好健康教育工作。

6．充分发挥健康教育专业机构的作用，接受健康教育专业机构的技术指导和考核评估。

7．充分利用基层卫生和计划生育工作网络和宣传阵地，开展健康教育工作，普及卫生计生政策和健康知识。

8．运用中医理论知识，在饮食起居、情志调摄、食疗药膳、运动锻炼等方面，对居民开展养生保健知识宣教等中医健康教育，在健康教育印刷资料、音像资料的种类、数量、宣传栏更新次数以及讲座、咨询活动次数等方面，应有一定比例的中医药内容。

五、工作指标

健康教育服务工作的评价指标主要包括发放健康教育印刷资料的种类和数量，播放健康教育音像资料的种类、次数和时间，健康教育宣传栏设置和内容更新情况，举办健康教育讲座和健康教育咨询活动的次数和参加人数等。

● 自测题 ●

一、A型选择题

1．健康教育的核心是
 A．帮助人们建立健康行为和生活方式
 B．促进健康和提高生活质量
 C．消除或减轻影响健康的危险因素
 D．追求"知-信-行"的统一
 E．进行有效的卫生宣传

2．以下属于促进健康行为的是
 A．经常怀疑自己有某种疾病
 B．驾车不系安全带
 C．定期体检
 D．常吃油炸食品
 E．熬夜打游戏

3．在基层，特别是在农村，制作简便，成本低，比较普遍采用的健康信息传播方式是
 A．健康教育处方
 B．小册子
 C．折页
 D．传单
 E．黑板报、宣传栏

4．每个乡镇卫生院每年至少开展公众健康咨询活动的次数为
 A．3次
 B．6次
 C．9次
 D．5次
 E．8次

5．健康教育需求评估的内容包括
 A．社会诊断
 B．流行病学诊断、行为与环境诊断
 C．教育与生态学诊断

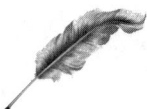

D. 管理与政策诊断　　　　　　　　E. 以上均是

二、问答题

1. 基本公共卫生服务中健康教育服务的形式有什么？
2. 健康教育与健康促进的关系是什么？

(谢立璟　龙　鑫)

第四章

预防接种服务

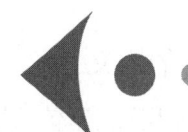

第四章数字资源

> **学习目标**
>
> 通过本章内容的学习，学生应该能够：
> 1. 说出预防接种服务的定义。
> 2. 记忆预防接种的服务内容。
> 3. 描述预防接种的服务流程。
> 4. 根据不同年龄段的儿童初步具备开展预防接种服务管理的能力。
> 5. 将服务规范管理理念贯穿于预防接种服务全过程。

我国是最早使用人工免疫方法预防传染病的国家之一。早在公元10世纪，已有接种人痘预防天花的记载，到明清时代，人痘接种在我国已被广泛使用，并逐步传至欧洲等地。公元18世纪后叶，英国医生爱德华·琴纳观察到种"牛痘"可以预防天花，这个发现为20世纪后叶全世界消灭天花奠定了基础。后来法国微生物学家路易·巴斯德创立了一整套独特的微生物学基本研究方法，用物理、化学和生物学等方法处理病原微生物，使其灭活或减毒，引发了人类疫苗研发和使用的革命。自人类发明疫苗以来，通过预防接种，全球已经成功消灭了天花，已基本实现脊髓灰质炎（小儿麻痹）无野病毒传播，许多疾病的发病及导致的致残与死亡也显著减少。

 案例 4-1

重复接种疫苗事件

2019年，某地乡镇卫生院发生了重复接种疫苗事件。年仅3岁的小朋友到了法定接种的年龄，当年11月初，在母亲的带领下，根据所在地卫生院的通知到医院接种流脑疫苗，卫生院记录后实施了接种。接种当月下旬，家人又按照预防接种证上的预约日期，前往卫生院接种疫苗，工作人员验证后进行了接种。接种完毕后，卫生院工作人员才发现重复接种的情况，使本应该间隔3年复种的流脑疫苗在一个月内两次注入一名3岁小孩的体内。复种当天下午，小朋友就出现发热伴剧烈咳嗽，被紧急送往医院治疗。事件发生后，当地卫健部门高度重视，及时处理，责令涉事卫生院整改，当事护士停职。

问题：
1. 疫苗接种应遵循什么样的操作规范？
2. 出现疫苗接种事故后又该如何处置？

第一节 预防接种概述

一、预防接种的定义

预防接种是指利用人工制备的抗原或抗体,由合格的接种技术人员通过适宜的途径对机体进行接种,使机体获得对某种传染病的特异免疫力,以提高个体或整个群体的免疫水平,有针对性地预防和控制某种传染病的发生和流行。当前医学上常见的接种方式为注射,而"接种"一词由种痘技术而来。预防接种是全球公共卫生领域公认的最经济、最有效的疾病控制策略,在降低传染病的发病率和死亡率方面发挥了巨大的作用,其预防传染病的效果也是其他医疗措施不可取代的。

二、免疫学基础

（一）免疫应答

免疫应答具体可分为非特异性免疫应答和特异性免疫应答。非特异性免疫应答是指机体先天具有的正常的生理防御功能,对各种不同的病原微生物和异物的入侵都能做出相应的免疫应答。而接种人工制备的抗原后,刺激机体免疫系统,产生的是特异性免疫应答。特异性免疫应答包括体液免疫和细胞免疫。

知识链接

特异性免疫应答

体液免疫所产生的抗体有中和、清除病原微生物及其产生的毒素的作用,对细胞外感染的病原微生物有较好的保护作用。以体液免疫为主的免疫反应一般由灭活疫苗产生。

细胞免疫是由T淋巴细胞介导的从细胞外到细胞内的免疫反应过程,最终产生大量的效应T淋巴细胞,有利于免疫力的产生和记忆细胞的形成。以细胞免疫为主的免疫反应一般由减毒活疫苗产生。

体液免疫对病毒、细胞内寄生的细菌和寄生虫的保护效果较差或无效。细胞免疫则对病毒、细胞内寄生的细菌和寄生虫的保护效果明显好于前者。

（二）主动免疫

按照抗原获得方式的不同,可分为自然免疫和人工免疫。前者是人经自然感染所产生的免疫力,一般是在患某种传染病或隐性感染之后获得;后者是通过接种疫苗等抗原,以刺激机体产生相应的免疫力。

（三）被动免疫

被动免疫指机体被动接受抗体的过程。直接输入免疫物质（如抗毒素、免疫球蛋白、抗病毒血清等）而获得免疫力。一般用于治疗或在特殊情况下用于紧急预防。

知识链接

接种疫苗预防传染病的机制

一般情况下,人体在接触致病的病原微生物后可发生相应的疾病,但这些微生物刺

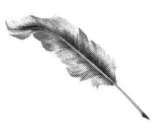

激人体产生特异性免疫反应后，人体内可以产生针对这种病原微生物的抗体，这些抗体可以与体内的病原微生物结合并清除它们，使发病的人逐渐恢复健康。疫苗接种模仿的就是这一机制，疫苗本身具有和病原微生物相似的可以刺激人体产生特异性免疫反应的能力，但是又不会像病原微生物那样引起人体发病，只是在体内产生相应的抗体，使人体具备了抵抗力，在接触相应的病原微生物时，其体内的抗体就可以将这些入侵的病原微生物中和并清除，从而达到预防传染病发生的目的。

三、疫苗

疫苗是指为了预防、控制传染病的发生与流行，利用微生物及其代谢产物或人工合成的方法制成，用于人体预防接种的预防性生物制品。疫苗的有效成分大多为蛋白质，有的是活的微生物。

（一）分类

根据国务院公布的《疫苗流通和预防接种管理条例》，将疫苗分为第一类疫苗和第二类疫苗。

第一类疫苗是指政府免费向公民提供，公民应当依照政府的规定受种的疫苗。包括国家免疫规划确定的疫苗，省、自治区、直辖市人民政府在执行国家免疫规划时增加的疫苗，以及县级以上人民政府或者其卫生主管部门组织的应急接种或者群体性预防接种所使用的疫苗。目前第一类疫苗以儿童常规免疫疫苗为主，包括乙型肝炎疫苗（乙肝疫苗，HepB）、卡介苗（BCG）、脊髓灰质炎灭活疫苗（脊灰灭活疫苗，IPV）、口服脊髓灰质炎减毒活疫苗（脊灰减毒活疫苗，OPV）、无细胞百日咳白喉破伤风联合疫苗（百白破疫苗，DTaP）、白喉破伤风联合疫苗（白破疫苗，DT）、麻疹风疹联合减毒活疫苗（麻风疫苗，MR）、麻疹腮腺炎风疹联合减毒活疫苗（麻腮风疫苗，MMR）、甲型肝炎减毒活疫苗（甲肝减毒活疫苗，HepA-L）、甲型肝炎灭活疫苗（甲肝灭活疫苗，HepA-I）、乙型脑炎减毒活疫苗（乙脑减毒活疫苗，JE-L）、乙型脑炎灭活疫苗（乙脑灭活疫苗，JE-I）、A 群脑膜炎球菌多糖疫苗（A 群流脑多糖疫苗，MPSV-A）、A 群 C 群脑膜炎球菌多糖疫苗（A 群 C 群流脑多糖疫苗，MPSV-AC）等，此外还包括对重点人群接种的出血热疫苗和应急接种的炭疽疫苗、钩体疫苗。

第二类疫苗是指由公民自费并且自愿受种的其他疫苗，如水痘疫苗、流感疫苗、手足口病疫苗、轮状病毒疫苗等。

➤ 考点：扩大免疫规划疫苗的分类。

知识链接

按照制备方式不同的疫苗分类

灭活疫苗：用物理或化学的方法将病原微生物灭活制备而成的制剂。如百日咳、流脑、乙脑等疫苗。其特点相对于减毒活疫苗来说，免疫作用弱，需多次注射，但其安全性相对较好，且易于保存。

减毒活疫苗：是将病原微生物（细菌或病毒）在人工驯育的条件下，促使产生定向变异，使其丧失大部分的致病性，但仍保留一定的剩余毒力、免疫原性和繁衍能力而制

备的疫苗。其接种人体后，使机体产生一次亚临床感染而获得免疫力。如卡介苗、麻疹、脊髓灰质炎疫苗、风疹等疫苗。相对于灭活疫苗来说，免疫作用强，接种剂量小，一般只需接种一次。但稳定性差，不易保存。

（二）疫苗中的常见成分

1. 抗原　抗原是引起机体免疫应答的外因，也是决定免疫反应特异性的关键。因此，任何一种物质能刺激机体的免疫系统，使之产生抗体或致敏的淋巴细胞，并能与之特异性结合，即称为抗原。例如：乙肝疫苗是灭活疫苗，提纯的乙肝病毒表面抗原刺激免疫系统产生保护性抗体，存在于人的体液中，乙肝病毒一旦出现，抗体会立即发挥作用，将其清除，阻止感染，以达到预防乙肝感染的目的；卡介苗是减毒活疫苗，由减毒牛型结核杆菌悬浮液制成，具有增强巨噬细胞活性、活化 T 淋巴细胞、增强机体细胞免疫功能，起到预防结核病的目的。

2. 防腐剂　防腐剂是指向疫苗制剂中加入的用以防止疫苗使用中可能会污染疫苗并造成危害的细菌或真菌生长的物质。有些情况下，生产过程中会使用防腐剂（如在缓冲液和容器清洗液中）来阻止微生物生长。

3. 佐剂　佐剂是非特异性免疫增强剂，当与抗原一起注入机体时，可增强机体对抗原的免疫应答或改变免疫应答类型。佐剂有很多种，如氢氧化铝佐剂、脂多糖、明矾等。

4. 稳定剂　稳定剂是疫苗在冻干过程（对冻干疫苗而言）或高温等环境下，为维持疫苗稳定作用的非抗原物质。常用的稳定剂包括糖类、氨基酸以及蛋白质或明胶等。为维持特定的酸碱度和等渗性，一些疫苗中也使用了缓冲液（如磷酸盐缓冲液），以及适量盐等。

5. 残留物　残留物是指在疫苗生产制作过程中人为加入的抗生素和细菌内毒素等不能完全去除的物质。

（三）疫苗使用的一般原则

1. 疫苗使用禁忌证　预防接种人员在接种时，应根据接种的具体情况如受种者的健康状况来判断接种与否，如有以下禁忌证不应接种疫苗：

（1）免疫缺陷、恶性肿瘤、免疫功能受到抑制，一般不能使用活疫苗。

（2）受种者正患有伴发热或明显全身不适的疾病时，应推迟接种。

（3）既往接种疫苗后有严重不良反应者不应继续接种同种疫苗。

（4）对进行性神经系统患病儿童不应接种含有乙脑、流脑、百日咳等抗原的疫苗。

2. 疫苗使用中的一般注意事项

（1）接种前将疫苗从冷藏容器内取出，尽量减少开启冷藏容器的次数。

（2）严格核对接种疫苗的品种，检查疫苗外观质量。

（3）不得使用冻结过的百白破疫苗、乙肝疫苗、白破疫苗等含吸附剂的疫苗，冻结以后，疫苗不再是均匀的絮状液体。

（4）使用注射剂型疫苗的时候严格按照操作规范执行。

（5）备有肾上腺素、地塞米松等急救药物，以备偶有发生的严重过敏反应时急救用。

（6）所有疫苗应严格遵照使用说明书，使用前确保详细阅读。

（四）疫苗接种方法

1. 皮内接种法　主要用于卡介苗接种，注射部位为左上臂三角肌下缘皮内。

2. 皮下接种法　主要用于麻疹疫苗、流脑疫苗、乙脑疫苗、风疹疫苗、腮腺炎疫苗等接种。接种部位为上臂外侧三角肌下缘附着处（凹陷处）皮肤。

3. 肌内接种法　适用于注射吸附疫苗，如百白破疫苗、白破疫苗、乙肝疫苗、脊髓灰质

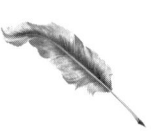

炎灭活疫苗等。接种部位可为上臂外侧三角肌中部、臀部外上 1/4 处或大腿股外侧肌中部，但目前臀部肌内注射已基本不再使用。

 知识链接

股外侧肌注射

目前国内最广泛使用的疫苗肌内注射部位是上臂外侧三角肌中部，但是随着疫苗种类的增多和接种针次的增加，如果所有疫苗都接种在上臂三角肌上，会使局部肌肉负担过重。而欧美等国给婴幼儿进行疫苗肌内注射首先推荐的部位是大腿股外侧肌，该部位由于注射时安全性高，操作方便，正在被逐步采用。

股外侧肌安全接种部位：大腿中段 1/3 前外侧，90°进针。

股外侧肌接种的优点：

(1) 安全：该处大血管、神经干很少通过。
(2) 肌肉丰厚，部位较广，可操作性强。
(3) 血液循环丰富，疫苗吸收好，局部反应轻，可多次注射。
(4) 注射时不用脱上衣，很少着凉，减少发热的发生率。

4. 口服法　常用于口服脊髓灰质炎减毒活疫苗，可分为糖丸剂型和液体剂型两种，我国以前一般使用糖丸剂型。口服疫苗时应做到"一人一匙一消毒，看服下肚，不服不走，吐了再补"，如儿童服苗后吐出应先饮少量凉开水，休息片刻后再服。脊灰疫苗是减毒活疫苗，对于母乳喂养的服苗对象，母亲在儿童服苗后半小时内不要喂奶。

 知识链接

不同剂型的口服法

糖丸剂型：儿童直接服用。用消毒的汤匙将脊灰疫苗送入儿童口中，然后用事先准备的凉开水送服咽下。月龄较小的儿童喂服脊灰疫苗时可将糖丸疫苗碾碎放入汤匙内，加少许凉开水溶解成糊状服用，或将糖丸疫苗溶于约 5 ml 凉开水的容器中，待其完全溶化后口服咽下。因 2016 年实施新的脊髓灰质炎疫苗免疫政策，口服"糖丸"慢慢退出历史舞台。

液体剂型：可直接滴入口中，月龄小的儿童呈仰卧位，接种者左手拇指和示指捏住儿童颊部，使嘴张开，将疫苗滴入舌根部。

四、冷链系统

由于疫苗在受热、光照、冷冻下可发生蛋白变性、多糖降解和微生物灭活，影响其免疫效果，尤其是反复冻融不仅严重影响疫苗效力，而且增加了预防接种副作用的发生概率，所以疫苗需要在规定的温度下存储、运输和使用。

冷链是指为保障疫苗质量，疫苗从生产企业到接种单位，均在规定的温度条件下储存、运输和使用的全过程。

冷链系统是在冷链设施设备的基础上加入管理因素（即人员、管理措施和保障）的工作

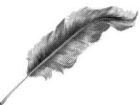

体系。

（一）冷链设施设备

冷链设施设备包括冷藏车、疫苗运输车、冷库、医用冰箱、冷藏箱、冷藏包、冰排、冷链温度监测设备和安置设备的房屋等。

（二）接种单位冷链工作要求

1．总体要求

（1）接种单位应有专（兼）职人员负责疫苗管理。

（2）接种单位应配备保证疫苗质量的储存、运输设施设备，建立疫苗储存、运输管理制度，做好疫苗的储存、运输工作。

2．疫苗储存、运输中的管理

（1）接种单位在接收疫苗时应核实疫苗运输的设备、时间、温度记录等资料，并对疫苗品种、剂型、批准文号、数量、规格、批号、有效期、生产厂商等内容进行验收，做好记录。符合要求的疫苗，方可接收。

（2）接种单位按疫苗品种、批号分类码放，必须按照《中华人民共和国药典》《预防接种工作规范》等有关疫苗储存的温度要求，储存于相应的冷藏设施设备中。未收入药典的疫苗，按照疫苗使用说明书储存。应采用自动温度记录仪对普通冷库、低温冷库进行温度记录；应采用温度计对冰箱进行温度监测，每天上午和下午各进行一次温度记录；冷藏设施设备温度超出疫苗储存要求时，应采取相应措施并记录。

（3）接种单位应按照先进先出、近效期先出的原则分发和使用疫苗，应具备冰箱或使用配备冰排的疫苗冷藏箱（包）储存疫苗。

（4）接种单位应定期对储存的疫苗进行检查并记录，发现质量异常的疫苗，应当立即停止供应、分发和接种，并及时向所在地的县级卫生健康行政部门和市场监督管理部门报告，不得自行处理。相应部门依法采取相应措施处置。

（5）接种单位储存的疫苗因自然灾害等原因造成过期、失效时，按照《医疗废物管理条例》的规定进行集中处置。

（6）接种单位应建立健全疫苗储存设施设备档案，并对设施设备运行状况进行记录。疫苗的相关记录应保存至超过疫苗有效期2年备查。

（三）接种单位常用冷链设备的使用方法

1．冰箱的使用

（1）冰箱内储存的疫苗要摆放整齐，疫苗与箱壁、疫苗与疫苗之间留有1～2 cm的空隙，并按品名和效期分类摆放。注意冷藏保存的疫苗放的位置，以免冻结。

（2）冰箱门因经常开启，温度变化较大，门内搁架不宜放置疫苗。

（3）每天记录冰箱内的温度及运转情况。每台冰箱应配有温度监测记录表。

2．冷藏箱和冷藏包的使用

（1）使用前检查有无破损、开裂，是否密闭。

（2）运送和储存疫苗时，冷藏箱（包）内应按要求放置冻好的冰排，疫苗安瓿不能直接与冰排接触，防止冻结。应在冷藏箱（包）底层垫上纱布或纸，以吸水和防止疫苗破碎。

（3）每次使用冷藏箱（包）后，应清洗擦干后保存。

3．冰排的使用

（1）冻制冰排程序：冰排内注入清洁水，注水量为冰排容积的90%。注水后冰排直立放置在低温冰箱或普通冰箱的冷冻室，冻制时间不少于24小时。

（2）在冻制冰排时，冰排与低温冰箱箱壁之间应留有3～5 cm的间隙。

（3）每次冷链运转结束后，应将冷藏箱（包）内冰排的水倒出，清洗干净、晾干后与冷藏

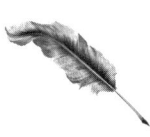

箱（包）分开存放。

五、国家免疫规划与免疫程序

（一）概念

国家免疫规划：是指按照国家或者省、自治区、直辖市确定的疫苗品种、免疫程序或者接种方案，在人群中有计划地进行预防接种，以预防和控制特定传染病的发生和流行。

免疫程序：是指国家对某一特定人群（如儿童）预防传染病需要接种疫苗的种类、次序、剂量、部位以及有关要求所做的具体规定。制定免疫程序时要综合考虑当前传染病控制规划、疾病负担、免疫学原理、疫苗特性、接种利弊和效益等多方面因素。

知识链接

婴幼儿为何要进行预防接种

婴儿出生离开母体时就失去了天然的保护层，虽然有通过母亲胎盘、脐带获得的抵抗力，但是在出生后先天性的抵抗力逐渐下降，到婴儿6个月后基本失去先天抵抗力。此时婴儿在外界环境中受细菌、病毒感染的机会增多，容易患病。要抵抗细菌、病毒，特别是防止对婴儿的生长发育影响很大，甚至危及生命的传染病的发生，就必须让婴儿自身尽早产生对这些传染病的抵抗力。预防接种就是把能使人产生对某种传染病的抵抗力的疫苗接种于人体，婴幼儿进行预防接种后，就会获得对相应传染病的特异免疫力。

（二）免疫程序

1. **国家免疫规划疫苗儿童免疫程序表** 为有效预防和控制传染病，全面实施扩大国家免疫规划，继续保持无脊灰状态，消除麻疹、控制乙肝，进一步降低疫苗可以预防传染病的发病率，结合当前经济社会发展情况，国家免疫规划疫苗儿童免疫程序见表4-1。

表4-1 国家免疫规划疫苗儿童免疫程序表

疫苗种类		接种年（月）龄												
名称	缩写	出生时	1月	2月	3月	4月	5月	6月	8月	9月	18月	2岁	3岁	4岁	6岁
乙肝疫苗	HepB	1	2					3							
卡介苗	BCG	1													
脊灰灭活疫苗	IPV			1											
脊灰减毒活疫苗	OPV				1	2							3		
百白破疫苗	DTaP				1	2	3				4				
白破疫苗	DT														1
麻-风疫苗	MR								1						
麻腮风疫苗	MMR										1				
乙脑减毒活疫苗 或	JE-L								1			2			
乙脑灭活疫苗	JE-I								1、2			3			4
A群流脑多糖疫苗	MPSV-A							1		2					

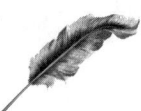

续表

疫苗种类名称	缩写	接种年（月）龄														
		出生时	1月	2月	3月	4月	5月	6月	8月	9月	18月	2岁	3岁	4岁	5岁	6岁
A群C群流脑多糖疫苗	MPSV-AC												1			2
甲肝减毒活疫苗 或	HepA-L										1					
甲肝灭活疫苗	HepA-I										1	2				

2．一般原则

（1）起始免疫年（月）龄：免疫程序表所列各疫苗剂次的接种时间，是指可以接种该剂次疫苗的最小接种年（月）龄。

（2）儿童年（月）龄达到相应疫苗的起始接种年（月）龄时，应尽早接种，建议在下述推荐的年龄之前完成国家免疫规划疫苗相应剂次的接种：①乙肝疫苗第1剂于出生后24小时内完成；②卡介苗于＜3月龄完成；③乙肝疫苗第3剂、脊灰疫苗第3剂、百白破疫苗第3剂、麻风疫苗、乙脑减毒活疫苗第1剂或乙脑灭活疫苗第2剂于＜12月龄完成；④A群流脑多糖疫苗第2剂于＜18月龄完成；⑤麻腮风疫苗、甲肝减毒活疫苗或甲肝灭活疫苗第1剂、百白破疫苗第4剂于＜24月龄完成；⑥乙脑减毒活疫苗第2剂或乙脑灭活疫苗第3剂、甲肝灭活疫苗第2剂于＜3周岁完成；⑦A群C群流脑多糖疫苗第1剂于＜4周岁完成；⑧脊灰疫苗第4剂于＜5周岁完成；⑨白破疫苗、A群C群流脑多糖疫苗第2剂、乙脑灭活疫苗第4剂于＜7周岁完成。

3．使用规定

（1）选择乙脑减毒活疫苗接种时，采用两剂次接种程序。选择乙脑灭活疫苗接种时，采用四剂次接种程序；乙脑灭活疫苗第1、2剂间隔7～10天。

（2）选择甲肝减毒活疫苗接种时，采用一剂次接种程序。选择甲肝灭活疫苗接种时，采用两剂次接种程序。

（3）疫苗接种剂次：常用疫苗接种剂次归纳见表4-2。

表4-2　常用疫苗接种剂次

疫苗名称	接种剂次	备注
卡介苗	1	于＜3月龄完成
乙肝疫苗	3	第1剂于出生后24小时内完成
脊髓灰质炎疫苗	4	前3剂次为基础免疫，第4剂次为加强免疫
百白破疫苗	5	前3剂次为基础免疫，第4剂次为加强免疫，第5剂次使用白破疫苗加强免疫1剂次
麻疹疫苗	2	第2剂次为复种
乙脑减毒活疫苗	2	第1剂次为基础免疫，第2剂次为加强免疫
乙脑灭活疫苗	4	第1、2剂为基础免疫，2剂次间隔7～10天，第3、4剂次为加强免疫
A群流脑疫苗	4	第1、2剂为基础免疫，2剂次间隔时间不少于3个月，第3、4剂次为加强免疫，3岁时接种第3剂，与第2剂接种间隔时间不得少于1年，6岁时接种第4剂，与第3剂次接种间隔时间不得少于3年

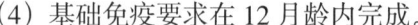

（4）基础免疫要求在12月龄内完成。

（5）脊髓灰质炎疫苗、百白破疫苗各剂次的间隔时间应≥28天。

（6）乙肝疫苗第一剂在新生儿出生后24小时内尽早接种，第2剂在第1剂接种后1个月接种，第3剂在第1剂接种后6个月（5～8月龄）接种。第1剂和第2剂间隔应≥28天，第2剂和第3剂的间隔应≥60天。

（7）麻疹疫苗复种可使用含麻疹疫苗成分的其他联合疫苗，如麻疹风疹联合减毒活疫苗、麻疹腮腺炎风疹联合减毒活疫苗等。

（8）根据国家免疫规划疫苗新一轮动态调整，脊灰疫苗接种程序"1+3"变为"2+2"，2月龄、3月龄为灭活疫苗，4月龄、4周岁为减毒活疫苗，2019年12月起实施；麻腮风疫苗调整为接种2剂次，8月龄和18月龄，2020年6月起实施。

（9）接种方法：常用疫苗的接种部位与方法见表4-3。

表4-3　常用疫苗的接种部位与方法

疫苗名称	接种部位	接种方法
乙肝疫苗（HepB）	上臂外侧三角肌或大腿前外侧中部	肌内注射
卡介苗（BCG）	上臂外侧三角肌中部略下处	皮内注射
脊灰减毒活疫苗（OPV）		口服
脊灰灭活疫苗（IPV）	上臂外侧三角肌或大腿前外侧中部	肌内注射
百白破疫苗（DTaP）	上臂外侧三角肌或臀部	肌内注射
白破疫苗（DT）	上臂外侧三角肌	肌内注射
麻风疫苗（MR）	上臂外侧三角肌下缘	皮下注射
麻腮风疫苗（MMR）	上臂外侧三角肌下缘	皮下注射
乙脑减毒活疫苗（JE-L）	上臂外侧三角肌下缘	皮下注射
乙脑灭活疫苗（JE-I）	上臂外侧三角肌下缘	皮下注射
A群流脑多糖疫苗（MPSV-A）/A群C群流脑多糖疫苗（MPSV-AC）	上臂外侧三角肌下缘	皮下注射
甲肝减毒活疫苗（HepA-L）	上臂外侧三角肌下缘	皮下注射
甲肝灭活疫苗（HepA-I）	上臂外侧三角肌	肌内注射

➢ 考点：儿童免疫规划程序。

 知识链接

如何让预防接种效果最大化

预防接种虽然可以增加儿童对传染病的自然抵抗力，但在预防接种后不是马上就能产生抗病能力，需要经过一至两周或更长时间，才能发挥预防疾病的作用。一般来说，抗体只能在一定的时间内有效，为了获得较长时间的有效保护，保持对特定疾病的抵抗力，就必须按规定的期限复种或加强接种。

（三）国家免疫规划疫苗接种原则

1. 需同时接种两种以上国家免疫规划疫苗，应在不同部位接种；严格按照规定的途径、剂量接种；严禁将两种或多种疫苗混合吸入同一支注射器内接种。

2．如果是两种灭活疫苗或一种灭活疫苗与一种减毒活疫苗的同时接种，可在同一天、在不同部位接种；也可在不同时间、在不同部位接种。

3．如果是两种注射类减毒活疫苗，可在同一天在不同部位接种；若不在同天，必须间隔28天以上进行接种。

4．如果第一类疫苗和第二类疫苗接种时间发生冲突，应优先保证第一类疫苗的接种。

六、疑似预防接种异常反应

疑似预防接种异常反应（adverse events following immunization，AEFI）是在预防接种过程中或接种后发生的可能造成受种者机体组织器官、功能损害，且怀疑与预防接种有关的反应。

（一）不良反应

不良反应是指合格的疫苗在实施规范预防接种后，发生了与预防接种目的无关或意外的有害反应，包括一般反应和异常反应。

1．一般反应　是指在免疫接种后发生的，由疫苗本身所固有的特性引起的，对机体会造成一过性生理功能障碍的反应。发生率相对较高，病情轻微，多于数天内恢复。主要有发热和局部红肿。局部反应主要有注射部位的红肿、疼痛、硬结等，注射部位红肿、硬结按纵横平均直径分为轻度（< 15 mm）、中度（15 ~ 30 mm）和重度（> 30 mm）；全身反应主要有发热、头痛、头晕、乏力、全身不适等。发热按腋窝温度分为轻度（37.1 ~ 37.5℃）、中度（37.6 ~ 39.0℃）和重度（> 39.0℃）。

2．异常反应　2019年12月施行的《中华人民共和国疫苗管理法》第五十二条中规定，预防接种异常反应，是指合格的疫苗在实施规范接种过程中或者实施规范接种后造成受种者机体组织器官、功能损害，相关各方均无过错的药品不良反应。由疫苗本身所固有的特性引起的，与疫苗的毒株、纯度、生产工艺、附加物等因素有关。异常反应的发生率极低，病情相对较重，多需要临床处置。

下列情形不属于预防接种异常反应：

（1）因疫苗本身特性引起的接种后一般反应。

（2）因疫苗质量问题给受种者造成的损害。

（3）因接种单位违反预防接种工作规范、免疫程序、疫苗使用指导原则、接种方案给受种者造成的损害。

（4）受种者在接种时正处于某种疾病的潜伏期或者前驱期，接种后偶合发病。

（5）受种者有疫苗说明书规定的接种禁忌，在接种前受种者或者其监护人未如实提供受种者的健康状况和接种禁忌等情况，接种后受种者原有疾病急性复发或者病情加重。

（6）因心理因素发生的个体或者群体的心因性反应。

（二）预防接种事故

预防接种事故包括疫苗质量不合格引起的事故和预防接种实施差错引起的事故。

1．疫苗质量事故　由于疫苗质量不合格，接种后造成受种者机体组织器官、功能损害。疫苗质量不合格包括在疫苗生产过程中造成的疫苗毒株、纯度、生产工艺、疫苗中的附加物、外源性因子、疫苗出厂前检定等不符合国家规定的疫苗生产规范或标准。

2．实施差错事故　由于在预防接种实施过程中违反预防接种工作规范、免疫程序、疫苗使用指导原则、接种方案造成受种者机体组织器官、功能损害。

包括：接种对象不当、禁忌证掌握不严、接种部位或途径不正确、接种剂量或接种次数过多、误用与剂型不符的疫苗或稀释液、疫苗运输或储存不当、使用时未检查或使用中未摇匀、

不安全注射等。

常见的严重实施差错事故：局部化脓性感染（局部脓肿、淋巴管炎和淋巴结炎、蜂窝织炎）、全身化脓性感染（毒血症、败血症、脓毒血症）、卡介苗接种事故等。

（三）偶合症

偶合症指受种者在接种时正处于某种疾病的潜伏期或者前驱期，接种后偶合发病；或者，受种者有疫苗说明书规定的接种禁忌，在接种前受种者或者其监护人未如实提供受种者的健康状况和接种禁忌等情况，接种后受种者原有疾病急性复发或者病情加重。偶合症与疫苗本身所固有的特性无关。

 知识链接

预防接种中的偶合症

根据卫生服务需求调查结果显示，0~4岁儿童接种偶合症两周患病率为17.4%，因此在儿童接种疫苗后，即使接种是安全的，未来两周内，每100名接种疫苗的儿童仍会有约17名儿童患其他疾病，尽管所患疾病与疫苗接种无关，但由于时间上与接种有密切关联，非常容易被误解为预防接种异常反应。

（四）心因性反应

心因性反应是指在预防接种实施过程中或接种后因受种者心理因素发生的个体或者群体性反应。心因性反应不是由疫苗的固有性质引起的。常见的严重心因性反应主要有晕厥、癔症、群发性癔症等。

（五）不明原因

不明原因是指疑似异常反应经过调查、分析，其发生的原因仍不能明确。

第二节　预防接种服务规范

一、服务对象

辖区内0~6岁儿童和其他重点人群。

二、服务内容

（一）预防接种管理

1. 及时为辖区内所有居住满3个月的0~6岁儿童建立预防接种证和预防接种卡（簿）等儿童预防接种档案。

 知识链接

建立儿童预防接种证或接种卡

预防接种证、卡（簿）按照居住地实行属地化管理。

儿童出生后1个月内，其监护人到儿童居住地的接种单位为其办理接种证；接种证遗失者应及时补办。

产科接种单位应告知新生儿监护人一个月内到居住地接种单位建立接种证、卡，或直接为新生儿办理接种证。

户籍在外地的适龄儿童暂住在当地时间≥3个月，由暂住地接种单位及时建立预防接种卡（簿）；无接种证者需同时建立、补办接种证。

办理接种证的接种单位应在预防接种证上加盖公章。

2. 采取预约、通知单、电话、手机短信、网络、广播通知等适宜方式，通知儿童监护人，告知接种疫苗的种类、时间、地点和相关要求。在边远山区、海岛、牧区等交通不便的地区，可采取入户巡回的方式进行预防接种。

3. 每半年对辖区内儿童的预防接种卡（簿）进行1次核查和整理，查缺补漏，并及时进行补种。

 知识链接

预防接种证的用途

《中华人民共和国传染病防治法》第十二条中规定：国家实行有计划的预防接种制度，国家对儿童实行预防接种证制度。预防接种证是儿童预防接种的记录凭证，每个儿童都应当按照国家规定建证并接受预防接种。儿童家长或者监护人应当及时向医疗保健机构申请办理预防接种证，托幼机构、学校在办理入托、入学手续时应当查验预防接种证，未按规定接种的儿童应当及时安排补种。儿童家长或监护人要妥善保管好接种证并按规定的免疫程序、时间到指定的接种点接受疫苗接种。如儿童未完成规定的预防接种，因故迁移、外出、寄居外地，可凭接种证在迁移后的新居或寄居所在地预防接种门诊（点）继续完成规定的疫苗接种。当儿童的基础免疫与加强免疫全部完成后，家长应妥善保管好接种证，它是儿童身体健康的身份证，以备孩子入托、入学、入伍或将来出入境的查验。

（二）预防接种

根据国家免疫规划疫苗免疫程序，对适龄儿童进行常规接种。在部分省份对重点人群接种出血热疫苗。在重点地区对高危人群实施炭疽疫苗、钩体疫苗应急接种。根据传染病控制需要，开展乙肝、麻疹、脊灰等疫苗强化免疫或补充免疫、群体性接种工作和应急接种工作。

 知识链接

应急接种

应急接种是在传染病暴发或预测有传染病流行或大量外来人口进入或外来传染源进入本区域时，对易感人群或正常人接触某种传染病后采取的紧急预防接种措施，以在短期内提高易感人群对某病的免疫水平，达到预防、控制或终止某病传播蔓延的目的。一般在以下几种情况才采取应急接种。

（1）甲类传染病流行，如鼠疫暴发流行等。

(2) 疫苗毒性小，遇到已经处于潜伏期的感染者，注射疫苗后不会加重病情。

(3) 疫苗注射后产生抗体快、所需时间短于该病的潜伏期。如麻疹的潜伏期一般为7~14天，最长21天，接种疫苗6~12天即可产生免疫力。

1. 接种前的工作　接种工作人员在对儿童接种前应查验儿童预防接种证（卡、簿）或电子档案，核对受种者姓名、性别、出生日期及接种记录，确定本次受种对象、接种疫苗的品种。询问受种者的健康状况以及是否有接种禁忌等，告知受种者或者其监护人所接种疫苗的品种、作用、禁忌、不良反应以及注意事项，可采用书面或（和）口头告知的形式，并如实记录告知和询问的情况。

2. 接种时的工作　接种工作人员在接种操作时再次查验并核对受种者姓名、预防接种证、接种凭证和本次接种的疫苗品种，完成"三查七对一验证"，核对无误后严格按照《预防接种工作规范》规定的接种月（年）龄、接种部位、接种途径、安全注射等要求予以接种。三查：检查受种者健康状况和接种禁忌证，查对预防接种卡（簿）与儿童预防接种证，检查疫苗、注射器外观与批号、效期；七对：核对受种对象姓名、年龄、疫苗品名、规格、剂量、接种部位、接种途径；一验证：接种疫苗前请接种者或监护人验证接种的疫苗种类和有效期等，确保无误。

➤ 考点：医疗卫生人员在疫苗接种中的责任。

3. 接种后的工作　告知儿童监护人，受种者在接种后应在留观室观察30分钟。接种后及时在预防接种证、卡（簿）上记录，与儿童监护人预约下次接种疫苗的种类、时间和地点。有条件的地区录入计算机并进行网络报告。

知识链接

接种疫苗有风险吗

疫苗对于人体而言毕竟是异物，在诱导人体免疫系统产生对特定疾病的保护力的同时，由于疫苗的生物学特性和接种者的个体差异，有少数接种者会发生不良反应，其中绝大多数可自愈或仅需一般处理，如局部红肿等症状或发热、乏力等症状。不会引起受种者机体组织器官、功能损害。仅有很少部分人可能出现异常反应，但发生率极低。

（三）疑似预防接种异常反应处理

如发现疑似预防接种异常反应，接种人员应按照《全国疑似预防接种异常反应监测方案》的要求进行处理和报告。

1. 报告范围　疑似预防接种异常反应的报告范围包括一般反应、异常反应、疫苗质量事故、实施差错事故、偶合症、心因性反应、不明原因反应。如发热、红肿、硬结（中重度）、无菌性脓肿、过敏性皮疹、过敏性休克、过敏性紫癜、血小板减少性紫癜、其他过敏反应、热性惊厥、多发性神经炎、臂丛神经炎、癫痫、脑病、脑炎和脑膜炎、卡介苗淋巴结炎、骨髓炎、晕厥、癔症、局部脓肿、蜂窝织炎、毒血症、败血症、脓毒血症、其他怀疑与预防接种有关的死亡、严重残疾或器官组织损伤、群体性反应、对社会有重大影响的疑似异常反应等。

2. 报告程序与时限　报告实行属地化管理。发现疑似预防接种异常反应后应在 48 小时内向所在地的县级疾病预防控制机构、药品不良反应监测机构报告；县级疾病预防控制机构、药品不良反应监测机构接到 AEFI（一般反应除外）报告后应及时向所在地县级卫生健康行政部门和市场监督管理部门报告。

怀疑与预防接种有关的死亡、严重残疾、群体性反应、对社会有重大影响的 AEFI 应在 2 小时内逐级向县、市、省级和国家疾病预防控制机构、药品不良反应监测机构报告；各级疾病预防控制机构、药品不良反应监测机构及时向同级卫生健康行政部门、市场监督管理部门报告；各级卫生健康行政部门和市场监督管理部门及时向上一级卫生健康行政部门和市场监督管理部门报告；属于突发公共卫生事件的，按照《突发公共卫生事件与传染病疫情监测信息报告管理办法》等规定进行报告。

3. AEFI 诊断流程图　当出现疑似预防接种异常反应时，具体的诊断流程见图 4-1。

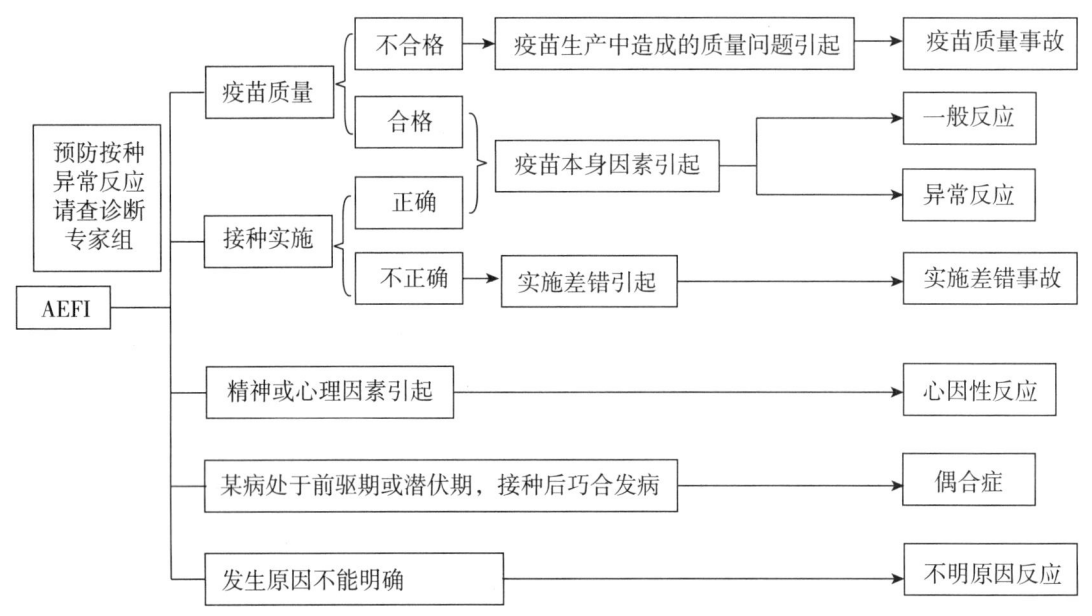

图 4-1　AEFI 诊断流程图

疾病预防控制机构在接到疑似预防接种异常反应报告后，应核实基本情况，做好深入调查的准备工作。通过资料的收集，调查诊断专家组依据法律、行政法规、部门规章和技术规范，结合临床表现、医学检查结果、疫苗质量检验结果等，进行综合分析，做出调查诊断结论。根据发生原因，可以分成不良反应、疫苗质量事故、接种事故、偶合症、心因性反应。

4. 处理原则　发现 AEFI，按照《预防接种工作规范》的要求积极诊治。除异常反应外，给受种者造成伤害、死亡等情况，参照相关规定处理。

《中华人民共和国疫苗管理法》第五十六条，国家实行预防接种异常反应补偿制度。实施接种过程中或者实施接种后出现受种者死亡、严重残疾、器官组织损伤等损害，属于预防接种异常反应或者不能排除的，应当给予补偿。补偿范围实行目录管理，并根据实际情况进行动态调整。

接种免疫规划疫苗所需的补偿费用，由省、自治区、直辖市人民政府财政部门在预防接种经费中安排；接种非免疫规划疫苗所需的补偿费用，由相关疫苗上市许可持有人承担。国家鼓励通过商业保险等多种形式对预防接种异常反应受种者予以补偿。

预防接种异常反应补偿应当及时、便民、合理。预防接种异常反应补偿范围、标准、程序由国务院规定，省、自治区、直辖市制定具体实施办法。

三、服务流程

预防接种服务规范有三个重要流程，即预防接种管理、预防接种和疑似预防接种异常反应处理。具体内容见图 4-2。

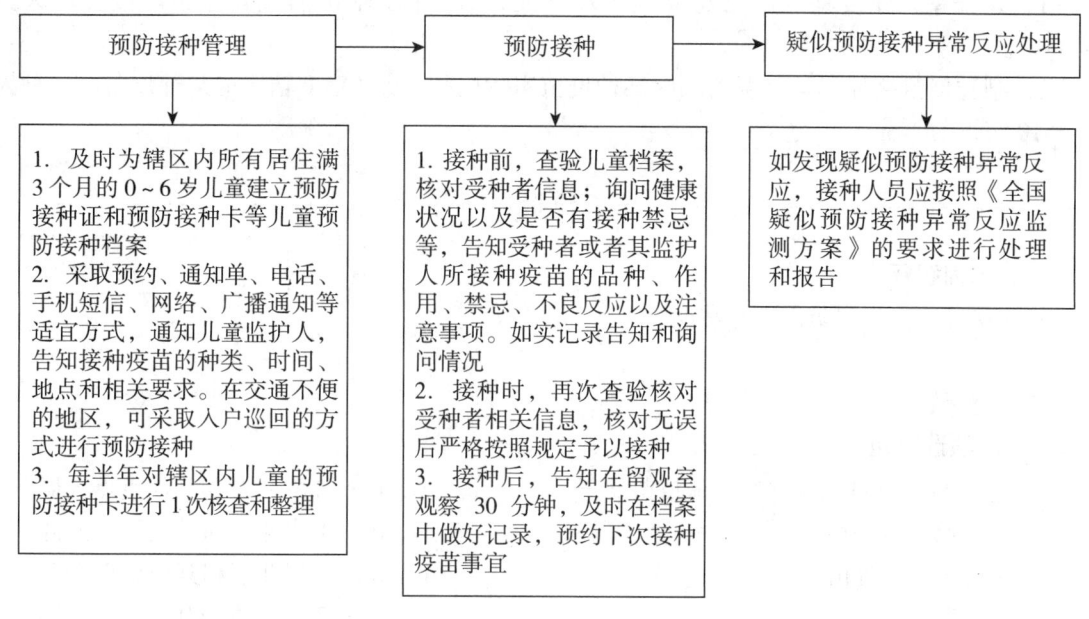

图 4-2 预防接种服务流程

[引自：国家卫生计生委文件．国家基本公共卫生服务规范（第三版）．北京．2017]

预防接种管理流程中，特别要做好流动儿童预防接种工作，按规定建卡、建证，及时给予接种或补种，定期对预防接种情况进行核查，建立管理台账。预防接种是整个服务流程的核心，具体分为接种前、接种时、接种后，接种前核验受种者信息，询问受种者的健康状况以及是否有接种禁忌，如有不宜进行预防接种的情况，应暂缓进行疫苗接种；接种时再次核验信息，无误后进行疫苗接种；接种后要进行留观，无异常后方可离开。少数儿童接种后出现疑似预防接种异常反应，接种人员应按照《全国疑似预防接种异常反应监测方案》的要求进行处理和报告，具体见服务内容中疑似预防接种异常反应处理的范围、程序、时限、流程、处理原则。

四、服务要求

1. 接种单位必须为区县级卫生健康行政部门指定的预防接种单位，并具备《疫苗储存和运输管理规范》规定的冷藏设施、设备和冷藏保管制度，按照要求进行疫苗的领发和冷链管理，保证疫苗质量。

2. 应按照《疫苗流通和预防接种管理条例》《预防接种工作规范》《全国疑似预防接种异常反应监测方案》等相关规定做好预防接种服务工作，承担预防接种的人员应当具备执业医师、执业助理医师、执业护士或者乡村医生资格，并经过县级或以上卫生健康行政部门组织的预防接种专业培训，考核合格后持证方可上岗。

3. 基层医疗卫生机构应积极通过公安、乡镇（街道）、村（居）委会等多种渠道，利用提供其他医疗服务、发放宣传资料、入户排查等方式，向预防接种服务对象或监护人传播相关信息，主动做好辖区内服务对象的发现和管理。

4. 根据预防接种需要，合理安排接种门诊开放频率、开放时间和预约服务的时间，提供便利的接种服务。

五、工作指标

1. 建证率＝年度辖区内已建立预防接种证人数/年度辖区内应建立预防接种证人数×100%。

2. 某种疫苗接种率＝年度辖区内某种疫苗实际接种人数/年度辖区内某种疫苗应接种人数×100%。

自测题

一、名词解释
预防接种　　预防接种异常反应

二、选择题
A. 单项选择题

1. 公民自费且自愿受种的其他疫苗属于
   A. 第一类疫苗
   B. 第二类疫苗
   C. 第三类疫苗
   D. 第四类疫苗
   E. 第五类疫苗

2. 户籍在外地的适龄儿童在当地居住时间在（　）及以上，由现居住地接种单位及时建立预防接种卡（簿）
   A. 3个月
   B. 4个月
   C. 5个月
   D. 6个月
   E. 7个月

3. 出生后24小时内应完成接种的疫苗是
   A. 乙肝疫苗
   B. 麻风疫苗
   C. 百白破疫苗
   D. 脊灰疫苗
   E. 麻腮风疫苗

4. 预防接种中适龄儿童建证率应达到
   A. 85%
   B. 90%
   C. 95%
   D. 100%
   E. 80%

5. 疑似预防接种的服务对象是
   A. 0～6岁儿童和其他重点人群
   B. 0～1岁儿童和其他重点人群
   C. 0～3岁儿童和其他重点人群
   D. 0～2岁儿童和其他重点人群
   E. 0～4岁儿童和其他重点人群

6. 预防接种结束后，需要留观
   A. 15分钟
   B. 25分钟
   C. 30分钟
   D. 35分钟
   E. 40分钟

B. 多项选择题

1. 预防接种中三查七对的三查指
   A. 受种者健康状况和接种禁忌证
   B. 疫苗、注射器外观与批号、效期
   C. 接种者姓名年龄
   D. 接种的疫苗规格、剂量
   E. 预防接种卡与证

2. 下列属于安全注射三要素的是
   A. 对受种者无害
   B. 对施种者无危险
   C. 注射后物品（废物）对公众无害
   D. 注射过程符合规范
   E. 注射设备安全

3. 预防接种的方法有
   A. 臀部注射法

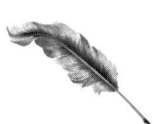

B．口服法
C．皮内注射法
D．皮下注射法
E．肌内注射法
4．哪些情况下儿童不适宜接种疫苗
　　A．急性疾病
　　B．积食
　　C．过敏体质
　　D．免疫功能不全
　　E．神经系统疾患
5．预防接种异常反应处理包括
　　A．不良反应
　　B．疫苗质量事故
　　C．预防接种事故
　　D．偶合症

E．心因性反应
6．预防接种服务流程包括
　　A．预约
　　B．随访
　　C．预防接种管理
　　D．预防接种
　　E．疑似预防接种异常反应处理
7．按照免疫程序，只需接种一次的疫苗有
　　A．卡介苗
　　B．脊灰疫苗
　　C．白破疫苗
　　D．麻风疫苗
　　E．麻腮风疫苗

三、是非题

1．接种疫苗可以预防传染病。（　）
2．儿童出生后先天性的抵抗力逐渐下降，到6个月后就几乎没有了。（　）
3．预防接种后产生的抗病能力终身有效。（　）
4．两种或两种以上疫苗制剂可以同时应用在同一部位。（　）
5．儿童在发热时可以接种疫苗。（　）

四、问答题

1．怎样看待接种疫苗的风险？
2．预防接种的工作指标是什么？

（曹　毅）

第五章

0～6岁儿童健康管理服务

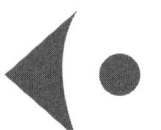

学习目标

通过本章内容的学习，学生应该能够：
1. 说出儿童年龄的分期、各期特点及各期保健要点。
2. 记忆0～6岁儿童健康管理的服务内容，新生儿家庭访视技术要点。
3. 描述0～6岁儿童健康管理服务流程。
4. 根据不同年龄儿童的健康问题初步具备开展0～6岁儿童健康管理的能力。
5. 将人文关怀内化于为0～6岁儿童健康管理服务全过程。

0～6岁儿童健康管理能为孩子一生的健康奠定重要的成长基础。根据儿童不同时期的生长发育特点，开展儿童保健系列服务，以保障和促进儿童身心健康发育，减少疾病的发生。同时，通过对儿童健康检测和重点疾病的筛查，还可以对儿童的出生缺陷，做到早发现、早治疗，预防和控制残疾的发生和发展，从而提高儿童生命质量。

0～6岁儿童健康管理内容主要包括新生儿访视、新生儿满月健康管理、婴幼儿健康管理、学龄前儿童健康管理。

 案例 5-1

男童，18月龄，体格检查：体重9.5 kg，身长80 cm，头围47 cm，囟门已闭合，乳牙萌出12颗，心肺听诊无异常，腹软，皮肤未见异常，能走路，会说简单的词语。血红蛋白106 g/L。

家长诉该男童近3个月体重没有增加，三餐进食不规律，主要以奶类为主，每日饮用配方奶800 ml，喜欢吃零食，正餐进食量较少，有时以奶代替。

问题：
1. 如何对该男童的生长发育进行评价？
2. 对儿童家长应该开展哪些健康指导？

第一节 儿童保健

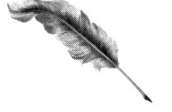

一、0～6岁儿童年龄分期及其生理特征

（一）胎儿期

从受精卵形成到胎儿娩出母体为胎儿期，共40周。自受精卵形成至12周为孕早期，

13～28周为孕中期，29～40周为孕晚期。孕妇的健康对胎儿的存活及生长发育有直接影响，母亲各种不良状况、环境、用药等多种因素可导致死胎、流产、早产或先天畸形等严重后果。

（二）婴儿期

胎儿出生后第一年为婴儿期，前28天为新生儿期，身体各组织和器官发育不成熟，适应性较差，各种疾病发病率和死亡率较高。婴儿期生长发育最为迅速，至1岁时，体重可达出生时的3倍，身高可达出生时的1.5倍。头围平均每月增加1 cm，脑重量达到0.9～1 kg，接近成人的2/3，婴儿对能量和各种营养素的需求相对较高。从母体中获得的抗体逐渐减少，自身免疫功能不完善，极易发生感染。

（三）幼儿期

出生后的第2～3年为幼儿期，体格生长发育速度相对婴儿期减慢，囟门闭合，乳牙出齐。开始学步走路、说话、认物和简单表达，神经心理发育较快，社会适应能力逐渐增强。但识别危险能力不足，易发生意外。

（四）学龄前期

学龄前期指3～6岁的儿童，此阶段生长速度较为平稳，精细动作、语言、智力发育较为迅速，可塑性强，应加强自理能力和行为习惯的培养。

> 考点：儿童的年龄分期及各期特征。

二、儿童常用生长发育评价指标及其评价方法

（一）儿童常用的生长发育评价指标

儿童生长发育常用的评价指标有身高（长）、体重、坐高、头围、胸围等。其中，以体重和身高最重要。体重是反映儿童近期营养状况最灵敏的指标，身高是反映远期营养状况的指标。

1．体重　正常足月新生儿出生体重为（3.3±0.4）kg，出生后2～3天由于摄入不足、体表水分丢失、胎便排出等原因会出现暂时性体重下降，至7～10天可恢复，称为生理性体重下降。婴儿期体重增长较快，至1岁时，体重可达出生体重的3倍，2岁后体重增长趋于稳定。由于儿童体重增长存在个体差异，评价时应以自身的体重增长变化为主要参考依据。

2．身高（长）　身高为头部、躯干与下肢骨骼长度的总和，3岁以下小孩仰卧位测量，为身长。新生儿平均身长为50 cm，1岁时身长约75 cm，2岁时身长约85 cm，2岁后身长增长速度趋于平稳。

3．头围　头围的大小与大脑及颅骨的发育有关。3岁以下测量头围意义较大，头围过小，提示脑发育不良，头围过大，可能与脑积水、脑肿瘤等病变有关。

4．其他指标

（1）胸围：胸部乳头下缘经肩胛下角绕胸一周的长度，可以反映肺和胸廓的发育情况。出生时胸围比头围小1～2 cm，1岁时与头围相等，约为46 cm，第2年增长速度减慢，平均增长3 cm，以后每年平均增长1 cm。

（2）坐高：由头顶至坐骨结节的长度为坐高，显示儿童躯干的增长。下肢生长速度随年龄的增长而加快，坐高占身高的比重随年龄增长而下降。出生时坐高占身长的66%，4岁时占身长的60%，6岁后占身长比例小于60%。

（3）囟门：囟门的闭合情况可反映颅骨骨化过程。前囟出生时为1.5～2 cm，数月内随头围的增长而变化，6个月后逐渐缩小，一般在12～18个月闭合。后囟出生时很小，1～2个

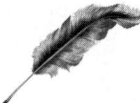

月即闭合，囟门闭合过早应警惕小头畸形，闭合过晚应注意佝偻病、脑积水、脑膜炎、克汀病等。

（4）牙齿：人有两副牙齿，即乳牙和恒牙，乳牙共20颗，生后4～10个月开始萌出，2岁半左右乳牙出齐，6岁左右开始换牙。

（二）儿童生长发育的评价方法

儿童生长发育评价是将儿童各项生长指标的实测值与当地的标准值进行比较，以分析和衡量其发育状况。常用的评价方法有指数法、离差法、百分位数法、曲线图法等。

1．指数法　借助于数学公式，将两项或两项以上的指标联系起来而构成某种指数进行评价。常用的指标有：

（1）体重指数（BMI）：能较敏感地反映身体的充实度和体型胖瘦。BMI随年龄、性别的不同评价标准不同，评价时需查阅中国儿童青少年超重、肥胖筛查的BMI分类标准。BMI计算公式如下：

$$BMI = 体重（kg）/ 身高（m）^2$$

（2）Kaup指数：婴幼儿的体重指数用Kaup指数表示，含义与BMI相同，可反映婴幼儿的体格发育水平和营养状况。Kaup指数15～18为正常，＜15有消瘦倾向，＞18有肥胖倾向。计算公式如下：

$$Kaup 指数 = \frac{体重（kg）}{身高（cm）\times 身高（cm）} \times 10^4$$

（3）身高体重指数：表示1cm身高的体重，显示人体的充实程度，计算公式如下：

$$身高体重指数 = 体重（kg）/ 身高（cm）\times 100\%$$

（4）Rohrer指数：是通过肌肉、骨骼、脂肪、内脏器官发育综合反映人体单位体积的充实程度，可以敏感反映体型的胖瘦。计算公式如下：

$$Rohrer 指数 = \frac{体重（kg）}{身高（cm）^3} \times 10^7$$

（5）身高胸围指数：反映胸围的发育状况，与儿童的胸廓发育及皮下脂肪有关。计算公式如下：

$$身高胸围指数 = 胸围（cm）/ 身高（cm）\times 100\%$$

（6）身高坐高指数：反映人体躯干和下肢的比例关系，反映体型特点，计算公式如下：

$$身高坐高指数 = 坐高（cm）/ 身高（cm）\times 100\%$$

应用指数法应注意：指数法比较机械，应结合专业知识合理解释评价结果。还应充分考虑性别、年龄的差异。

2．等级评价法　应用离差法原理，用标准差与均值相离的位置远近划分等级，评价时将个体该发育指标的实测值与同年龄、同性别相应指标的发育标准比较，以确定发育等级，国内最常用五等级评价标准见表5-1。

表5-1　生长发育五等级评价标准表

等级	均值标准差法	百分位数法
上等	$> \bar{x} + 2s$	$> P_{97}$
中上等	$\bar{x} + s \sim \bar{x} + 2s$	$> P_{75}$
中等	$\bar{x} \pm s$	$P_{25} \sim P_{75}$
中下等	$\bar{x} - s \sim \bar{x} - 2s$	$< P_{25}$
下等	$< \bar{x} - 2s$	$< P_3$

3．百分位数法　制作原理、过程与离差法相似。基准值（P_{50}）、离散度（P_3、P_{10}、P_{25}、P_{75}、P_{90}、P_{97}）等均以百分位数表示，见表5-1。

4．曲线图法　将各年龄某发育指标的 $\bar{x}$、$\bar{x} \pm s$、$\bar{x} \pm 2s$，分别点在坐标图上。将各年龄组同等级的各点连成标准曲线，曲线图法实际就是等级法的图形化。可在图中标出个体的实测值，判断生长现状。连接个体几年的测量值，可观察生长发育的动态趋势。

5．Z分法　以中位数为中心，将资料从偏态分布转换为正态分布。$Z = (x - \bar{x}) / s$，根据所得的Z值确定发育等级：＞2为上等，＞1～≤2为中上等，-1～1为中等，≥-2～＜-1为中下等，＜-2为下等。

6．生长速度评价法

（1）年增加值：以身高为例，通过对个体或集体身高的连续测量，把前后两个数值相减，除以单位时间（年）可得。

（2）年增加率：年增加值除以身高基数，计算公式如下：

$$V_t(\%) = \frac{H_{t+1} - H_t}{H_t} \times 100\%$$

H_t：第一次身高测量值，即身高基数。

H_{t+1}：相隔一年后的第二次身高测量值。

7．发育年龄评价法　用某些身体形态、生理功能指标和第二性征的发育水平及其正常变异，制成标准年龄，评价个体发育状况。目前常用的有形态年龄、第二性征年龄、齿龄、骨骼年龄。

三、儿童生长发育规律

（一）生长发育连续性和阶段性的统一

生长发育是一个动态的连续过程，是量的积累和功能的不断成熟。生长发育由不同的阶段组成，儿童少年生长发育的过程可分为婴儿期、幼儿期、学龄前期、学龄期、青春期和青年期。

（二）生长发育程序性和时间性的协调

1．头尾发展律（胎儿期和婴儿期）　体格发育胎儿期头颅最快，婴儿期躯干最快，2～6岁下肢比头颅和躯干发育快，粗大动作遵循由上到下、由近及远的顺序发育。

2．各器官、系统发育不均衡　各种体格形态发育，历经两次突增高峰；淋巴系统先迅速生长，之后逐渐衰退；神经系统发育最早，只有一个生长突增期；生殖系统发育最晚。

四、儿童生长发育影响因素

生长发育是遗传和环境因素交互作用的结果。遗传决定生长发育的可能性，环境因素决定生长发育的现实性。

（一）遗传

双生子研究显示：身高75%取决于遗传，25%取决于营养、锻炼等环境因素。智力、性成熟早晚、生长突增模式、月经初潮年龄等也与家族遗传有关。种族影响对个体的体型、躯干和四肢长度的比例等作用较大。

（二）环境影响因素

1．营养　营养是生长发育最重要的物质基础。儿童处在快速生长发育期，需要摄入足够的能量和各种营养素以满足生长发育的需求。

2．体育锻炼　体育锻炼能促进呼吸、心血管、运动等多个系统的发育，促进生长，提高抵抗力，改善身体素质，提高体质健康水平。

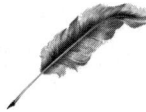

3. 疾病　疾病对生长发育的影响取决于疾病的性质、严重程度、累积的组织和系统、病程的长短等。消化道疾病、寄生虫感染可干扰胃肠道的正常消化、吸收功能，引起机体营养缺乏，影响各系统的功能发育。各种先天性疾病、遗传病、地方病等也严重影响儿童的生长发育。

4. 生活作息制度　定时进餐、充足睡眠、足够的户外活动等有规律的生活作息制度对生长发育有良好的促进作用。

5. 地理气候因素　世界多数国家和地区的身高呈现北高南低的趋势。日本列岛越向东北，身高越高，体重越重。欧洲人的平均身高以南欧最低，中欧处于中等水平，而西北欧最高。中国北方地区男、女青少年的身高、体重均值均大于南方。季节对身高和体重的影响较为明显，春季（3～5月）身高增长最快，秋季（9～11月）体重增长最快。

6. 环境污染因素　大气污染使呼吸系统功能下降，炎症、哮喘的发病率增高。室内空气污染可导致哮喘发病率增高，诱发血液系统疾病。来自食物、汽车尾气等的铅过量进入机体，可造成神经系统、造血系统、骨骼系统及肝肾功能的损害。环境内分泌干扰物可扰乱正常的生殖、内分泌、神经、免疫等系统功能，对机体的生长发育、生殖、肿瘤发生、神经系统功能等产生多方面的影响。噪声污染可引起头痛、头晕、心悸、失眠多梦、记忆力减退等神经衰弱症状。

7. 社会、家庭因素　随着社会经济状况的不断改善，儿童少年的生长发育水平会逐步提高，反之则出现停滞或下降。家庭因素对生长发育的影响包括经济状况、家庭结构、教养方式、居住条件、饮食和行为习惯、父母的文化水平、性格、爱好等。

五、0～6岁儿童保健要点

（一）新生儿

1. 喂养　母乳中的营养物质能全面满足4～6月龄婴儿生长发育的需要，是婴儿最理想的食物，应提倡和鼓励母乳喂养。足月顺产新生儿应在生后一小时内开始吸吮母亲乳头，指导正确的哺乳方法，母乳确实不足或不能母乳喂养的指导选用配方奶粉喂养。出生后2周每日补充400 IU的维生素D到2岁。

2. 护理　居室温度保持在26～28℃为宜，湿度为50%左右，根据气温的变化增减衣物包被；每日温水洗澡保持皮肤清洁，加强颈部、腋窝、腹股沟等皮肤褶皱处的清洁，用棉签蘸取医用酒精或聚维酮碘消毒脐带根部，保持脐带残端的清洁和干燥，预防感染。成人护理新生儿前应洗手，新生儿的用具每日煮沸消毒。通过婴儿抚触、交谈、声光玩具等方式促进发育。对于"生理性体重下降""马牙""螳螂嘴""乳腺肿大""假月经"等生理现象不需特殊处理。

3. 常见问题

（1）新生儿黄疸：又称新生儿高胆红素血症，是胆红素在体内积聚而引起皮肤、巩膜等黄染现象，分生理性和病理性两类。生理性黄疸一般情况良好，足月儿生后2～3 d出现，4～5 d达高峰，5～7 d消退；早产儿生后3～5 d出现，5～7 d达高峰，7～9 d消退，最长3～4 w。应早开奶，母乳喂养，诱导正常菌群的建立，通畅大便减少胆红素肠肝循环，同时避免低血糖发生，有助于黄疸程度减轻。如黄疸在生后24 h内出现，程度重，持续时间久，胆红素足月儿＞13 mg/dl，早产儿＞15 mg/dl，应及时转诊。

（2）溢/吐奶：新生儿胃容量小，胃呈水平状，喂奶过多过快、吸进空气时会发生溢奶或吐奶，喂奶后将婴儿竖直抱起，轻拍背部，使婴儿打嗝以排出空气。若呕吐严重，伴有腹胀、腹痛、发热或呕吐物混有黄绿色胆汁应及时转诊。

（3）打嗝：由于新生儿神经系统发育不完善，腹部皮下脂肪少，遇有不当刺激（主要为冷

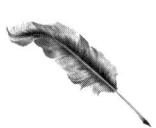

刺激）时，易出现打嗝。随着婴儿月龄的增长，神经系统发育完善，打嗝现象会逐渐减少。打嗝时可喂温开水或母乳，轻拍背部。为避免打嗝，在给婴儿更衣、换尿布时注意保暖，特别对有脐疝的婴儿更应重点指导。对打嗝并伴有严重脐疝者应及时转诊。

（4）湿疹：人工喂养的新生儿更易患湿疹。洗脸、洗澡时水温不宜过热，不宜用香皂。有少许湿疹，不影响婴儿吃、睡等日常生活时不需特殊处理。

> 考点：新生儿的保健要点。

（二）早产儿

1．早产儿的特点　早产儿是指胎龄≥28周至＜37周出生，出生体重不足2500 g、身长不足47 cm的活产婴儿。胎龄越小，体重越轻，死亡率越高。早产儿有如下特点：

（1）外观特点：体重较轻，颈肌软弱，四肢肌张力低下，哭声轻。皮肤绛红，水肿，发亮，胎毛多，毛发细软，耳软骨发育不良，耳廓不清；乳腺无结节或结节直径不到4 mm；足底纹少，男婴睾丸未降至阴囊，女婴大阴唇不能遮盖小阴唇。

（2）体温调节中枢功能不完善，皮下脂肪少，体表面积相对较大，皮肤散热多。早产儿棕色脂肪少，产热少，寒冷时易发生寒冷损伤综合征。

（3）呼吸系统：呼吸中枢及呼吸器官发育不成熟，呼吸浅快不规则，易出现周期性呼吸及呼吸暂停或青紫。早产儿肺泡表面活性物质缺乏，容易发生呼吸窘迫综合征。

（4）消化系统：食管下部括约肌松弛，胃呈水平位，胃贲门括约肌松弛、容量小，吸吮力较差，吞咽反射弱，常出现哺乳困难或乳汁吸入引起吸入性肺炎。胎粪延迟排出易发生核黄疸，肝功能不成熟易发生低血糖、低蛋白血症。

（5）循环系统：心率较快、血压较足月儿低，动脉导管未闭较足月儿发生率更高。

（6）血液系统：早产儿红细胞生成素水平低下、先天性铁贮存少，易发生贫血，胎龄越小，程度越重。维生素K含量低，易发生出血。

（7）泌尿系统：早产儿肾浓缩功能差，糖阈值低，易发生低钠血症及糖尿。

（8）免疫系统：皮肤屏障功能弱，免疫功能不完善，IgG和补体水平较足月儿低，极易发生各种感染。

（9）神经系统：神经系统成熟度与胎龄关系密切，胎龄越小，各种反射越差。

2．早产儿的护理

（1）维持体温稳定：根据早产儿的体重、成熟度及病情，给予不同的保暖措施。出生体重小于2000 g或低体温者，应尽早置婴儿暖箱保暖，并根据体重、日龄选择中性环境温度。体重大于2000 g者，应给予戴帽保暖，以降低氧耗量和散热量。

（2）维持有效呼吸：保持呼吸道通畅，早产儿仰卧时可在肩下放置软垫，避免颈部弯曲。吸氧，维持动脉血氧分压50～70 mmHg。呼吸暂停时，可采用拍打足底、托背、刺激皮肤等方法，帮助恢复自主呼吸。

（3）合理喂养：早产儿应尽早喂养，以防低血糖。最好母乳喂养，使早产儿在短期恢复到出生体重。无法母乳喂养者以早产儿配方奶为宜。哺乳量不能满足所需热能者应辅以静脉营养。哺乳量应因人而异，出生体重越低，每次哺乳量越少，喂奶间隔时间也越短，以不发生胃潴留及呕吐为原则。补充维生素K预防出血，补充维生素A、C、D、E和铁剂预防营养不良疾病。

（4）预防感染：建立严格的消毒隔离制度和完善清洗设施，保持脐部清洁干燥，做好皮肤护理，衣服宜宽大，质软。每次接触早产儿前要洗手消毒。

（5）健康教育：宣传有关育儿保健知识，指导父母如何喂养、保暖、皮肤护理，何时预防

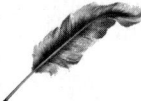

接种，如何进行早产儿常见疾病的预防等，以使他们得到良好的信息支持和树立照顾婴儿的信心。

(6) 定期随访：早产儿各脏器发育不完善，各种疾病发病率高，死亡率高，出院后需定期随访，及早发现问题。

（三）婴幼儿

1. 喂养指导　母乳喂养是最佳的喂养方式，应纯母乳喂养至6个月。随后，在坚持母乳喂养的条件下，有步骤地补充辅助食品，以满足其发育要求，保证婴儿的营养。尤其要注意：添加辅食并不需要断奶。

(1) 辅食添加时间：一般从4～6个月开始，纯母乳喂养满6个月再添加辅食。

(2) 辅食添加原则：由少到多，由细到粗，由稀到稠，适应后再添加新的食物；应在婴儿健康时添加新的辅食；避免调味过重的食物，1岁以内辅食不加食盐。

(3) 辅食添加的顺序：先单一后混合，先液体后固体，先谷类（首选强化铁的米粉）、水果、蔬菜，后鱼、蛋、奶。

2. 生长监测　利用生长发育监测图观察儿童的发育情况，对有发育问题的婴幼儿应及时分析原因，采取针对性的矫正和预防措施，半岁以下的婴儿每月监测1次，半岁后每2个月监测1次，1～3岁每半年监测1次。不同性别、不同年龄儿童的生长发育监测图见图5-1和图5-2。

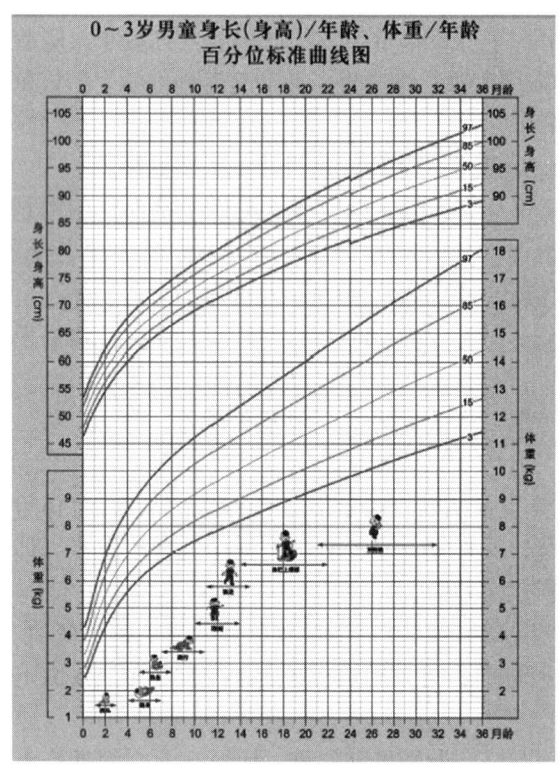

图5-1　0～3岁男童生长发育监测图

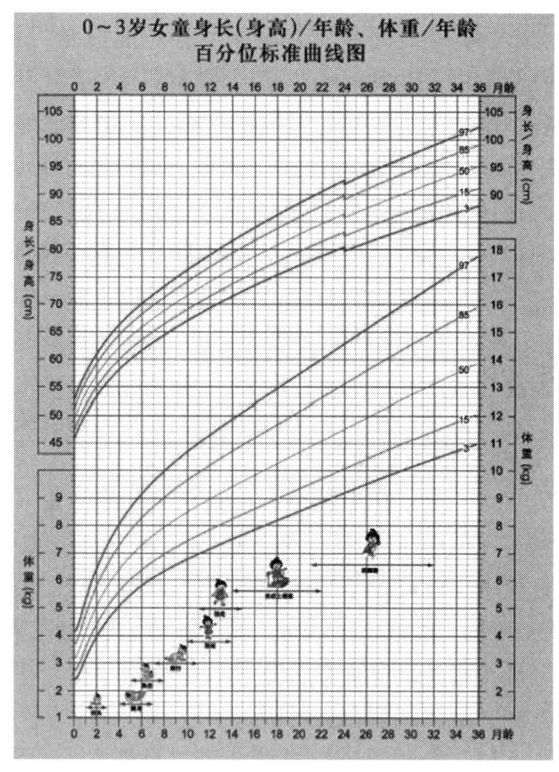

图5-2　0～3岁女童生长发育监测图

3. 定期健康检查　生后6个月或8个月检查一次血红蛋白，1岁后每半年健康检查一次，每年测定1次血红蛋白及尿常规。加强听力、牙齿的检查。

（四）学龄前儿童

1. 喂养指导　合理膳食，供给足够的能量及营养素以满足儿童生长发育的需求，增加优质蛋白质的摄入，均衡饮食，养成定时进餐，不挑食、不偏食等良好的饮食卫生习惯。

2．生长监测　利用生长发育监测图观察儿童的发育情况，每年监测 1 次。不同性别、不同年龄儿童的生长发育监测图见图 5-3 和图 5-4。

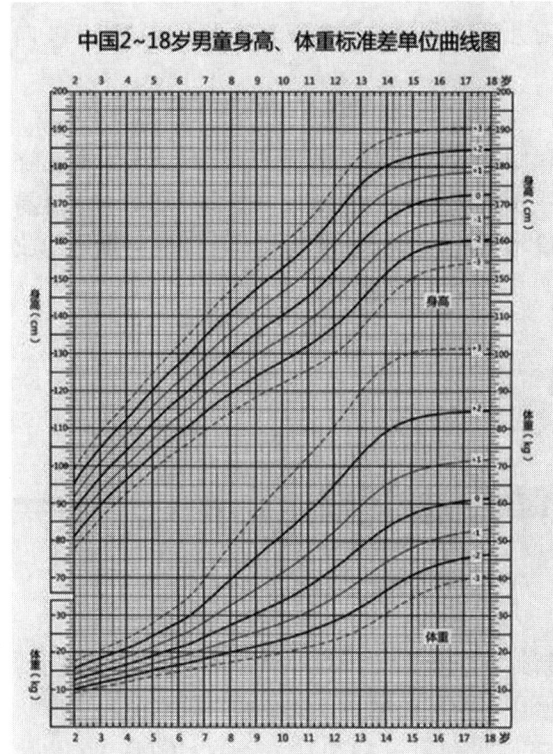

图 5-3　2～18 岁男童生长发育监测图

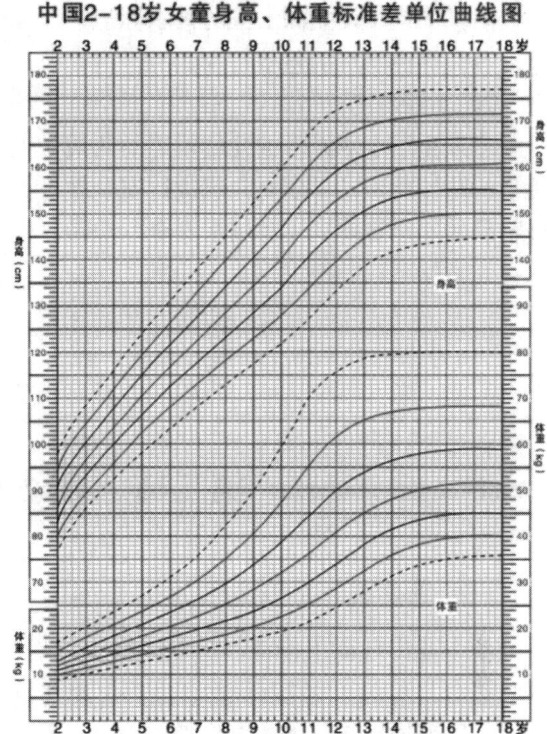

图 5-4　2～18 岁女童生长发育监测图

3．定期健康检查　每年进行 1～2 次健康检查，了解学龄前儿童的生长发育情况，注意儿童弱视、斜视、龋齿等常见病的预防。每年进行 1 次视力筛查和眼部检查，培养良好的用眼卫生习惯。

六、常见儿童伤害的预防

伤害是由各种物理性、化学性、生物性事件和心理行为因素等导致个体发生暂时性或永久性损伤、残疾或死亡的一类疾病的总称。在世界大多数国家，意外伤害是儿童青少年致伤、致死最主要的原因。由于好奇心强、识别危险能力差、自我保护能力弱，故 0～6 岁儿童是意外损伤的高危人群。

（一）窒息

当异物堵塞人体气道或口鼻被捂住（婴儿）时会发生窒息，预防儿童窒息应注意：①母婴分床，避免夜间躺着喂奶，避免趴着睡觉；②细嚼慢咽，不在进食时逗弄或训斥儿童；③三岁以下避免食用花生、瓜子、黄豆、果冻等容易呛咳或堵塞呼吸道的食物；④发生窒息时应尽快实施海姆立克急救和心肺复苏术，及时到医院诊治。

（二）中毒

有毒物质对机体产生毒害作用，可导致机体功能紊乱或组织器官的损害甚至死亡。预防儿童中毒应注意：①提高儿童监护人预防儿童中毒的意识；②加强药品市场管理，农药、灭鼠药等有毒药物应严格管理；③药品应储存至儿童够不到的地方，避免儿童独自服药；④加强基层医务人员儿童用药安全的培训。

（三）溺水

溺水指由于气道浸没在水中，导致不能呼吸的事件，是儿童死亡最主要的原因之一。预防儿童溺水应注意：①对家长和儿童进行溺水安全教育，提高家长安全意识；②在自然水体周围安装防护围栏，设立深水区的警示标识；③加强对儿童的看护，不洗澡时盆里不要放水；④向大众普及宣传溺水的急救技术。

（四）烧烫伤

多发生于5岁以下的儿童，婴幼儿最常见。预防儿童烧烫伤应注意：①提高家长对儿童烧烫伤的防护意识，早期对儿童进行安全教育，养成预防烧烫伤的自我保护能力；②加强易燃易爆物品的安全管理，注意用水安全，洗澡时先放冷水再放热水；③电热用具不用时应断电，放置在儿童够不到的地方。

> 考点：常见儿童伤害的预防。

第二节 婴幼儿健康风险评估

一、新生儿

新生儿出现以下指征时应及时向上级医院转诊：①体温：≥38℃或≤35.5℃。②皮肤：皮肤苍白、发绀、发花和厥冷、糜烂、出血点和瘀斑；明显黄染；皮肤硬肿；脱水征象；皮肤脓疱；脐部周围皮肤发红和肿胀，有脓液渗出。③呼吸：频率＜20次/分或＞60次/分；呼吸困难（呼气性呻吟、胸凹陷）；喘息样呼吸；呼吸暂停。④循环：皮肤苍白、四肢厥冷等休克征象；心率＜100次/分或＞160次/分，明显的心律不齐。⑤消化：喂养困难或拒奶；频繁呕吐或呕吐物带有胆汁、咖啡样甚至血性物质；腹泻次数多或量大，大便带血或黏液；腹胀有张力，腹壁皮肤变色，肠型明显，肠鸣音减弱或消失；肝脾大，腹部触及包块。⑥其他：头围过大或过小，前囟张力过高；口腔发育异常（腭裂、高腭弓、诞生牙）；颈部活动受限或颈部包块；眼外观异常、溢泪或溢脓、结膜充血、眼球震颤；耳、鼻有异常分泌物；脊柱侧弯或后突，四肢不对称、活动度和肌张力异常；外生殖器畸形、睾丸未降、阴囊水肿或包块。发育落后于相应月龄水平，如3个月不能肘支撑，不能竖颈，对周围漠不关心，逗引反应迟钝，5个月不伸手抓物等。

二、婴幼儿

（一）体重低下/营养不良

年龄别体重低于同性别的 $\bar{x} \pm 2s$ 或 P_3 以下。进行饮食调整或营养补充等相关治疗后每月随访1次，连续三次随访结果无好转应及时转诊。

（二）肥胖

2岁以下，体重达到身高（身长）别体重 $\bar{x} - 2s$ 以上；2岁以上，体重超过同年龄同性别 BMI 的 P_{95} 为肥胖。如伴有高血压、脂肪肝、胰岛素抵抗、糖耐量异常或睡眠呼吸暂停综合征等情况应及时转诊。

（三）缺铁性贫血

患儿表现为面色、指甲、结膜苍白，心率加快，烦躁，记忆力下降，抵抗力下降、"异食癖"等症状。6个月～6岁 Hb＜110 g/L，外周血红细胞呈小细胞低色素性改变：MCV＜80 fl，MCH＜27 pg，MCHC＜310 g/L，有缺铁的明确原因。如无条件开展铁代谢指标检测或诊断

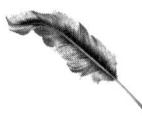

性补铁治疗效果不佳的应及时转诊。

（四）维生素 D 缺乏性佝偻病

早期可有易激惹、多汗、夜惊等非特异性神经精神症状。活动期 6 个月以下婴儿出现颅骨软化，6 个月后表现为方颅、手（足）镯、肋骨串珠、肋软骨沟、鸡胸、O 或 X 型腿等体征。血钙正常或降低，血磷明显降低，血 AKP 增高，$1,25\text{-}(OH)_2\text{-}D_3$ 显著降低。严重者 3 岁后会残留不同程度的骨骼畸形。

（五）其他

如听力筛查未通过、视力不良、龋齿、儿童心理行为发育结果可疑或异常，以及在健康检查中发现任何不能处理的情况都应及时向上级医院进行转诊。

第三节　0~6 岁儿童健康管理规范

一、服务对象

辖区内常住的 0~6 岁儿童。包括：①户籍在本辖区，平时也居住在本辖区的儿童；②户籍不在本辖区，但在本辖区居住半年及以上的儿童。

二、服务内容

（一）新生儿家庭访视

新生儿出院后 1 周内，由医务人员到新生儿家中进行，同时进行产后访视。

1．问诊　观察家居环境，了解孕期及出生时情况、预防接种、新生儿疾病筛查、喂养、睡眠、大小便等情况。如果发现新生儿未接种卡介苗和第 1 剂乙肝疫苗，提醒家长尽快补种。如果发现新生儿未接受新生儿疾病筛查，告知家长到具备筛查条件的医疗保健机构补筛。

2．体格检查　为新生儿测量体温、体重、身长，检查皮肤黏膜、头颈部、眼耳口鼻、胸部、腹部、外生殖器、肛门、脊柱四肢、神经系统等有无异常。

3．健康指导　对家长进行喂养、发育、防病、预防伤害和口腔保健指导。

4．建立《母子健康手册》。

5．特殊情况访视　对于低出生体重、早产、双多胎或有出生缺陷等具有高危因素的新生儿，根据实际情况增加家庭访视次数。

6．填写记录表　新生儿家庭访视记录表见表 5-2。

表 5-2　新生儿家庭访视记录表

姓名：					编号：□□□-□□□□	
身份证号			家庭住址			
父亲	姓名	职业	联系电话		出生日期	
母亲	姓名	职业	联系电话		出生日期	
出生孕周　　周			母亲妊娠期患病情况　1 无　2 糖尿病　3 妊娠期高血压　4 其他_____			
助产机构名称：			出生情况　1 顺产　2 胎头吸引　3 产钳　4 剖宫　5 双多胎　6 臀位　7 其他_____			□/□
新生儿窒息 （Apgar 评分：1min　　5 min）	1 无　2 有 不详）		畸型　1 无　2 有			□
新生儿听力筛查：1 通过　2 未通过　3 未筛查　4 不详						□
新生儿疾病筛查：1 未进行　2 检查均阴性　3 甲低　4 苯丙酮尿症　5 其他遗传代谢病_____						□/□

续表

新生儿出生体重　　kg		目前体重　　kg		出生身长　　cm	
喂养方式 1 纯母乳　2 混合　3 人工	□	吃奶量　　毫升/次		吃奶次数　　次/日	
呕吐　1 无　2 有	□	大便　1 糊状　2 稀 3 其他 _____	□	大便次数　　次/日	
体温　　　℃		心率　　次/分钟		呼吸频率　次/分钟	
面色　1 红润　2 黄染　3 其他	□	黄疸部位　1 无　2 面部　3 躯干　4 四肢　5 手足	□/□/□/□		
前囟 ____ cm × ____ cm　　1 正常　2 膨隆　3 凹陷　4 其他 _____					□
眼睛　　1 未见异常　　2 异常	□	四肢活动度　　1 未见异常　　2 异常	□		
耳外观　1 未见异常　　2 异常	□	颈部包块　　1 无　　2 有	□		
鼻　　1 未见异常　　2 异常	□	皮肤　1 未见异常　2 湿疹　3 糜烂 4 其他 _____	□		
口腔　　1 未见异常　　2 异常	□	肛门　　1 未见异常　　2 异常	□		
心肺听诊　1 未见异常　2 异常	□	胸部　　1 未见异常　　2 异常	□		
腹部触诊　1 未见异常　2 异常	□	脊柱　　1 未见异常　　2 异常	□		
外生殖器　1 未见异常　2 异常	□				
脐带　1 未脱　2 脱落　3 脐部有渗出　4 其他 _____					□
转诊建议　1 无　2 有　原因：_____ 机构及科室：_____					□
指导　1 喂养指导　2 发育指导　3 防病指导　4 预防伤害指导　5 口腔保健指导 6 其他 _____					□/□/□/□/□
本次访视日期　　年　　月　　日		下次随访地点			
下次随访日期　　年　　月　　日		随访医生签名			

填表说明：

（1）姓名：填写新生儿的姓名。如没有取名则填写母亲姓名＋之男或之女。若不是以新生儿的身份纳入管理，则填写该表至"出生情况"一栏后，按照对应月龄填写其他的检查记录表。

（2）出生日期：按照年（4位）、月（2位）、日（2位）顺序填写，如20080101。

（3）身份证号：填写新生儿身份证号，若无，可暂时空缺，待户口登记后再补填。

（4）父亲、母亲情况：分别填写新生儿父母的姓名、职业、联系电话、出生日期。

（5）出生孕周：指新生儿出生时母亲怀孕周数。

（6）助产机构名称：对于非住院分娩的情况写无。

（7）新生儿听力筛查：询问是否做过新生儿听力筛查，将询问结果相应在"通过""未通过""未筛查"上划"√"。若不清楚在"不详"上划"√"。

（8）新生儿疾病筛查：询问是否做过新生儿甲低、新生儿苯丙酮尿症及其他遗传代谢病的筛查，筛查过的在相应疾病上面划"√"；若进行了其他遗传代谢病检查，将筛查的疾病名称填入。可多选。

（9）喂养方式：将询问结果在相应方式上划"√"。

纯母乳喂养指只给婴儿喂母乳，而不给其他任何的液体和固体食物。但允许在有医学指征的情况下，加喂药物、维生素和矿物质。混合喂养指婴儿喂母乳的同时，喂其他乳类及乳制品。人工喂养指无母乳，完全给婴儿喂其他乳类和代乳品。吃奶量和吃奶次数：纯母乳或混合

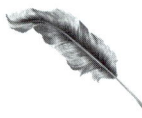

喂养儿童不必填写吃奶量。

(10) 黄疸部位：可多选。

(11) 查体

1) 眼睛：婴儿有目光接触，眼球能随移动的物体移动，结膜无充血、溢泪、溢脓时，判断为"未见异常"，否则为"异常"。

2) 耳外观：当外耳无畸形、外耳道无异常分泌物，无外耳湿疹，判断为"未见异常"，否则为"异常"。

3) 鼻：当外观正常且双鼻孔通气良好时，判断为"未见异常"，否则为"异常"。

4) 口腔：当无腭裂、高腭弓、诞生牙、口炎及其他口腔异常时，判断为"未见异常"，否则为"异常"。

5) 胸部：当未闻及心脏杂音，心率和肺部呼吸音无异常时，判断为"未见异常"，否则为"异常"。

6) 腹部：肝脾触诊无异常时，判断为"未见异常"，否则为"异常"。

7) 四肢活动度：上下肢活动良好且对称，判断为"未见异常"，否则为"异常"。颈部包块：触摸颈部是否有包块，根据触摸结果，在"有"或"无"上划"√"。

8) 皮肤：当无色素异常，无黄疸、发绀、苍白、皮疹、包块、硬肿、红肿等，腋下、颈部、腹股沟部、臀部等皮肤皱褶处无潮红或糜烂时，判断为"未见异常"，可多选。

9) 肛门：当肛门完整无畸形时，判断为"未见异常"，否则为"异常"。

10) 外生殖器：当男孩无阴囊水肿、鞘膜积液、隐睾，女孩无阴唇粘连，外阴颜色正常时，判断为"未见异常"，否则为"异常"。

11) 脐带：可多选。

(12) 指导：做了哪些指导请在对应的选项上划"√"，可以多选，未列出的其他指导请具体填写。

(13) 下次随访日期：根据儿童情况确定下次随访的日期，并告知家长。

➤ 考点：新生儿家庭访视。

(二) 新生儿满月健康管理

新生儿出生后 28～30 天，结合接种乙肝疫苗第二针，在乡镇卫生院、社区卫生服务中心进行随访。重点询问和观察新生儿的喂养、睡眠、大小便、黄疸等情况，对其进行体重、身长、头围测量、体格检查，对家长进行喂养、发育、防病指导。填写 1～8 月龄儿童健康检查记录表（满月栏），见表 5-3。

表 5-3　1～8 月龄儿童健康检查记录表

姓名：　　　　　　　　　　　　　　　　　　　　　　　　　编号：□□□-□□□□□

月龄	满月	3月龄	6月龄	8月龄
随访日期				
体重/kg	___ 上 中 下	___ 上 中 下	___ 上 中 下	___ 上 中 下
身长/cm	___ 上 中 下	___ 上 中 下	___ 上 中 下	___ 上 中 下
头围/cm				

续表

体格检查	面色	1 红润　2 黄染　3 其他	1 红润　2 黄染　3 其他	1 红润　2 其他	1 红润　2 其他
	皮肤	1 未见异常　2 异常	1 未见异常　2 异常	1 未见异常　2 异常	1 未见异常　2 异常
	前囟	1 闭合　2 未闭 cm× 　cm	1 闭合　2 未闭 cm× 　cm	1 闭合　2 未闭 cm× 　cm	1 闭合　2 未闭 cm× 　cm
	颈部包块	1 有　　2 无	1 有　　2 无	1 有　　2 无	——
	眼睛	1 未见异常　2 异常	1 未见异常　2 异常	1 未见异常　2 异常	1 未见异常　2 异常
	耳	1 未见异常　2 异常	1 未见异常　2 异常	1 未见异常　2 异常	1 未见异常　2 异常
	听力	——	——	1 通过　2 未通过	——
	口腔	1 未见异常　2 异常	1 未见异常　2 异常	出牙数　（颗）	出牙数　（颗）
	胸部	1 未见异常　2 异常	1 未见异常　2 异常	1 未见异常　2 异常	1 未见异常　2 异常
	腹部	1 未见异常　2 异常	1 未见异常　2 异常	1 未见异常　2 异常	1 未见异常　2 异常
	脐部	1 未脱　2 脱落　3 脐部有渗出　4 其他	1 未见异常　2 异常	——	——
	四肢	1 未见异常　2 异常	1 未见异常　2 异常	1 未见异常　2 异常	1 未见异常　2 异常
	可疑佝偻病症状	——	1 无　　2 夜惊 3 多汗　4 烦躁	1 无　　2 夜惊 3 多汗　4 烦躁	1 无　　2 夜惊 3 多汗　4 烦躁
	可疑佝偻病体征	——	1 无　2 颅骨软化	1 无　　2 肋串珠 3 肋软骨沟　4 鸡胸 5 手足镯 6 颅骨软化　7 方颅	1 无　　2 肋串珠 3 肋软骨沟　4 鸡胸 5 手足镯 6 颅骨软化　7 方颅
	肛门/外生殖器	1 未见异常　2 异常	1 未见异常　2 异常	1 未见异常　2 异常	1 未见异常　2 异常
	血红蛋白值	——	——	g/L	g/L
户外活动		小时/日	小时/日	小时/日	小时/日
服用维生素D		IU/d	IU/d	IU/d	IU/d
发育评估		——	1 对很大声音没有反应 2 逗引时不发音或不会微笑 3 不注视人脸，不追视移动人或物品 4 俯卧时不会抬头	1 发音少，不会笑出声 2 不会伸手抓物 3 紧握拳松不开 4 不能扶坐	1 听到声音无应答 2 不会区分生人和熟人 3 双手间不会传递玩具 4 不会独坐
两次随访间患病情况		1 无 2 肺炎＿＿次 3 腹泻＿＿次 4 外伤＿＿次 5 其他＿＿	1 无 2 肺炎＿＿次 3 腹泻＿＿次 4 外伤＿＿次 5 其他＿＿	1 无 2 肺炎＿＿次 3 腹泻＿＿次 4 外伤＿＿次 5 其他＿＿	1 无 2 肺炎＿＿次 3 腹泻＿＿次 4 外伤＿＿次 5 其他＿＿
转诊建议		1 无　2 有 原因：＿＿ 机构及科室：＿＿	1 无　2 有 原因：＿＿ 机构及科室：＿＿	1 无　2 有 原因：＿＿ 机构及科室：＿＿	1 无　2 有 原因：＿＿ 机构及科室：＿＿
指导		1 科学喂养 2 生长发育	1 科学喂养 2 生长发育	1 科学喂养 2 生长发育	1 科学喂养 2 生长发育

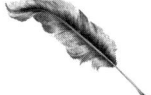

指导	3 疾病预防 4 预防伤害 5 口腔保健 6 其他_____	3 疾病预防 4 预防伤害 5 口腔保健 6 其他_____	3 疾病预防 4 预防伤害 5 口腔保健 6 其他_____	3 疾病预防 4 预防伤害 5 口腔保健 6 其他_____
下次随访日期				
随访医生签名				

填表说明：

1．填表时，按照项目栏的文字表述，将在对应的选项上划"√"。若有其他异常，请具体描述。"——"表示本次随访时该项目不用检查。若失访，在随访日期处写明失访原因；若死亡，写明死亡日期和死亡原因。

2．体重、身长　指检查时实测的具体数值。并根据国家卫生计生委选用的儿童生长发育评价标准，判断儿童体格发育情况，在相应的"上""中""下"上划"√"。

3．体格检查

（1）满月：皮肤、颈部包块、眼外观、耳外观、心肺、腹部、脐部、四肢、肛门/外生殖器的未见异常判定标准同新生儿家庭访视。满月及3月龄时，当无口炎及其他口腔异常时，判断为"未见异常"，否则为"异常"。

（2）3、6、8月龄

1）皮肤：当无皮疹、湿疹、增大的体表淋巴结等，判断为"未见异常"，否则为"异常"。

2）眼睛：结膜无充血、溢泪、溢脓判断为"未见异常"，否则为"异常"。

3）耳外观：当外耳无湿疹、畸形，外耳道无异常分泌物时，判断为"未见异常"，否则为"异常"。

4）听力：6月龄时使用行为测听的方法进行听力筛查。检查时应避开小儿的视线，分别从不同的方向给予不同强度的声音，观察孩子的反应，根据所给声音的大小，大致地估测听力正常与否。

5）口腔：3月龄时，当无口炎及其他口腔异常时，判断为"未见异常"，否则为"异常"，6月龄和8月龄时按实际出牙数填写。

6）胸部：当未闻及心脏杂音，肺部呼吸音也无异常时，判断为"未见异常"，否则为"异常"。

7）腹部：肝脾触诊无异常，判断为"未见异常"，否则为"异常"。

8）脐部：无脐疝，判断为"未见异常"，否则为"异常"。

9）四肢：上下肢活动良好且对称，判断为"未见异常"，否则为"异常"。

10）可疑佝偻病症状：根据症状的有无在对应选项上划"√"。可疑佝偻病体征：根据体征的有无在对应选项上划"√"。

11）肛门/外生殖器：男孩无阴囊水肿，无鞘膜积液，无隐睾；女孩无阴唇粘连，肛门完整无畸形，判断为"未见异常"，否则为"异常"。

12）血红蛋白值：6月龄或者8月龄可免费测一次血常规（血红蛋白）。

4．户外活动　询问家长儿童在户外活动的平均时间后填写。

5．服用维生素D　填写具体的维生素D名称、每日剂量，按实际补充量填写，未补充，填写"0"。

6．发育评估　发现发育问题在相应序号上打"√"。该年龄段任何一条预警征象阳性，提示有发育偏异的可能。

7．两次随访间患病情况　填写上次随访到本次随访间儿童所患疾病情况，若有，填写具体疾病名称。

8．指导　做了哪些指导请在对应的选项上划"√"，可以多选，未列出的其他指导请具体填写。

9．下次随访日期　根据儿童情况确定下次随访日期，并告知家长。

10．满月　出生后 28～30 天；3 月（满 3 个月至 3 个月 29 天）；6 月（满 6 个月至 6 个月 29 天）；8 月（满 8 个月至 8 个月 29 天），其他月龄段的健康检查内容可以增加健康检查记录表，标注随访月龄和随访时间。

（三）婴幼儿健康管理

1．随访时间及次数　在 3、6、8、12、18、24、30、36 月龄时，共随访 8 次。有条件的地区，建议结合儿童预防接种时间增加随访次数。

2．随访地点　满月后的随访服务均在乡镇卫生院、社区卫生服务中心进行，偏远地区可在村卫生室、社区卫生服务站进行。

3．问诊　上次随访到本次随访之间的婴幼儿喂养、患病等情况。

4．体格检查　测量体重、身高、头围，进行体格检查，在婴幼儿 6～8、18、30 月龄时分别进行 1 次血常规（或血红蛋白）检测。在 6、12、24、36 月龄时使用行为测听法分别进行 1 次听力筛查。对生长发育和心理行为发育进行评估。体检结束后接受预防接种，每次进行预防接种前均要检查有无禁忌证。

5．健康指导　进行科学喂养（合理膳食）、生长发育、疾病预防、伤害预防、口腔保健等健康指导。

6．填写记录表　填写 1～8 月龄儿童健康检查记录表和 12～30 月龄儿童健康记录表，见表 5-3、表 5-4。

表 5-4　12～30 月龄儿童健康记录表

月（年）龄		12 月龄		18 月龄		24 月龄		30 月龄	
随访日期									
体重 /kg		_____上中下		_____上中下		_____上中下		_____上中下	
身长（高）/cm		_____上中下		_____上中下		_____上中下		_____上中下	
体格检查	面色	1 红润	2 其他	1 红润	2 其他	1 红润	2 其他	1 红润	2 其他
	皮肤	1 未见异常	2 异常	1 未见异常	2 异常	1 未见异常	2 异常	1 未见异常 2 异常	
	前囟	1 闭合　2 未闭　　cm× 　　cm		1 闭合　2 未闭　　cm× 　　cm		1 闭合　2 未闭　　cm× 　　cm		——	
	眼睛	1 未见异常	2 异常	1 未见异常	2 异常	1 未见异常	2 异常	1 未见异常 2 异常	
	耳外观	1 未见异常	2 异常	1 未见异常	2 异常	1 未见异常	2 异常	1 未见异常 2 异常	
	听力	1 通过　　2 未通过		——		1 通过　　2 未通过		——	
	出牙 / 龋齿数（颗）	/		/		/		/	
	胸部	1 未见异常	2 异常	1 未见异常	2 异常	1 未见异常	2 异常	1 未见异常 2 异常	
	腹部	1 未见异常	2 异常	1 未见异常	2 异常	1 未见异常	2 异常	1 未见异常 2 异常	
	四肢	1 未见异常	2 异常	1 未见异常	2 异常	1 未见异常	2 异常	1 未见异常 2 异常	
	步态	——		1 未见异常	2 异常	1 未见异常	2 异常	1 未见异常 2 异常	

续表

体格检查	可疑佝偻病体征	1 无　　2 肋串珠 3 肋软骨沟 4 鸡胸　　5 手足镯 6 "O" 型腿 7 "X" 型腿	1 无　　2 肋串珠 3 肋软骨沟 4 鸡胸　　5 手足镯 6 "O" 型腿 7 "X" 型腿	1 无　　2 肋串珠 3 肋软骨沟 4 鸡胸　　5 手足镯 6 "O" 型腿 7 "X" 型腿	——
	血红蛋白值	——	_____ g/L	——	_____ g/L
户外活动		小时/日	小时/日	小时/日	小时/日
服用维生素D		IU/d	IU/d	IU/d	——
发育评估		1 呼唤名字无反应 2 不会模仿"再见"或"欢迎"动作 3 不会用拇、示指对捏小物品 4 不会扶物站立	1 不会有意识叫"爸爸"或"妈妈" 2 不会按要求指人或物 3 与人无目光交流 4 不会独走	1 不会说3个物品的名称 2 不会按吩咐做简单事情 3 不会用勺吃饭 4 不会扶栏上楼梯/台阶	1 不会说2~3个字的短语 2 兴趣单一、刻板 3 不会示意大小便 4 不会跑
两次随访间患病情况		1 无 2 肺炎_____次 3 腹泻_____次 4 外伤_____次 5 其他_____	1 无 2 肺炎_____次 3 腹泻_____次 4 外伤_____次 5 其他_____	1 无 2 肺炎_____次 3 腹泻_____次 4 外伤_____次 5 其他_____	1 无 2 肺炎_____次 3 腹泻_____次 4 外伤_____次 5 其他_____
转诊建议		1 无 2 有原因：_____ 机构及科室：_____	1 无 2 有原因：_____ 机构及科室：_____	1 无 2 有原因：_____ 机构及科室：_____	1 无 2 有原因：_____ 机构及科室：_____
指导		1 科学喂养 2 生长发育 3 疾病预防 4 预防伤害 5 口腔保健 6 其他_____	1 科学喂养 2 生长发育 3 疾病预防 4 预防伤害 5 口腔保健 6 其他_____	1 合理膳食 2 生长发育 3 疾病预防 4 预防伤害 5 口腔保健 6 其他_____	1 合理膳食 2 生长发育 3 疾病预防 4 预防伤害 5 口腔保健 6 其他_____
下次随访日期					
随访医生签名					

填表说明：

（1）填表时，按照项目栏的文字表述，根据查体结果在对应的序号上划"√"。"——"表示本次随访时该项目不用检查。若失访，在随访日期处写明失访原因；若死亡，写明死亡日期和死亡原因。

（2）体重、身长（高）：指检查时实测的具体数值。并根据国家卫生计生委选用的儿童生长发育评价标准，判断儿童体格发育情况，在相应的"上""中""下"上划"√"。

（3）体格检查

1）皮肤：当无皮疹、湿疹、增大的体表淋巴结等，判断为"未见异常"，否则为"异常"。

2）前囟：如果未闭，请填写具体的数值。

3）眼睛：结膜无充血、无溢泪、无流脓判断为"未见异常"，否则为"异常"。

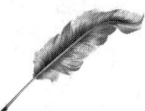

4）耳外观：外耳无湿疹、畸形，外耳道无异常分泌物，判断为"未见异常"，否则为"异常"。

5）听力：使用行为测听的方法进行听力筛查。检查时应避开小儿的视线，分别从不同的方向给予不同强度的声音，观察孩子的反应，根据所给声音的大小，大致地估测听力正常与否。

6）出牙/龋齿数（颗）：填入出牙颗数和龋齿颗数。出现褐色或黑褐色斑点或斑块，表面粗糙，甚至出现明显的牙体结构破坏为龋齿。

7）胸部：当未闻及心脏杂音，肺部呼吸音也无异常时，判断为"未见异常"，否则为"异常"。

8）腹部：肝脾触诊无异常，判断为"未见异常"，否则为"异常"。

9）四肢：上下肢活动良好且对称，判断为"未见异常"，否则为"异常"。步态：无跛行，判断为"未见异常"，否则为"异常"。

10）可疑佝偻病体征：根据体征的有无在对应选项上划"√"。

11）血红蛋白值：18月龄和30月龄可分别免费测一次血常规（或血红蛋白）。

（4）户外活动：询问家长儿童在户外活动的平均时间后填写。

（5）服用维生素D：填写具体的维生素D名称、每日剂量，按实际补充量填写，未补充，填写"0"。

（6）发育评估：发现发育问题在相应序号上打"√"。该年龄段任何一条预警征象阳性，提示有发育偏异的可能。

（7）两次随访间患病情况：填写上次随访到本次随访间儿童所患疾病情况，若有，填写具体疾病名称。

（8）转诊建议：转诊无、有在相应数字上划"√"。并将转诊原因及接诊机构名称填入。

（9）指导：做了哪些指导请在对应的选项上划"√"，可以多选，未列出的其他指导请具体填写。

（10）下次随访日期：根据儿童情况确定下次随访的日期，并告知家长。

（11）12月（满12个月至12个月29天）；18月（满18个月至18个月29天）；24月（满24个月至24个月29天）；30月（满30个月至30个月29天），其他月龄段的健康检查内容可以增加健康检查记录表，标注随访月龄和随访时间。

➢ 考点：婴幼儿健康管理。

（四）学龄前儿童健康管理

1．时间　4～6岁儿童每年提供一次健康管理服务。

2．地点　散居儿童的健康管理服务应在乡镇卫生院、社区卫生服务中心进行，集居儿童可在托幼机构进行。

3．问诊　上次随访到本次随访之间的膳食、患病等情况。

4．体格检查　测量体重、身高，检查视力，对体格发育和心理行为进行评估。4、5、6岁分别测一次血常规（血红蛋白）。

5．健康指导　进行合理膳食、生长发育、疾病预防、预防伤害、口腔保健等健康指导。

6．填写记录表　3～6岁儿童健康检查记录表见表5-5。

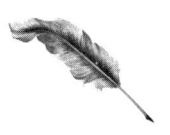

表 5-5　3～6 岁儿童健康检查记录表

姓名：　　　　　　　　　　　　　　　　　　　　　　　　　　　编号 □□□-□□□□□

月龄	3 岁	4 岁	5 岁	6 岁
随访日期				
体重 /kg	_____ 上 中 下	_____ 上 中 下	_____ 上 中 下	_____ 上 中 下
身高 /cm	_____ 上 中 下	_____ 上 中 下	_____ 上 中 下	_____ 上 中 下
体重 / 身高	_____ 上 中 下	_____ 上 中 下	_____ 上 中 下	_____ 上 中 下
体格发育评价	1 正常　2 低体重 3 消瘦　4 生长迟缓 5 超重	1 正常　2 低体重 3 消瘦　4 生长迟缓 5 超重	1 正常　2 低体重 3 消瘦　4 生长迟缓 5 超重	1 正常　2 低体重 3 消瘦　4 生长迟缓 5 超重
体格检查　视力	——			
听力	1 通过　2 未过	——	——	——
牙数（颗）/ 龋齿数	/	/	/	/
胸部	1 未见异常　2 异常	1 未见异常　2 异常	1 未见异常　2 异常	1 未见异常　2 异常
腹部	1 未见异常　2 异常	1 未见异常　2 异常	1 未见异常　2 异常	1 未见异常　2 异常
血红蛋白值*	g/L	g/L	g/L	g/L
其他				
发育评估	1 不会说自己的名字 2 不会玩"拿棍当马骑"等假想游戏 3 不会模仿画圆 4 不会双脚跳	1 不会说带形容词的句子 2 不能按要求等待或轮流 3 不会独立穿衣 4 不会单脚站立	1 不能简单叙说事情经过 2 不知道自己的性别 3 不会用筷子吃饭 4 不会单脚跳	1 不会表达自己的感受或想法 2 不会玩角色扮演的集体游戏 3 不会画方形 4 不会奔跑
两次随访间患病情况	1 无 2 肺炎 _____ 次 3 腹泻 _____ 次 4 外伤 _____ 次 5 其他 _____	1 无 2 肺炎 _____ 次 3 腹泻 _____ 次 4 外伤 _____ 次 5 其他 _____	1 无 2 肺炎 _____ 次 3 腹泻 _____ 次 4 外伤 _____ 次 5 其他 _____	1 无 2 肺炎 _____ 次 3 腹泻 _____ 次 4 外伤 _____ 次 5 其他 _____
转诊建议	1 无　2 有 原因：_____ 机构及科室：_____	1 无　2 有 原因：_____ 机构及科室：_____	1 无　2 有 原因：_____ 机构及科室：_____	1 无　2 有 原因：_____ 机构及科室：_____
指导	1 合理膳食 2 生长发育 3 疾病预防 4 预防伤害 5 口腔保健 6 其他_____	1 合理膳食 2 生长发育 3 疾病预防 4 预防伤害 5 口腔保健 6 其他_____	1 合理膳食 2 生长发育 3 疾病预防 4 预防伤害 5 口腔保健 6 其他_____	1 合理膳食 2 生长发育 3 疾病预防 4 预防伤害 5 口腔保健 6 其他_____
下次随访日期				
随访医生签名				

填表说明：

（1）填表时照项目栏的文字表述，在对应的选项前划"√"。若有其他异常，请具体描述。"——"表示本次随访时该项目不用检查。若失访，在随访日期处写明失访原因；若死亡，写明死亡日期和死亡原因。

（2）体重、身高：指检查时实测的具体数值。并根据国家卫生计生委选用的儿童生长发育评价标准，判断儿童体格发育情况，在相应的"上""中""下"上划"√"。

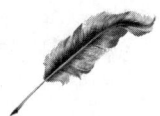

(3) 体重/身高：身高别体重，根据儿童身高体重评价标准进行判断。

(4) 体格检查

1) 视力：填写具体数据，使用国际视力表或对数视力表均可。

2) 听力：3岁时使用行为测听的方法进行听力筛查，将结果在相应数字上划"√"。

3) 牙数与龋齿数：据实填写牙齿数和龋齿数。出现褐色或黑褐色斑点或斑块，表面粗糙，甚至出现明显的牙体结构破坏为龋齿。

4) 胸部：当未闻及心脏杂音，肺部呼吸音也无异常时，判断为"未见异常"，否则为"异常"。

5) 腹部：肝脾触诊无异常，判断为"未见异常"，否则为"异常"。

6) 血红蛋白值：填写实际测查数据。4岁、5岁和6岁可分别免费测一次血常规（或血红蛋白）。

7) 其他：将体格检查中需要记录又不在标目限制范围之内的内容时记录在此。

(5) 发育评估：发现发育问题在相应序号上打"√"。该年龄段任何一条预警征象阳性，提示有发育偏异的可能。

(6) 两次随访间患病情况：在所患疾病后填写次数。

(7) 其他：当有表格上未列入事宜，但须记录时，在"其他"栏目上填写。

(8) 指导：做了哪些指导请在对应的选项上划"√"，可以多选，未列出的其他指导请具体填写。

(9) 下次随访日期：根据儿童情况确定下次随访的日期，并告知家长。

(10) 3岁（满3周岁至3周岁11个月29天）；4岁（满4周岁至4周岁11个月29天）；5岁（满5周岁至5周岁11个月29天）；6岁（满6周岁至6周岁11个月29天），其他年龄段的健康检查内容可以增加健康检查记录表，标注随访月龄和随访时间。

> 考点：学龄前儿童健康管理。

（五）健康问题处理

对健康管理中发现的有营养不良、贫血、单纯性肥胖等情况的儿童应当分析其原因，给出指导或转诊的建议。对心理行为发育偏异、口腔发育异常（腭裂、诞生牙）、龋齿、视力低下或听力异常等情况，应及时转诊并追踪随访转诊后结果（详见第二节）。

三、服务流程

（一）服务流程图及说明

0~6岁儿童健康管理的服务流程，见图5-5。

1．服务内容及地点　0~6岁儿童健康管理包括新生儿家庭访视、新生儿满月健康管理、婴幼儿健康管理以及学龄前儿童健康管理，共13次随访服务。新生儿家庭访视在家中进行，学龄前儿童可在基层医疗卫生机构或幼儿园进行，其他均在基层医疗卫生机构完成随访。

2．分类处理　无异常的儿童，不需预防接种的告知下次预防接种及健康管理的时间，需要预防接种的按计划免疫程序进行接种；有可疑或异常情况的应分析原因，进行针对性的健康指导，必要时及时转诊。

> 考点：0~6岁儿童健康管理服务流程。

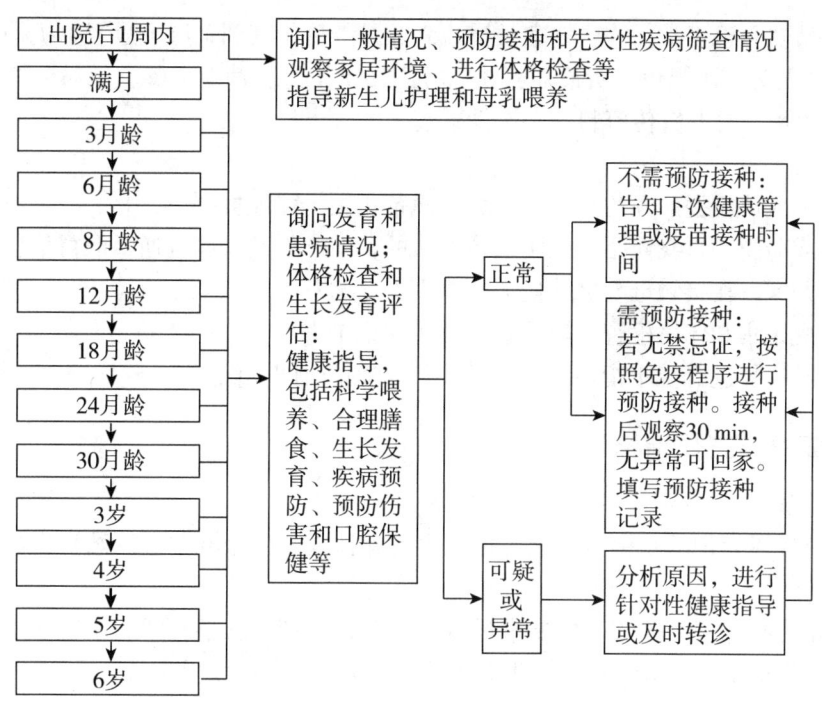

图 5-5　0～6 岁儿童健康管理服务流程
[引自：国家卫生计生委文件．国家基本公共卫生服务规范（第三版）．北京．2017]

（二）服务技术

新生儿家庭访视

1．访视时间　初访为出院后 1 周内，第二次访视为出生后 10～14 天，第三次访视为新生儿出生后 28～30 天，即满月访视。高危新生儿根据具体情况酌情增加访视次数，符合下列高危因素之一的新生儿为高危新生儿：①早产儿（胎龄＜37 w）及低出生体重儿（出生体重＜2500 g）；②宫内、产时或产后窒息儿，缺氧缺血性脑病及颅内出血；③病理性黄疸；④新生儿肺炎、败血症等严重感染；⑤新生儿患有各种影响生活能力的出生缺陷（如唇裂、腭裂、先天性心脏病等）以及遗传代谢性疾病；⑥母亲有异常分娩史（≥35 岁）、患有残疾（视、听、智力、肢体、精神）并影响养育能力者等。

2．访视内容

（1）初访：①询问新生儿的出生方式及出生情况，了解出生后的喂养、吸吮、睡眠、哭声、大小便、听力筛查、遗传代谢性疾病筛查、预防接种等情况。②观察家居环境（温度、湿度、通风、卫生状况等）及新生儿的一般健康状况，如呼吸、皮肤颜色、各种反射、四肢活动等。③体格检查：测量体温、体重和身长，检查皮肤有无黄疸、包块、色素异常、皮疹及糜烂等；检查头围、囟门大小及张力；检查颈部、口腔、眼、耳、鼻是否正常；检查胸部、腹部、下肢、髋关节、肛门和外生殖器是否正常。④建立《母子健康手册》。

（2）第二次访视：①了解新生儿的一般情况，检查脐带是否脱落、黄疸的消退情况；②检查体重是否恢复至出生体重，检查新生儿的视力、听力，指导维生素 D 的喂养剂量及方法。③告知家长，在新生儿 28～30 天时，带其到基层医疗卫生机构进行满月访视。

（3）满月访视：①询问婴儿喂养、睡眠、大小便等一般情况；②测量体重、身长、头围。对体格发育进行评估，对体重增长低于 600 g 或生长迟缓的婴儿，应分析原因，进行喂养指导，必要时转诊。③体格检查，检查皮肤有无黄疸、包块、色素异常、皮疹及糜烂等；检查头围、囟门大小及张力；检查颈部、口腔、眼、耳、鼻是否正常；检查胸部、腹部、下肢、髋关节、肛门和外生殖器是否正常。④告知家长婴儿满3月龄后带其到基层医疗卫生机构随访。

3．访视工具准备　访视包、听诊器、体温计、75%乙醇、消毒棉签、纱布、婴儿称、皮尺、压舌板、手电筒、育儿宣传资料、一次性鞋套等。

4．访视流程

（1）社区访视人员应提前预约，统一着装，佩带相关工作证据。

（2）按门铃或敲门、自我介绍、说明来访目次的，与产妇及家属沟通，取得信任。

（3）进入产妇家，在接触母婴之前先清洁双手。

（4）完成病史采集和体格检查，填写新生儿访视记录表。

（5）对产妇及家长进行健康指导，告知家长下次随访时间及地点。

四、服务要求与工作指标

（一）服务要求

1．开展儿童健康管理的乡镇卫生院、村卫生室和社区卫生服务中心（站）应当具备所需的基本设备和条件。

2．按照国家儿童保健有关规范的要求进行儿童健康管理，从事儿童健康管理工作的人员（含乡村医生）应取得相应的执业资格，并接受过儿童保健专业技术培训。

3．乡镇卫生院、村卫生室和社区卫生服务中心（站）应通过妇幼卫生网络、预防接种系统以及日常医疗卫生服务等多种途径掌握辖区中的适龄儿童数，并加强与托幼机构的联系，取得配合，做好儿童的健康管理。

4．加强宣传，向儿童监护人告知服务内容，使更多的儿童家长愿意接受服务。

5．儿童健康管理服务在时间上应与预防接种时间相结合。鼓励在儿童每次接受免疫规划范围内的预防接种时，对其进行体重、身长（高）测量，并提供健康指导服务。

6．每次服务后及时记录相关信息，纳入儿童健康档案。

7．积极应用中医药方法，为儿童提供生长发育与疾病预防等健康指导。

（二）工作指标

1．新生儿访视率＝年度辖区内按照规范要求接受1次及以上访视的新生儿人数/年度辖区内活产数×100%。

2．儿童健康管理率＝年度辖区内接受1次及以上随访的0～6岁儿童数/年度辖区内0～6岁儿童数×100%。

自测题

一、A型选择题

1．下列不属于出生至18个月儿童健康管理服务中重点内容的是
 A．遗传代谢疾病筛查
 B．语言障碍防御
 C．预防接种
 D．母乳喂养
 E．辅食添加

2．新生儿不需要增加访视次数并及时记录访视情况的是
 A．低出生体重
 B．颅内出血
 C．早产儿
 D．出生缺陷
 E．生理性黄疸

3．基层医疗卫生机构对0～6岁儿童共开展健康管理的次数为
 A．6
 B．8
 C．10
 D．12

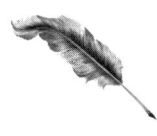

E. 13

4. 0~6岁儿童健康管理规范中，第一次要求进行血红蛋白检测的月龄是
   A. 4个月
   B. 6~8个月
   C. 12个月
   D. 18个月
   E. 30个月

5. 下列哪种情况应指导家长应该立即送新生儿去医院诊治
   A. 马牙
   B. 面部轻度湿疹
   C. 体温38.5℃
   D. 心率120次/分
   E. 巩膜、面部皮肤轻度黄染

6. 学龄前期是指
   A. 0~1岁
   B. 1~2岁
   C. 2~3岁
   D. 3~5岁
   E. 3~6岁

7. 头围测量意义较大的年龄是
   A. 1岁以下
   B. 2岁以下
   C. 3岁以下
   D. 6岁以下
   E. 12岁以下

8. 新生儿出院几天内，医务人员应到新生儿家中进行首次访视
   A. 3天
   B. 5天
   C. 7天
   D. 15天
   E. 30天

9. 关于婴幼儿健康管理服务，下列说法错误的是
   A. 随访地点在乡镇卫生院、社区卫生服务中心
   B. 需随访6次
   C. 每次预防接种前均需要检查有无接种禁忌证
   D. 半岁以上应每年检测血红蛋白
   E. 要注意询问两次随访间的疾病情况

10. 关于早产儿，下列说法不正确的是
    A. 28周≤胎龄＜37周
    B. 2500 g≤体重＜3200 g
    C. 棕色脂肪少，易发生寒冷损伤综合征
    D. 肺泡表面活性物质缺乏，容易发生呼吸窘迫综合征
    E. 颈肌软弱，四肢肌张力低下

11. 《0~6岁儿童健康管理服务规范》中规定的服务对象不包括
    A. 胎儿
    B. 新生儿
    C. 婴儿
    D. 幼儿
    E. 学龄前儿童

12. 关于"新生儿满月健康管理"叙述错误的是
    A. 在新生儿满28天后进行
    B. 需要了解新生儿的大小便情况
    C. 应对新生儿进行体重、身长测量
    D. 应对新生儿进行体格检查和发育评估
    E. 需要在新生儿家中完成

13. 新生儿，出生15天，胎龄36周自然分娩，纯母乳喂养，乳量充足。为预防佝偻病，每日应补充的制剂是
    A. 钙剂200 mg
    B. 维生素D 400 IU
    C. 维生素D 800 IU
    D. 钙剂200 mg+维生素D 400 U
    E. 钙剂200 mg+维生素D 800 U

14. 女婴，7月龄。纯母乳喂养，未添加辅食，近1周于2次吃奶之间频繁哭闹。体检未发现异常。以下医生喂养指导中，正确的是
    A. 增加哺乳次数
    B. 添加配方奶粉
    C. 添加强化铁的米粉
    D. 延长哺乳时间
    E. 添加蛋黄

(李 君)

第六章

孕产妇健康管理服务

第六章数字资源

学习目标

通过本章内容的学习，学生应该能够：
1. 说出孕产妇保健的定义。
2. 记忆孕产妇健康管理的服务内容。
3. 描述孕产妇健康管理服务流程。
4. 根据孕产妇的健康问题初步具备开展孕产妇健康管理的能力。
5. 将医学人文关怀内化于为孕产妇开展健康管理服务全过程。

孕产妇保健是卫生保健的重要组成部分。孕产妇健康关系到后代的健康和人口素质，影响着家庭乃至整个社会的健康水平。妇女生育期约有30年，包括怀孕、分娩、产褥期、哺乳期等特殊生理期。重视孕产妇保健，开展妇女生育期各项保健工作，是妇女身心健康和婴儿健康的可靠保证，是贯彻落实计划生育基本国策的根本保证。

案例 6-1

李某，女，28岁，既往体健，平素月经规律，孕早期无明显早孕反应，孕中期自觉胎动，孕早中期未做任何检查，来社区卫生服务中心就诊。孕7个月时自诉有时头晕、乏力、双下肢水肿，到乡卫生院做过一次产前检查，测血压140/85 mmHg，未做任何化验检查，花20元钱做了一次B超，医生告诉孕妇和家属一切正常，嘱咐少干重活。没有填写孕产期保健卡和门诊病历本。回家后双下肢水肿加重，眼睑也轻度水肿，晚上休息后仍不消退。孕37周时，孕妇自述头晕、头痛难忍，丈夫赶快请来村接生员，测血压180/120 mmHg，转送县医院妇产科抢救，送院后诊断为产前子痫并立即抢救，向家属交待病情，建议立即剖宫产分娩，但家属坚决要求阴道分娩。3小时后胎儿仍未娩出，此时，胎心音消失，产妇心跳、呼吸音停止并死亡。

问题：
1. 乡卫生院处理中的经验与教训是什么？
2. 针对李某的情况，应该如何规范地开展健康管理？

第一节 孕产妇保健概述

一、孕前保健

孕前保健是通过评估和改善计划妊娠夫妇的健康状况，减少或消除导致出生缺陷等不良妊娠结局的风险因素，预防出生缺陷发生，提高出生人口素质。孕前保健的实施至少应在计划生育前4～6个月进行，孕前保健的核心是充分精心准备，做到有计划受孕。

（一）健康教育及指导

遵循普遍性指导和个体化指导相结合的原则，对计划妊娠的夫妇行孕前健康教育及指导，主要内容包括：

1．有准备、有计划地妊娠，尽量避免高龄妊娠　一般认为，女性受孕的最佳年龄为24～29岁，男性最佳生育年龄为25～35岁。较小年龄生育容易导致早产、难产和婴儿死亡；高龄生产也会增加难产、出生缺陷。

2．合理营养，控制体重增加　这一时期，孕妇对各种营养素的需求增加，应适当增加营养，达到合理饮食。早孕期的饮食配置应清淡易消化，少吃多餐，选择富含优质蛋白质的动物性食品、豆制品、新鲜绿叶蔬菜和水果。

3．补充叶酸　补充剂量为0.4～0.8 mg/d，或含叶酸的复合维生素。既往生育过神经管缺陷（NTD）儿的孕妇，则需每天补充叶酸4 mg。

4．健康评估　对有遗传病、慢性疾病和传染病而准备妊娠的妇女，应予以评估并指导。计划生育要在夫妻双方身体健康、体质强壮的条件下进行。有遗传性疾病史、不良生育史、处于患病期间、改变避孕方法等情况均不适合怀孕。

5．用药指导　指导夫妻双方合理用药，避免使用可能影响胎儿正常发育的药物。

6．环境安全　避免接触生活及职业环境中的有毒有害物质，避免密切接触宠物。

7．改变不良的生活习惯及生活方式　主动或被动吸烟会影响精子质量和胎儿发育；酒精可导致胎儿酒精综合征、胎儿畸形、智力低下等。夫妇俩必须在计划受孕前3个月戒烟戒酒。此外，还要避免高强度的工作、高噪声环境、家庭暴力。

8．保持心理健康　解除精神压力，预防孕期及产后心理问题的发生。计划生育要在情绪稳定、精力充沛、工作学习轻松、夫妻关系和谐、两性关系和谐的条件下进行。在精神紧张、情绪波动的情况下，妊娠可能导致妊娠高血压综合征和产后抑郁。

9．合理选择运动方式　孕期的运动方式以轻便、舒适的有氧运动为主，可以从每天坚持散步开始，然后逐渐过渡到快步走、游泳等运动方式。

（二）常规保健

针对计划妊娠的夫妇，常规保健的内容包括评估孕前高危因素、体格检查及实验室检测。

1．评估孕前高危因素　包括询问计划妊娠夫妇的健康状况；评估既往慢性疾病史、家族史和遗传病史，不宜妊娠者应及时告之；详细了解不良孕产史和前次分娩史；生活方式、饮食营养、职业状况及工作环境、运动（劳动）情况、人际关系等。

2．体格检查　全面体格检查，包括心肺听诊；测量血压、体质量、计算体重指数（BMI）；常规妇科检查。

（三）实验室检查项目

1．必查项目　包括血常规、尿常规、血型（ABO和Rh血型）、肝功能、肾功能、空腹血糖水平、HBsAg筛查、梅毒血清抗体筛查、HIV筛查、地中海贫血筛查10项。

2．备查项目　包括子宫颈细胞学检查、TORCH筛查、阴道分泌物检查、甲状腺功能检

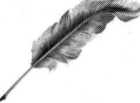

测、75 g口服葡萄糖耐量试验（OGTT）、血脂水平、妇科超声、心电图、胸部X线检查9个项目。

二、孕期保健

孕期保健的目的是减少妊娠和分娩期间的并发症。孕期分为三个阶段：早期妊娠为从最后一次月经到怀孕12周；中期妊娠为怀孕第13周到第27周；晚期妊娠为怀孕第28周到分娩。孕期保健是指对孕产妇从孕期开始到产后42天的系统健康检查和指导。

（一）妊娠生理变化

1. 生殖系统和乳房的变化　妊娠期间，胎儿不断生长发育，母体系统也发生相应的生理变化。

（1）子宫：妊娠期间生殖系统最大的变化是子宫。随着胎儿的成长，子宫变大变软。

（2）卵巢及输卵管：卵巢增大，并在卵巢中可见妊娠黄体。

（3）外生殖器：由于组织充血、水肿和增生，阴道和外阴柔软、肥胖、有弹性，有利于胎儿的分娩。阴道呈紫蓝色，分泌物增多，酸度增加。

2. 妊娠期间各系统的变化

（1）血液系统：妊娠期血容量逐渐增加，32～34周达到峰值，由于血浆的增加大于红细胞的增加，血液相对稀释称为生理性贫血。

（2）心血管系统：妊娠期间，由于子宫增大和膈肌抬高，心脏会向左上方移动，并向胸壁前方旋转。

（3）泌尿系统：妊娠期肾负担加重。随着肾血流量和肾小球滤过率的增加，肾小管的再吸收能力不能相应增加，孕妇可能出现生理性尿糖。

（4）呼吸系统：孕期肺活量无明显变化。妊娠中晚期，以胸部呼吸为主。

（5）消化系统：妊娠期子宫增大，迫使胃向上运动，胃肠平滑肌张力降低。此外，早孕有恶心呕吐、厌食等胃肠道症状。

（6）内分泌系统：妊娠期内分泌系统有明显变化。①母体原有的内分泌腺功能增强。②孕期黄体和胎盘先后分泌雌激素和孕酮，抑制促性腺激素的分泌。③垂体中催乳素增加。④HCG由胎盘滋养层分泌。

（7）皮肤、骨骼、韧带：孕妇面部、乳头乳晕、腹部白线、外阴等处出现明显色素沉着。腹壁出现妊娠纹。

（8）其他：孕妇平均体重增加10～20 kg。孕期生理性的变化会引起缺钙、缺铁，在妊娠后期应适当补充钙和维生素D。

3. 胚胎发育　怀孕的前8周被称为胚胎期，在此期间器官处于分化和发育中。到第8周末，胚胎开始成形。妊娠8周后称为胎儿期，胎儿持续生长，到40周结束时已经成熟并分娩。妊娠16周末开始出现胎动。怀孕20周后，产前检查时可听到胎儿心音，36周后分娩胎儿可以存活。

> 考点：孕期的生理特点。

（二）妊娠过程中的心理问题

孕妇最常见的心理问题是紧张、焦虑和抑郁，发病率在10%左右，尤其是在妊娠早期和晚期。主要原因是孕期生理变化、既往不良病史和社会因素。

1. 妊娠早期的心理问题　妊娠早期紧张和焦虑的原因有：①担心胎儿的正常发育；②妊娠反应严重；③对妊娠准备不足。大多数早孕妇女的心理状态是幸福的，这种良好的心理状态

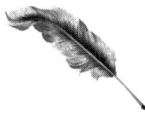

有助于克服妊娠反应的不适症状。

2．妊娠中期心理问题　多数孕妇情绪稳定乐观。紧张、焦虑、抑郁等不良情绪有所改善或消失。当大多数孕妇感觉到胎动时，往往表现出异常兴奋。

3．妊娠晚期的心理问题　紧张、焦虑和抑郁在妊娠晚期中经常出现。主要原因如下：①对安全分娩的期望和担忧。②对新生儿健康的期望和关注。③关注妊娠晚期可能或已经出现的并发症。

（三）孕期保健措施

1．孕早期保健措施

（1）及早确认妊娠，并保护胚胎：早期诊断妊娠及保护胚胎的意义在于保护胚胎，预防出生缺陷。从末次月经开始，妊娠5~10周的胚胎处于致畸敏感期。早孕常见致畸因素如下：孕妇高热、妊娠剧吐、孕妇感染性疾病、烟酒等有害因素。

（2）减轻遗传因素的影响：通过详细了解孕妇的家族史、异常孕产史，对出生缺陷进行分析判断，必要时进行染色体核型分析。

（3）及时进行首次产前检查：合理的产前检查次数及孕周不仅能保证孕期保健的质量，也可节省医疗卫生资源。第一次产前检查应在确诊怀孕后尽快进行，原则上越早越好。检查的目的是充分了解孕妇的健康状况，及时处理问题。

> 考点：孕早期保健措施。

2．孕中期保健措施

（1）定期产前检查：主要从健康教育、常规保健以及项目检查等方面，见表6-1。

表6-1　产前检查服务内容

内容	妊娠14~19周	妊娠20~24周	妊娠25~28周
健康教育及指导	流产的认识和预防、妊娠生理知识、营养和生活方式的指导、中孕期胎儿染色体非整倍体异常筛查的意义等	早产的认识和预防，营养和生活方式的指导	早产的认识和预防，妊娠期糖尿病（GDM）筛查的意义
常规保健	分析首次产前检查的结果；询问阴道出血、饮食、运动情况	询问胎动、阴道出血、饮食、运动情况	询问胎动、阴道出血、宫缩、饮食、运动情况
必查项目	血压、体重，评估孕妇体重增加是否合理；子宫底高度；胎心率测定	胎儿系统超声筛查，筛查胎儿的严重畸形、血常规、尿常规	GDM筛查
备查项目	无创产前基因检测、胎儿染色体非整倍体异常的中孕期母体血清学筛查、羊膜腔穿刺术检查胎儿染色体核型	经阴道超声测量子宫颈长度	抗D滴度检测（Rh血型阴性者），子宫颈分泌物检测胎儿纤维连接蛋白检测

（2）营养指导：在妊娠中期加强营养指导，如果营养不足，可能会影响胎儿的发育，容易发生妊娠并发症。如果营养过剩会引起难产，孕妇还会引起产后高血压、糖尿病、高脂血症等疾病。怀孕中期还应提供充足的维生素、铁、钙和锌，以防止贫血并促进骨骼和大脑发育。

（3）坚持适量适度运动：怀孕中期最好的锻炼仍然是走路。孕期锻炼对胎儿发育有益。

（4）重视心理健康：孕妇应有意识地建立积极的心理状态，通过各种心理调节方法缓解心理压力和压力。同时，孕妇也需要来自丈夫、亲戚朋友、同事和社会的支持、帮助和关心。

（5）胎教：胎儿教育在国内外得到了广泛关注，其核心内容是在孕期注意对母亲内外环境的调节和控制，保障孕妇的身心健康，避免不利刺激。从妊娠第16周开始，通过语言、触碰、

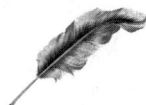

歌唱、朗诵等多种方式进行胎教，坚持和重复会促进胎儿的身心健康和智力发展。

3．妊娠晚期保健措施　定期的产前检查：①妊娠29～32周健康教育及指导内容包括分娩方式指导、开始注意胎动或计数胎动、母乳喂养指导、新生儿护理指导；②妊娠33～36周健康教育及指导内容包括分娩前生活方式的指导、分娩相关知识（临产的症状、分娩方式指导、分娩镇痛）、新生儿疾病筛查、抑郁症的预防；③妊娠37～41周健康教育及指导包括分娩相关知识（临产的症状、分娩方式指导、分娩镇痛）指导、新生儿免疫接种指导、产褥期指导、胎儿宫内情况的监护、妊娠≥41周需住院并引产。

4．高龄孕妇的孕期保健

（1）仔细询问孕前病史：重点询问是否患有糖尿病、慢性高血压、肥胖、肾及心脏疾病等，询问既往生育史；本次妊娠是否为辅助生殖治疗受孕；两次妊娠的间隔时间；明确并记录高危因素。

（2）评估并告知高龄孕妇的妊娠风险：包括流产、胎儿染色体异常、胎儿畸形、妊娠期高血压疾病、GDM、胎儿生长受限（FGR）、早产和死胎等。

（3）补充营养素：规范补充叶酸或含叶酸的复合维生素；及时规范补充钙剂和铁剂，根据情况可考虑适当增加剂量。

（4）高龄孕妇是产前筛查和产前诊断的重点人群。

（5）年龄≥40岁的孕妇，应加强胎儿监护，妊娠40周前适时终止妊娠。

5．孕晚期孕妇的自我监护　孕晚期需要加强孕妇的自我监护，主要的监护内容包括以下几方面。

（1）计算胎动次数：从怀孕第28周开始。具体方法如下：孕妇采取左侧侧卧位，在一天的早、中、晚三个固定时间内，每次计算一个小时的胎动。将三次胎动相加，乘以4，计算12小时的胎动。结果判断：30次以上为正常；＜20个胎儿异常提示；＜10个提示明显宫内缺氧。胎动次数明显减少或增加，应立即住院治疗。

（2）体重测量：孕妇需要每1～2周称重一次。每周增重不应超过0.5 kg，过度增重表明有水肿的可能。

（3）测量宫底高度：怀孕20周后，可以指示孕妇的家人每周测量孕妇的子宫高度，以了解胎儿的生长发育。

（4）听胎心：怀孕20周后，家属可负责听心音。将听筒或耳朵贴于孕妇腹壁，每天听1～2次胎心率，正常胎心率为每分钟120～160次，如发现异常，应立即就医。

> 考点：如何加强妊娠晚期的自我监测。

6．进一步加强孕晚期的营养指导　随着胎儿的快速生长，孕妇需要补充足够的营养，并接受合理的饮食指导。孕妇在这个时期的饮食要点是：粗谷物和面粉、大米都是可以使用的；适量摄入富含优质蛋白质的鱼、蛋、肉、奶和豆制品；适当增加新鲜蔬菜和水果；继续补充铁和钙。

7．防治妊娠并发症　妊娠常见并发症有妊娠高血压综合征、妊娠晚期出血（前置胎盘、胎盘早剥）、胎儿体位异常、早产、过期分娩等。预防和治疗的关键在于早期发现和治疗：通过定期产前检查，早期发现和治疗的医务人员；通过健康教育，孕妇及其家人应及早发现并就医；通过监测高危妊娠，及时计划分娩，提高妊娠结局。

8．做好母乳喂养准备　①进行母乳喂养指导，母乳是婴儿最理想的营养食品。纯母乳喂养的孩子建议至少母乳喂养6个月，人工或者混合喂养的孩子建议至少母乳喂养4个月。为了促进母乳喂养的成功，必须在怀孕期间进行母乳喂养准备。医务人员通过指导和咨询，使孕妇

及其家人为母乳喂养做好准备,树立母乳喂养的信心,解除后顾之忧,充分认识母乳喂养的重要性,学习母乳喂养的知识和方法。②乳房准备:产前检查应检查乳房的状况,并对乳房健康进行指导:经常用温水擦洗乳房、乳头,以保持乳房清洁,增强乳头的皮肤韧性,防止泌乳乳头皲裂。在擦洗乳房时,用手指或吸乳器将乳头拉出,防止乳头凹陷。要求每天擦洗乳房1~2次。用双手交替,均匀地进行乳房按摩,促进乳房和乳腺的血液循环顺畅,为哺乳做好准备。

9. 防治孕期常见疾病

(1) 妊娠剧吐:妊娠剧吐是一种以妊娠早期恶心呕吐为特征的疾病。多见于年轻的初孕者,防治要点在于保持愉快的心情,分散注意力。少食多餐,每天用餐5~6次,每餐定量。调理饮食,清淡,易于消化。口服维生素B_1、B_6和维生素C。

(2) 妊娠高血压综合征:妊娠高血压综合征(妊高征)是妊娠期间的一种特殊疾病,通常发生在妊娠20周后。妊高征的主要临床表现为高血压、水肿、蛋白尿、重症惊厥、昏迷、高血压脑病、心肾衰竭等,甚至导致孕妇和围产儿死亡。妊高征的主要危险因素是孕妇身材矮小和肥胖。孕妇年纪过大或过小。既往有妊高征家族史者。子宫壁过大,精神刺激或冬春季天气的突然变化。妊娠高血压病的防治应注重孕期保健、早期发现、早期控制和早期治疗。主要预防措施:加强健康教育,定期产前检查,指导孕妇合理营养,增加蛋白质、维生素、钙、铁、锌等微量元素的摄入,控制脂肪、盐的过量摄入。引导孕妇合理休息、充分睡眠,保持情绪稳定和轻松愉快的情绪。

(3) 早产:早产是指妊娠在28到37周之间结束。此时出生的新生儿被称为早产儿,体重在1000~2500 g之间,身体的器官尚未成熟。早产是新生儿死亡的主要原因之一。预防早产的要点如下:加强健康教育,实现婚姻和生育后期更好的分娩。孕期注意保健,定期进行产前检查。预防孕期感染及并发症,适当增加营养,避免吸烟、饮酒,避免妊娠晚期性生活。

(4) 妊娠合并贫血:妊娠期贫血主要是由胎儿生长和血容量增加以及铁需求量增加引起的。防治原则如下:孕妇产前检查时应检测血红蛋白。孕期应加强营养,应摄入富含铁的食物,如瘦肉、肝、蛋、豆制品等。妊娠前应治疗出血性疾病,如月经过多、痔疮、胃肠疾病等。从怀孕第12周开始,每天补充铁100~200 mg。

三、分娩期保健

分娩是指妊娠28周后,胎儿及其附件从子宫和阴道分娩的全过程。胎儿从依附于母亲到成为个体是一个巨大的变化;而产时保健是指从分娩开始到分娩后2~24小时的保健工作。这一时期是涉及孕妇、产妇和围产期婴儿生命安全的关键时期,也是围产期保健的关键时期。

1. 分娩期的生理变化

(1) 临床征兆:分娩的迹象是子宫不规则收缩和见红。前者是临床上产妇感到轻微的腰酸、腹痛和间歇性腹部僵硬。

➤ 考点:临床征兆的内容。

(2) 产程:产程是指从子宫有规律的收缩到胎儿胎盘分娩的整个过程,也称为临产。

(3) 胎儿娩出前后的母体变化:胎儿分娩前由于强烈宫缩的影响,会造成胎盘胎儿循环受阻,导致胎儿心率减慢和暂时性胎儿缺氧。胎儿在分娩时会受到产道的挤压。

(4) 孕产妇的心理变化:孕妇的心理负担主要表现为分娩时的紧张和对疼痛的恐惧。

做好分娩前的心身准备:随着预产期的临近,孕妇应做好以下保健工作,为顺利分娩和新生儿的护理做好准备。①提前休产假的孕妇应在预产期前半个月休产假,并做好随时分娩的

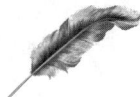

充分准备。②避免性生活。③保持身体清洁。④保持愉快的心情，树立自然分娩的信心。

产时保健措施：分娩期保健的重点是"五防一加强"，即：防出血、防感染、防滞产、防产伤、防窒息；加强产时监护和产程处理。

> 考点：分娩期保健的重点。

2．提倡非药物镇痛　阵痛有其生理和心理基础。分娩镇痛方法应符合以下要求：能加速分娩过程或不影响分娩过程；对母婴无害；见效快，效果可靠，方法简单；让产妇保持清醒。

四、产褥期保健

产褥期是指产妇的所有器官（乳腺除外）在分娩后恢复正常的非妊娠状态的时期，一般为6~8周。产后保健关系母婴健康。产后保健的管理主要由初级保健单位承担。产后访视至少需要3次。

（一）产褥期母体生理变化

1．生殖器官

（1）子宫复旧：子宫复旧是指产后子宫恢复到非妊娠状态的过程。子宫复旧的主要表现是子宫肌纤维收缩和子宫内膜再生。随着子宫肌纤维的收缩和恢复，子宫逐渐变小。

（2）宫颈复原：宫颈恢复分娩后宫颈变薄、水肿、松弛，分娩后7~10天宫颈内口和外观完全恢复正常，初产妇宫颈口由圆形变为横裂。

（3）外阴、阴道恢复：分娩后，会阴切口需要3~5天才能愈合。阴道壁的黏膜褶皱消失，盆底周围的组织变软，需要2~3周才能逐渐恢复。

2．月经、排卵期恢复　没有母乳喂养的女性通常在分娩后10周左右月经就会恢复正常。母乳喂养的妇女通常于4~6个月后恢复月经和排卵。

3．乳房发生变化　乳房在分娩2~3天后会充血、疼痛，开始分泌乳汁。此时只分泌少量的初乳，分娩后4天，乳汁分泌增加。哺乳母亲的乳汁分泌与乳腺的发育有关，也与产妇的营养、健康和精神状态有关，还与婴儿的吮吸频率、强度和时间密切相关。

4．其他系统变化　产褥期早期尿量增加。妊娠期间输尿管和肾盂扩张通常需要3个月才能恢复。产后排尿困难和尿潴留易发生。孕妇在产褥期早期通常感到口渴，厌食，需要1~2周恢复。且该时期易发生便秘，需要2~3个月才能恢复。血容量于分娩后1~3天显著增加，增加心脏负担，需要2~3周恢复至孕前水平。腹壁张力一般在分娩后6周恢复，在皮肤上留下永久性的白色妊娠纹。产妇体重比分娩前轻8~10 kg。脉搏、褥垫汗等：分娩后体温略有升高，一般不超过38 ℃，脉搏为60~70次/分，比正常稍慢，出汗较多，尤其在睡眠和初醒时。白带是血液、坏死的蜕膜组织和产后排出的黏液的混合物。正常恶露血液气味，没有其他气味，可以根据发生时间分为三个类型：①血性恶露：发生于产后大约3天内，呈现为红色，可能含有血液，血凝块、坏死的蜕膜组织等。②浆液性恶露：红色和浆液性。③白色恶露：产后2周出现，持续2~3周。恶露一般持续3~4周后消失。

（二）产褥期心理变化

分娩是妊娠的结束，产褥期是身体恢复和心理转变的时期。此时，母亲在生活中的角色从孕妇转变为母亲，从孕育胎儿到哺育婴儿。角色的转变需要时间去适应。

产后抑郁症可发生在患有严重产后心理障碍的患者身上，大多发生在产褥期第3周之后，发生率为20%，可发展为精神病性抑郁症并导致严重后果。主要表现为委屈和流泪、情绪不稳定和急躁。严重的病例包括头痛、失眠、缺乏兴趣、缺乏信心、自责甚至自杀企图。分娩一个月后，产妇的心理情绪逐渐稳定下来。

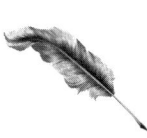

（三）产褥期保健措施

1. 重视心理保健　产褥期心理保健对促进产妇身心健康非常重要。丈夫和家人应该体贴入微，理解她们在想什么，满足她们合理的需求，平静她们的情绪。医务人员应有针对性地对患者进行解释、指导。分娩后，尽快让母婴接触，实行母婴同室。鼓励母亲拥抱、抚摸和照顾新生儿，并鼓励尽早母乳喂养。产妇最关心的是婴儿的健康，婴儿的安全分娩是产妇最大的精神安慰。

2. 做好护理工作　①每天至少测量一次体温、脉搏、呼吸和血压。如有异常，应每4小时测一次，直至完全恢复正常后48小时。②协助排尿和排便：鼓励产妇尽快自然排尿，可以要求产妇每3～4小时排尿一次；并通过鼓励孕妇多吃蔬菜和水果，早睡早起来防治便秘。③观察子宫复旧、恶露情况：分娩后2小时内观察4次；按摩子宫，防止产后出血，记录宫底高度及出血量。④母乳喂养与乳房护理：母乳喂养前应该清洗乳头。每次哺乳前，双手应洗净，乳头应用消毒湿纱布擦洗。如果乳头凹陷，可以直接用吸奶器吸出，使其突出。吮吸后，用手指轻轻拉乳头。哺乳时，采取正确的姿势：母亲放松舒适，宝宝身体挺直，面向乳房，鼻子面向乳头，身体靠近母亲，下颚靠近乳房。每次哺乳期结束后，在乳头上留一滴乳汁，以保护乳头，下次哺乳前将其洗净。

3. 进行卫生指导　产妇休息室应保持空气清新、阳光充足、冬暖夏凉，温度适宜、整洁安静。为了防止夏天中暑，不要关紧门窗。产妇应该每天漱口、洗脸、梳头，注意口腔卫生，坚持早晚刷牙，饭后漱口。经常更换内衣，保持干净和干燥。母乳喂养前洗手。早期活动有利于子宫复旧、恶露排出、通便排尿，并可预防盆腔或下肢静脉血栓形成。不能在产褥期从事繁重的体力劳动或蹲坐活动，以防止子宫脱垂。

4. 产后体操　产后健身操可在分娩后24小时开始，有利于子宫复旧，恢复腹肌和盆底肌肉张力，保持健康。一般每天2次，每次10分钟。

第二节　孕产妇健康管理规范

孕产妇健康管理是对孕妇从妊娠早期到妊娠晚期直至分娩后42天的健康状况进行评估和管理，包括心理指导、个人卫生、情绪干预和营养饮食指导等。在经济快速发展的今天，只有不断提高人口素质，生下健康的婴儿，才能保证整个家庭的幸福生活，进一步促进国家的发展。

一、服务对象

孕产妇健康管理的服务对象是辖区内常住的孕产妇。包括常住人口和流动人口，要尤其关注外来人员、贫困孕产妇、计划外孕产妇等。为孕产妇人群主动提供服务。

二、服务内容

（一）孕期风险筛查

首诊医疗机构应当对首次建册的孕产妇进行妊娠风险筛查，见表6-2。孕产妇符合筛查表中1项及以上情形的即认为筛查阳性。

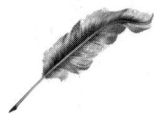

表 6-2 孕产妇妊娠风险筛查表

项目	筛查阳性内容
1. 基本情况	1.1 周岁 ≥ 35 或 ≤ 18 岁 1.2 身高 ≤ 145 cm，或对生育可能有影响的躯体残疾 1.3 体重指数（BMI）> 25 或 < 18.5 1.4 Rh 血型阴性
2. 异常妊娠及分娩史	2.1 生育间隔 < 18 个月或 > 5 年 2.2 剖宫产史 2.3 不孕史 2.4 不良孕产史（各类流产 ≥ 3 次、早产史、围产儿死亡史、出生缺陷、异位妊娠史、滋养细胞疾病史、既往妊娠并发症及合并症史） 2.5 本次妊娠异常情况（如多胎妊娠、辅助生殖妊娠等）
3. 妇产科疾病及手术史	3.1 生殖道畸形 3.2 子宫肌瘤或卵巢囊肿 ≥ 5 cm 3.3 阴道及宫颈锥切手术史 3.4 宫/腹腔镜手术史 3.5 瘢痕子宫（如子宫肌瘤挖除术后、子宫肌腺瘤挖除术后、子宫整形术后、宫角妊娠后、子宫穿孔史等） 3.6 附件恶性肿瘤手术史
4. 家族史	4.1 高血压家族史且孕妇目前血压 ≥ 140/90 mmHg 4.2 糖尿病（直系亲属） 4.3 凝血因子缺乏 4.4 严重的遗传性疾病（如遗传性高脂血症、血友病、地中海贫血等）
5. 既往疾病及手术史	5.1 各种重要脏器疾病史 5.2 恶性肿瘤病史 5.3 其他特殊、重大手术史、药物过敏史
6. 辅助检查*	6.1 血红蛋白 < 110 g/L 6.2 血小板计数 ≤ 100×10^9/L 6.3 梅毒筛查阳性 6.4 HIV 筛查阳性 6.5 乙肝筛查阳性 6.6 清洁中段尿常规异常（如蛋白、管型、红细胞、白细胞）持续两次以上 6.7 尿糖阳性且空腹血糖异常（妊娠 24 周前 ≥ 7.0 mmol/L；妊娠 24 周起 ≥ 5.1 mmol/L） 6.8 血清铁蛋白 < 20 μg/L
7. 需要关注的表现特征及病史	7.1 提示心血管系统及呼吸系统疾病： 7.1.1 心悸、胸闷、胸痛或背部牵涉痛、气促、夜间不能平卧 7.1.2 哮喘及哮喘史、咳嗽、咯血等 7.1.3 长期低热、消瘦、盗汗 7.1.4 心肺听诊异常 7.1.5 高血压 BP ≥ 140/90 mmHg 7.1.6 心脏病史、心衰史、心脏手术史 7.1.7 胸廓畸形 7.2 提示消化系统疾病： 7.2.1 严重纳差、乏力、剧吐 7.2.2 上腹疼痛、肝脾大 7.2.3 皮肤巩膜黄染 7.2.4 便血 7.3 提示泌尿系统疾病： 7.3.1 眼睑水肿、少尿、蛋白尿、血尿、管型尿 7.3.2 慢性肾炎、肾病史

续表

项目	筛查阳性内容
7．需要关注的表现特征及病史	7.4 提示血液系统疾病： 7.4.1 牙龈出血、鼻衄 7.4.2 出血不凝、全身多处瘀点瘀斑 7.4.3 血小板减少、再障等血液病史 7.5 提示内分泌及免疫系统疾病： 7.5.1 多饮、多尿、多食 7.5.2 烦渴、心悸、烦躁、多汗 7.5.3 明显关节酸痛、脸部蝶形或盘形红斑、不明原因高热 7.5.4 口干（无唾液）、眼干（眼内有磨擦异物感或无泪）等 7.6 提示性传播疾病： 7.6.1 外生殖器溃疡、赘生物或水疱 7.6.2 阴道或尿道流脓 7.6.3 性病史 7.7 提示精神神经系统疾病： 7.7.1 言语交流困难、智力障碍、精神抑郁、精神躁狂 7.7.2 反复出现头痛、恶心、呕吐 7.7.3 癫痫史 7.7.4 不明原因晕厥史 7.8 其他 7.8.1 吸毒史

备注：带 * 的项目为建议项目，由筛查机构根据自身医疗保健服务水平提供。

1．筛查内容　筛查项目分为"必选"和"建议"两类项目。必选项目为对所有孕妇应当询问、检查的基本项目，建议项目由筛查机构根据自身服务水平提供。卫生计生行政部门在制定实施方案时可根据当地实际适当调整必选和建议检查项目。

（1）必选项目：①确定孕周；②询问孕妇基本情况、现病史、既往史、生育史、手术史、药物过敏史、夫妇双方家族史和遗传病史等；③体格检查：测量身高、体重、血压，进行常规体检及妇科检查等；④注意孕妇需要关注的表现特征及病史。

（2）建议项目：血常规、血型、尿常规、血糖测定、心电图检查、肝功能、肾功能；艾滋病、梅毒和乙肝筛查等。

2．筛查结果处置

（1）对于筛查未见异常的孕妇，应当在其《母子健康手册》上标注绿色标识，按照要求进行管理。

（2）对于筛查结果阳性的孕妇，应当在其《母子健康手册》上标注筛查阳性。筛查机构为基层医疗卫生机构的，应当填写《妊娠风险筛查阳性孕产妇转诊单》，并告知筛查阳性孕妇在2周内至上级医疗机构接受妊娠风险评估，由接诊机构完成风险评估并填写转诊单后，反馈筛查机构。基层医疗卫生机构应当按照国家基本公共卫生服务规范要求，落实后续随访。

3．妊娠风险评估分级　妊娠风险评估分级原则上应当在开展助产服务的二级以上医疗机构进行。

（1）首次评估：对妊娠风险筛查阳性的孕妇，医疗机构应当对照《孕产妇妊娠风险评估表》，进行首次妊娠风险评估。按照风险严重程度分别以"绿（低风险）、黄（一般风险）、橙（较高风险）、红（高风险）、紫（传染病）"5种颜色进行分级标识。①绿色标识：妊娠风险低。孕妇基本情况良好，未发现妊娠合并症、并发症。②黄色标识：妊娠风险一般。孕妇基本情况存在一定危险因素，或患有孕产期合并症、并发症，但病情较轻且稳定。③橙色标识：妊娠风

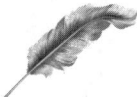

险较高。孕妇年龄≥40岁或BMI≥28，或患有较严重的妊娠合并症、并发症，对母婴安全有一定威胁。④红色标识：妊娠风险高。孕妇患有严重的妊娠合并症、并发症，继续妊娠可能危及孕妇生命。⑤紫色标识：孕妇患有传染性疾病。紫色标识孕妇可同时伴有其他颜色的风险标识。医疗机构应当根据孕产妇妊娠风险评估结果，在《母子健康手册》上标注评估结果和评估日期。对于风险评估分级为"橙色""红色"的孕产妇，医疗机构应当填写《孕产妇妊娠风险评估分级报告单》，在3日内将报告单报送辖区妇幼保健机构。如孕产妇妊娠风险分类为红色，应当在24小时内报送。

(2) 动态评估：医疗机构应当结合孕产期保健服务，发现孕产妇健康状况有变化时，立即进行妊娠风险动态评估，根据病情变化及时调整妊娠风险分级和相应管理措施，并在《母子健康手册》上顺序标注评估结果和评估日期。

4．妊娠风险管理　各级医疗机构应当根据孕妇妊娠风险评估分级情况，对其进行分类管理。同时要注意信息安全和孕产妇隐私保护。

(1) 对妊娠风险分级为"绿色"的孕产妇，应当按照《孕产期保健工作规范》以及相关诊疗指南、技术规范，规范提供孕产期保健服务。

(2) 对妊娠风险分级为"黄色"的孕产妇，应当建议其在二级以上医疗机构接受孕产期保健和住院分娩。如有异常，应当尽快转诊到三级医疗机构。

(3) 对妊娠风险分级为"橙色""红色"和"紫色"的孕产妇，医疗机构应当将其作为重点人群纳入高危孕产妇专案管理，合理调配资源，保证专人专案、全程管理、动态监管、集中救治，确保做到"发现一例、登记一例、报告一例、管理一例、救治一例"。对妊娠风险分级为"橙色"和"红色"的孕产妇，要及时向辖区妇幼保健机构报送相关信息，并尽快与上级危重孕产妇救治中心共同研究制订个性化管理方案、诊疗方案和应急预案。具体要求如下：①对妊娠风险分级为"橙色"的孕产妇，应当建议其在县级及以上危重孕产妇救治中心接受孕产期保健服务，有条件的原则上应当在三级医疗机构住院分娩。②对妊娠风险分级为"红色"的孕产妇，应当建议其尽快到三级医疗机构接受评估以明确是否适宜继续妊娠。③对妊娠风险分级为"紫色"的孕产妇，应当按照传染病防治相关要求进行管理，并落实预防艾滋病、梅毒和乙肝母婴传播综合干预措施，详见图6-1。

> 考点：妊娠风险的管理方法。

5．产后风险评估与管理　医疗机构在进行产后访视和产后42天健康检查时，应当落实孕产妇健康管理服务规范有关要求，再次对产妇进行风险评估。如发现阳性症状和体征，应当及时进行干预，详见表6-3。

（二）孕早期健康管理

孕13周前为孕妇建立《母子健康手册》，进行第1次产前检查、第1次产前随访，并填写《第1次产前检查服务记录表》，见表6-4。

1．进行孕早期健康教育和指导。

2．建立《母子健康手册》　孕13周前由孕妇居住地的乡镇卫生院、社区卫生服务中心建立《母子健康手册》。仔细询问月经情况，确定孕周，推算预产期；评估孕期高危因素。

3．孕妇健康状况评估　询问既往史、家族史、个人史等，观察体态、精神等，并进行一般体检、妇科检查和血常规、尿常规、血型、肝功能、肾功能、乙型肝炎，有条件的地区建议进行血糖、阴道分泌物、梅毒血清学试验、HIV抗体检测等实验室检查。

4．开展孕早期生活方式、心理和营养保健指导　特别要强调避免致畸因素和疾病对胚胎的不良影响，同时告知和督促孕妇进行产前筛查和产前诊断。

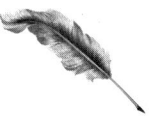

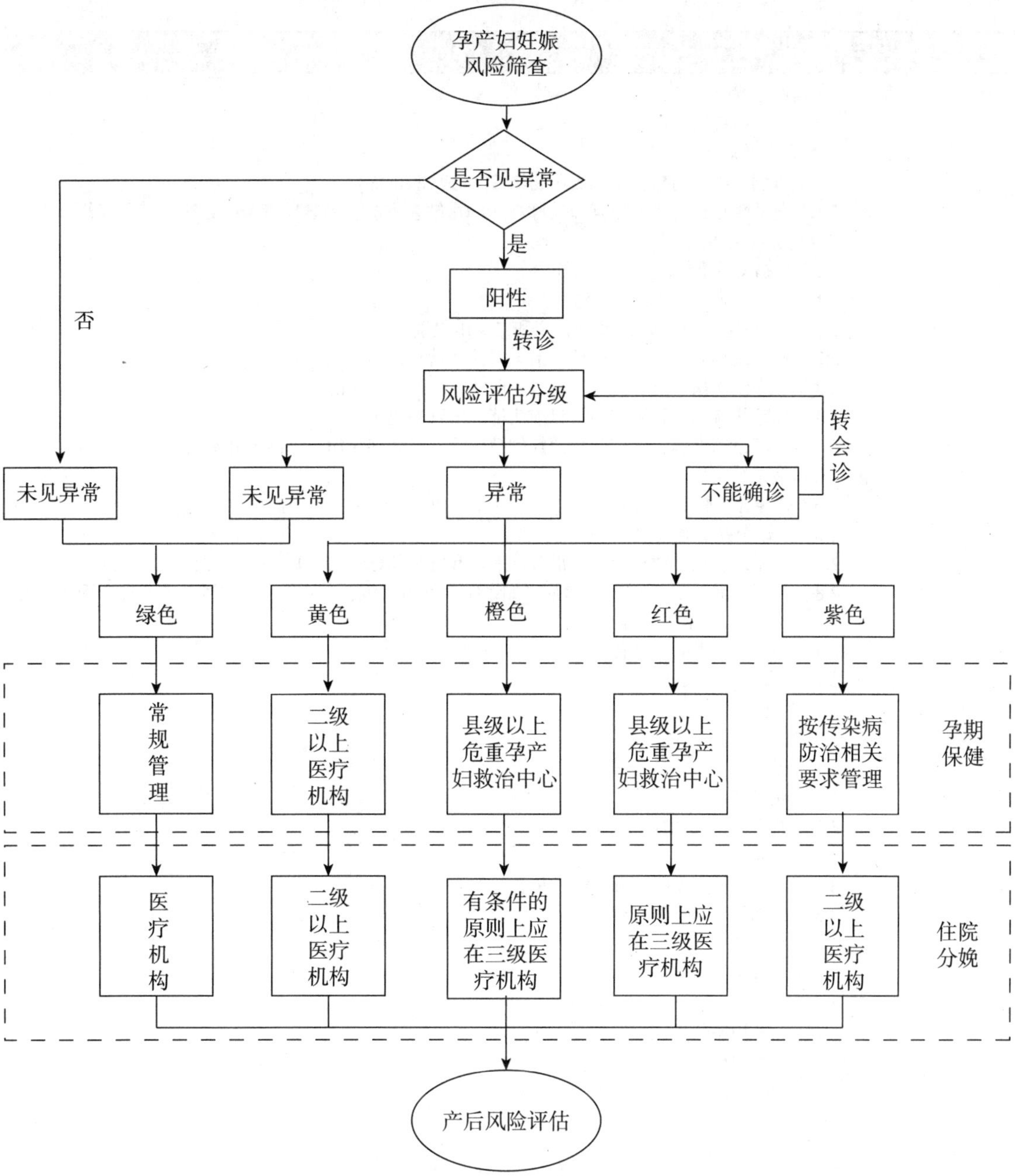

第六章 孕产妇健康管理服务

```
         孕产妇妊娠
          风险筛查
              │
              ▼
          是否见异常
         ┌────┴────┐
         否        是
         │         │
         │        阳性
         │         │转诊
         │         ▼
         │     风险评估分级 ◄──── 转会诊
         │    ┌───┬───┬───┐
         ▼    ▼   ▼   ▼   ▼
      未见异常 未见异常 异常  不能确诊
         │    │    │    │
         ▼    ▼    ▼    ▼
        绿色  黄色  橙色  红色  紫色
```

常规管理	二级以上医疗机构	县级以上危重孕产妇救治中心	县级以上危重孕产妇救治中心	按传染病防治相关要求管理	孕期保健
医疗机构	二级以上医疗机构	有条件的原则上应在三级医疗机构	原则上应在三级医疗机构	二级以上医疗机构	住院分娩

↓
产后风险评估

图 6-1 孕产妇妊娠风险评估与管理工作流程图

表 6-3 孕产妇妊娠风险评估表

评估分级	孕产妇相关情况
绿色（低风险）	孕妇基本情况良好，未发现妊娠合并症、并发症
黄色（一般风险）	1. 基本情况 1.1 年龄 ≥ 35 岁或 ≤ 18 岁 1.2 BMI > 25 或 < 18.5 1.3 生殖道畸形 1.4 骨盆狭小 1.5 不良孕产史（各类流产 ≥ 3 次、早产、围产儿死亡、出生缺陷、异位妊娠、滋养细胞疾病等） 1.6 瘢痕子宫 1.7 子宫肌瘤或卵巢囊肿 ≥ 5 cm

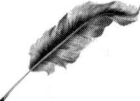

续表

评估分级	孕产妇相关情况
黄色（一般风险）	1.8 盆腔手术史 1.9 辅助生殖妊娠 2. 妊娠合并症 2.1 心脏病（经心内科诊治无需药物治疗、心功能正常）： 2.1.1 先天性心脏病（不伴有肺动脉高压的房缺、室缺、动脉导管未闭；法洛四联症修补术后无残余心脏结构异常等） 2.1.2 心肌炎后遗症 2.1.3 心律失常 2.1.4 无合并症的轻度的肺动脉狭窄和二尖瓣脱垂 2.2 呼吸系统疾病：经呼吸内科诊治无需药物治疗、肺功能正常 2.3 消化系统疾病：肝炎病毒携带（表面抗原阳性、肝功能正常） 2.4 泌尿系统疾病：肾脏疾病（目前病情稳定肾功能正常） 2.5 内分泌系统疾病：无需药物治疗的糖尿病、甲状腺疾病、垂体泌乳素瘤等 2.6 血液系统疾病： 2.6.1 妊娠合并血小板减少（PLT 50～100×10^9/L）但无出血倾向 2.6.2 妊娠合并贫血（Hb 60～110 g/L） 2.7 神经系统疾病：癫痫（单纯部分性发作和复杂部分性发作）、重症肌无力（眼肌型）等 2.8 免疫系统疾病：无需药物治疗（如系统性红斑狼疮、IgA 肾病、类风湿关节炎、干燥综合征、未分化结缔组织病等） 2.9 尖锐湿疣、淋病等性传播疾病 2.10 吸毒史 2.11 其他 3. 妊娠并发症 3.1 双胎妊娠 3.2 先兆早产 3.3 胎儿宫内生长受限 3.4 巨大儿 3.5 妊娠期高血压疾病（除外红、橙色） 3.6 妊娠期肝内胆汁淤积症 3.7 胎膜早破 3.8 羊水过少 3.9 羊水过多 3.10 ≥ 36 周胎位不正 3.11 低置胎盘 3.12 妊娠剧吐
橙色（较高风险）	1. 基本情况： 1.1 年龄 ≥ 40 岁 1.2 BMI ≥ 28 2. 妊娠合并症 2.1 较严重心血管系统疾病： 2.1.1 心功能 Ⅱ 级，轻度左心功能障碍或者 EF 为 40%～50% 2.1.2 需药物治疗的心肌炎后遗症、心律失常等 2.1.3 瓣膜性心脏病（轻度二尖瓣狭窄瓣口 > 1.5 cm^2，主动脉瓣狭窄跨瓣压差 < 50 mmHg，无合并症的轻度肺动脉狭窄，二尖瓣脱垂，二叶式主动脉瓣病，Marfan 综合征无主动脉扩张） 2.1.4 主动脉疾病（主动脉直径 < 45 mm），主动脉缩窄矫治术后 2.1.5 经治疗后稳定的心肌病 2.1.6 各种原因的轻度肺动脉高压（< 50 mmHg） 2.1.7 其他 2.2 呼吸系统疾病： 2.2.1 哮喘 2.2.2 脊柱侧弯 2.2.3 胸廓畸形等伴轻度肺功能不全 2.3 消化系统疾病：

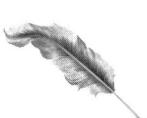

续表

评估分级	孕产妇相关情况
橙色（较高风险）	2.3.1 原因不明的肝功能异常 2.3.2 仅需要药物治疗的肝硬化、肠梗阻、消化道出血等 2.4 泌尿系统疾病：慢性肾脏疾病伴肾功能不全代偿期（肌酐超过正常值上限） 2.5 内分泌系统疾病： 2.5.1 需药物治疗的糖尿病、甲状腺疾病、垂体泌乳素瘤 2.5.2 肾性尿崩症（尿量超过 4000 ml/d）等 2.6 血液系统疾病： 2.6.1 血小板减少（PLT 30 ～ 50×10^9/L） 2.6.2 重度贫血（Hb 40 ～ 60 g/L） 2.6.3 凝血功能障碍无出血倾向 2.6.4 易栓症（如抗凝血酶缺陷症、蛋白 C 缺陷症、蛋白 S 缺陷症、抗磷脂综合征、肾病综合征等） 2.7 免疫系统疾病：应用小剂量激素（如强的松 5 ～ 10 mg/d）6 月以上，无临床活动表现（如系统性红斑狼疮、重症 IgA 肾病、类风湿关节炎、干燥综合征、未分化结缔组织病等） 2.8 恶性肿瘤治疗后无转移无复发 2.9 智力障碍 2.10 精神病缓解期 2.11 神经系统疾病： 2.11.1 癫痫（失神发作） 2.11.2 重症肌无力（病变波及四肢骨骼肌和延脑部肌肉）等 2.12 其他 3. 妊娠并发症 3.1 三胎及以上妊娠 3.2 Rh 血型不合 3.3 瘢痕子宫（距末次子宫手术间隔＜ 18 个月） 3.4 瘢痕子宫伴中央性前置胎盘或伴有可疑胎盘植入 3.5 各类子宫手术史（如剖宫产、宫角妊娠、子宫肌瘤挖除术等）≥ 2 次 3.6 双胎、羊水过多伴发心肺功能减退 3.7 重度子痫前期、慢性高血压合并子痫前期 3.8 原因不明的发热 3.9 产后抑郁症、产褥期中暑、产褥感染等
红色（高风险）	1. 妊娠合并症 1.1 严重心血管系统疾病： 1.1.1 各种原因引起的肺动脉高压（≥ 50 mmHg），如房缺、室缺、动脉导管未闭等 1.1.2 复杂先心（法洛四联症、艾森曼格综合征等）和未手术的发绀型心脏病（SpO$_2$ ＜ 90%）；Fontan 循环术后 1.1.3 心脏瓣膜病：瓣膜置换术后，中重度二尖瓣狭窄（瓣口＜ 1.5 cm^2），主动脉瓣狭窄（跨瓣压差≥ 50 mmHg）、马凡综合征等 1.1.4 各类心肌病 1.1.5 感染性心内膜炎 1.1.6 急性心肌炎 1.1.7 风心病风湿活动期 1.1.8 妊娠期高血压性心脏病 1.1.9 其他 1.2 呼吸系统疾病：哮喘反复发作、肺纤维化、胸廓或脊柱严重畸形等影响肺功能者 1.3 消化系统疾病：重型肝炎、肝硬化失代偿、严重消化道出血、急性胰腺炎、肠梗阻等影响孕产妇生命的疾病 1.4 泌尿系统疾病：急、慢性肾脏疾病伴高血压、肾功能不全（肌酐超过正常值上限的 1.5 倍） 1.5 内分泌系统疾病： 1.5.1 糖尿病并发肾病 V 级、严重心血管病、增生性视网膜病变或玻璃体出血、周围神经病变等 1.5.2 甲状腺功能亢进并发心脏病、感染、肝功能异常、精神异常等疾病 1.5.3 甲状腺功能减退引起相应系统功能障碍，基础代谢率小于 -50%

续表

评估分级	孕产妇相关情况
红色（高风险）	1.5.4 垂体泌乳素瘤出现视力减退、视野缺损、偏盲等压迫症状 1.5.5 尿崩症：中枢性尿崩症伴有明显的多饮、烦渴、多尿症状，或合并有其他垂体功能异常 1.5.6 嗜铬细胞瘤等 1.6 血液系统疾病： 1.6.1 再生障碍性贫血 1.6.2 血小板减少（＜30×10^9/L）或进行性下降或伴有出血倾向 1.6.3 重度贫血（Hb≤40 g/L） 1.6.4 白血病 1.6.5 凝血功能障碍伴有出血倾向（如先天性凝血因子缺乏、低纤维蛋白原血症等） 1.6.6 血栓栓塞性疾病（如下肢深静脉血栓、颅内静脉窦血栓等） 1.7 免疫系统疾病活动期，如系统性红斑狼疮（SLE）、重症 IgA 肾病、类风湿关节炎、干燥综合征、未分化结缔组织病等 1.8 精神病急性期 1.9 恶性肿瘤： 1.9.1 妊娠期间发现的恶性肿瘤 1.9.2 治疗后复发或发生远处转移 1.10 神经系统疾病： 1.10.1 脑血管畸形及手术史 1.10.2 癫痫全身发作 1.10.3 重症肌无力（病变发展至延脑肌、肢带肌、躯干肌和呼吸肌） 1.11 吸毒 1.12 其他严重内、外科疾病等 2. 妊娠并发症 2.1 三胎及以上妊娠伴发心肺功能减退 2.2 凶险性前置胎盘，胎盘早剥 2.3 红色预警范畴疾病产后尚未稳定
紫色（孕妇患有传染性疾病）	所有妊娠合并传染性疾病——如病毒性肝炎、梅毒、HIV 感染及艾滋病、结核病、重症感染性肺炎、特殊病毒感染（H1N7、寨卡等）

备注：除紫色标识孕妇可能伴有其他颜色外，如同时存在不同颜色分类，按照较高风险的分级标识。

5. 根据检查结果填写第 1 次产前检查服务记录表，对具有妊娠危险因素和可能有妊娠禁忌证或严重并发症的孕妇，及时转诊到上级医疗卫生机构，并在 2 周内随访转诊结果。

> 考点：孕早期健康管理的服务内容。

表 6-4 第 1 次产前检查服务记录表

姓　名：　　编号□□□-□□□□□

填表日期	年　月　日		孕　周	周
孕妇年龄				
丈夫姓名		丈夫年龄	丈夫电话	
孕　次		产　次	阴道分娩＿＿＿次　剖宫产＿＿＿次	
末次月经	年　月　日或不详	预产期	年　月　日	
既往史	1 无　2 心脏病　3 肾病　4 肝病　5 高血压　6 贫血　7 糖尿病　8 其他＿＿＿＿ □/□/□/□/□/□			
家族史	1 无　2 遗传性疾病史　3 精神疾病史　4 其他＿＿＿＿			□/□/□
个人史	1 无特殊　2 吸烟　3 饮酒　4 服用药物　5 接触有毒有害物质 6 接触放射线　7 其他＿＿＿＿			□/□/□/□/□/□

续表

妇产科手术史	1 无 2 有 _____			□
孕产史	1 自然流产____ 2 人工流产____ 3 死胎____ 4 死产____ 5 新生儿死亡____ 6 出生缺陷儿____			
身　高	cm	体重	kg	
体重指数（BMI）	kg/m²	血压	／　mmHg	
听　诊	心脏：1 未见异常 2 异常_____ □		肺部：1 未见异常 2 异常_____	□
妇科检查	外阴：1 未见异常 2 异常_____ □		阴道：1 未见异常 2 异常_____	□
	宫颈：1 未见异常 2 异常_____ □		子宫：1 未见异常 2 异常_____	□
	附件：1 未见异常 2 异常_____			□
辅助检查	血常规	血红蛋白值_____ g/L 白细胞计数值_____ /L 血小板计数值_____ /L 其他_____		
	尿常规	尿蛋白　尿糖　尿酮体　尿潜血　其他		
	血型	ABO		
		Rh*		
	血糖 *	_____ mmol/L		
	肝功能	血清谷丙转氨酶_____ U/L 血清谷草转氨酶_____ U/L 白蛋白_____ g/L 总胆红素_____ μmol/L 结合胆红素_____ μmol/L		
	肾功能	血清肌酐_____ μmol/L 血尿素_____ mmol/L		
	阴道分泌物 *	1 未见异常 2 滴虫 3 假丝酵母菌 4 其他 □/□/□		
		阴道清洁度：1 Ⅰ度 2 Ⅱ度 3 Ⅲ度 4 Ⅳ度 □		
	乙型肝炎	乙型肝炎表面抗原_____　　乙型肝炎表面抗体*_____ 乙型肝炎 e 抗原*_____　　乙型肝炎 e 抗体*_____ 乙型肝炎核心抗体*_____		
	梅毒血清学试验 *	1 阴性 2 阳性 □		
	HIV 抗体检测 *	1 阴性 2 阳性 □		
	B 超 *			
	其他 *			
总体评估	1 未见异常 2 异常 □			
保健指导	1 生活方式 2 心理 3 营养 4 避免致畸因素和疾病对胚胎的不良影响 5 产前筛查宣传告知 6 其他 □/□/□/□			

转诊　1 无　2 有　□
原因：_____ 机构及科室：_____

下次随访日期	年　月　日	随访医生签名	

填表说明：

1．本表由医生在第一次接诊孕妇（尽量在孕 13 周前）时填写。若未建立居民健康档案，需同时建立。随访时填写各项目对应情况的数字。

2．孕周：填写此表时孕妇的怀孕周数。

3．孕次：怀孕的次数，包括本次妊娠。

4．产次：指此次怀孕前，孕期超过 28 周的分娩次数。

5．末次月经：此怀孕前最后一次月经的第一天。

6. 预产期：可按照末次月经推算，为末次月经日期的月份加 9 或减 3，为预产期月份数；天数加 7，为预产期日。

7. 既往史：孕妇曾经患过的疾病，可以多选。

8. 家族史：填写孕妇父亲、母亲、丈夫、兄弟姐妹或其他子女中是否曾患遗传性疾病或精神疾病，若有，请具体说明。

9. 个人史：可以多选。

10. 妇产科手术史：孕妇曾经接受过的妇科手术和剖宫产手术。

11. 孕产史：根据具体情况填写，若有，填写次数，若无，填写"0"。

12. 体重指数（BMI）= 体重（kg）/ 身高的平方（m^2）。

13. 体格检查、妇科检查及辅助检查：进行相应检查，并填写检查结果。标有 * 的项目尚未纳入国家基本公共卫生服务项目，其中梅毒血清学试验、HIV 抗体检测检查为重大公共卫生服务免费测查项目。

14. 总体评估：根据孕妇总体情况进行评估，若发现异常，具体描述异常情况。

15. 保健指导：填写相应的保健指导内容，可以多选。

16. 转诊：若有需转诊的情况，具体填写。

17. 下次随访日期：根据孕妇情况确定下次随访日期，并告知孕妇。

18. 随访医生签名：随访完毕，核查无误后随访医生签署其姓名。

（三）孕中期健康管理

在孕 16～20 周、21～24 周各进行 1 次产前随访，对孕妇的健康状况和胎儿的生长发育情况进行评估和指导。

1. 孕妇健康状况评估　通过询问、观察、一般体检、产科检查和实验室检查，对孕妇的健康和胎儿的生长发育进行评估，以确定需要产前诊断和转诊的重点孕妇。

2. 对于未发现异常的孕妇　除了孕期个人卫生、心理、运动和营养指导外，还应进行产前筛查和出生缺陷产前诊断。

3. 开展自我监测方法指导　分娩准备教育和母乳喂养指导。

4. 发现异常的孕妇应及时转送上级医疗卫生机构。

（四）孕晚期健康管理

在孕 28～36 周、37～40 周各进行 1 次产前随访，重点孕妇应在有助产资质的医疗保健机构进行，并酌情增加次数，均需填写《第 2～5 次随访记录表》，见表 6-5。

1. 健康教育　在孕 28～36 周以及孕 37～40 周分 2 次进行健康教育和指导。

2. 孕产妇自我监护　向孕产妇开展自我监护、促进自然分娩、母乳喂养以及孕期并发症、合并症防治的技术指导。

3. 转介服务　对随访中发现的高危孕妇应根据就诊医疗卫生机构的建议，督促其酌情增加随访次数。随访中若发现有高危情况，建议其及时转诊。

表 6-5　第 2～5 次产前随访服务记录表

姓　名：　　　　　　　　　　　　　　　　　　　　　　　　　编号□□□-□□□□□

项目	第 2 次	第 3 次	第 4 次	第 5 次
（随访/督促）日期				
孕周				
主诉				
体重（kg）				

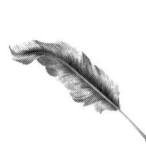

续表

产科检查	宫底高度（cm）				
	腹围（cm）				
	胎　位				
	胎心率（次/分）				
血压（mmHg）		/	/	/	/
血红蛋白（g/L）					
尿蛋白					
其他辅助检查*					
分类		1 未见异常 □ 2 异常_____	1 未见异常 □ 2 异常_____	1 未见异常 □ 2 异常_____	1 未见异常□ 2 异常_____
指导		1．生活方式 2．营养 3．心理 4．运动 5．其他	1．生活方式 2．营养 3．心理 4．运动 5．自我监护 6．母乳喂养 7．其他	1．生活方式 2．营养 3．心理 4．运动 5．自我监测 6．分娩准备 7．母乳喂养 8．其他	1．生活方式 2．营养 3．心理 4．运动 5．自我监测 6．分娩准备 7．母乳喂养 8．其他
转诊		1 无 2 有 □ 原因：_____ 机构及科室： _____	1 无 2 有 □ 原因：_____ 机构及科室： _____	1 无 2 有 □ 原因：_____ 机构及科室： _____	1 无 2 有 □ 原因：_____ 机构及科室： _____
下次随访日期					
随访医生签名					

填表说明：

1．孕周：此次随访时的妊娠周数。

2．主诉：填写孕妇自述的主要症状和不适。

3．体重：填写此次测量的体重。

4．产科检查：按照要求进行产科检查，填写具体数值。

5．血红蛋白、尿蛋白：填写血红蛋白、尿蛋白检测结果。

6．其他辅助检查：若有，填写此处。

7．分类：根据此次随访的情况，对孕妇进行分类，若发现异常，写明具体情况。

8．指导：可以多选，未列出的其他指导请具体填写。

9．转诊：若有需转诊的情况，具体填写。

10．下次随访日期：根据孕妇情况确定下次随访日期，并告知孕妇。

11．随访医生签名：随访完毕，核查无误后医生签名。

12．第2～5次产前随访服务应该在确定好的有助产技术服务资质的医疗卫生机构进行相应的检查，并填写相关结果；没有条件的基层医疗卫生机构督促孕产妇前往有资质的机构进行相关随访，注明督促日期，无需填写相关记录。

13．若失访，在随访日期处写明失访原因；若死亡，写明死亡日期和死亡原因。

（五）产后访视

乡镇卫生院、村卫生室和社区卫生服务中心（站）在收到分娩医院转来的产妇分娩信息后应于产妇出院后1周内到产妇家中进行产后访视，进行产褥期健康管理，加强母乳喂养和新生

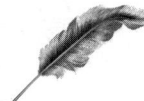

儿护理指导,同时进行新生儿访视,并记录《产后访视记录表》,见表6-6。

1. 通过观察、询问和检查,了解产妇一般情况、乳房、子宫、恶露、会阴或腹部伤口恢复等情况。

2. 对产妇进行产褥期保健指导,对母乳喂养困难、产后便秘、痔疮、会阴或腹部伤口等问题进行处理。

3. 发现有产褥感染、产后出血、子宫复旧不佳、妊娠合并症未恢复者以及产后抑郁等问题的产妇,应及时转至上级医疗卫生机构进一步检查、诊断和治疗。

4. 通过观察、询问和检查了解新生儿的基本情况。

表6-6 产后访视记录表

姓 名: 　　　　　　　　　　　　　　　　　　　　　　　　　编号□□□-□□□□□

随访日期	年 月 日		
分娩日期	年 月 日	出院日期	年 月 日
体温（℃）			
一般健康情况			
一般心理状况			
血压（mmHg）			
乳房	1 未见异常　2 异常_____		□
恶露	1 未见异常　2 异常_____		□
子宫	1 未见异常　2 异常_____		□
伤口	1 未见异常　2 异常_____		□
其他			
分类	1 未见异常　2 异常_____		□
指导	1 个人卫生 2 心理 3 营养 4 母乳喂养 5 新生儿护理与喂养 6 其他_____　□/□/□/□		
转诊	1 无　2 有 原因:_____ 机构及科室:_____		□
下次随访日期			
随访医生签名			

填表说明:

1. 本表为产妇出院后一周内由医务人员到产妇家中进行产后检查时填写。

2. 一般健康状况:对产妇一般情况进行检查,具体描述并填写。

3. 一般心理状况:评估产妇是否有产后抑郁的症状。

4. 血压:测量产妇血压,填写具体数值。

5. 乳房、恶露、子宫、伤口:对产妇进行检查,若有异常,具体描述。

6. 分类:根据此次随访情况,对产妇进行分类,若为其他异常,具体写明情况。

7. 指导:可以多选,未列出的其他指导请具体填写。

8. 转诊:若有需转诊的情况,具体填写。

9．随访医生签名：随访完毕，核查无误后随访医生签名。

（六）产后42天健康检查

分娩后约42天，产妇应去医院进行全面检查。如果在此之前有任何异常，产后检查应提前进行。乡镇卫生院、社区卫生服务中心为正常产妇做产后健康检查，异常产妇到原分娩医疗卫生机构检查。

1．通过询问、观察、一般体检和妇科检查，必要时进行辅助检查对产妇恢复情况进行评估。

2．检查内容包括产科检查内容、新生儿检查。产科检查包括了分娩过程和产妇健康状况。

3．测量血压并检查妊娠并发症的恢复情况；母乳喂养和乳房状况；各种实验室检查，如尿蛋白、血红蛋白等。同时对产妇应进行心理保健、性保健与避孕、预防生殖道感染、纯母乳喂养6个月、产妇和婴幼营养等方面的指导。

4．做好计划生育指导，计划生育指导可以在分娩后42天恢复性生活。母乳喂养者使用避孕药具；加强高危孕妇的计划生育宣传和指导。为了确保母亲的安全，避孕必须严格控制，填写《产后42天健康检查记录表》（表6-7）。

表6-7 产后42天健康检查记录表

姓　名：　　　　　　　　　　　　　　　　　　　　　　　　编号□□□-□□□□□

随访日期	年　月　日		
分娩日期	年　月　日	出院日期	年　月　日
一般健康情况			
一般心理状况			
血压（mmHg）			
乳房	1 未见异常　2 异常_____		□
恶露	1 未见异常　2 异常_____		□
子宫	1 未见异常　2 异常_____		□
伤口	1 未见异常　2 异常_____		□
其他			
分类	1 已恢复　2 未恢复_____		□
指导	1 心理保健 2 性保健与避孕 3 婴儿喂养 4 产妇营养 5 其他_____		□/□/□/□
处理	1 结案 2 转诊 　原因：_____ 　机构及科室：_____		□
随访医生签名			

填表说明：

1．一般健康状况：对产妇一般情况进行检查，具体描述并填写。

2．一般心理状况：评估是否有产后抑郁的症状。

3．血压：如有必要，测量产妇血压，填写具体数值。

4．乳房、恶露、子宫、伤口：对产妇进行检查，若有异常，具体描述。

5．分类：根据此次随访情况，对产妇进行分类，若为未恢复，具体写明情况。

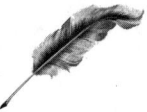

6. 指导：可以多选，未列出的其他指导请具体填写。

7. 处理：若产妇已恢复正常，则结案。若有需转诊的情况，具体填写。

8. 随访医生签名：检查完毕，核查无误后检查医生签名。

9. 若失访，在随访日期处写明失访原因；若死亡，写明死亡日期和死亡原因。

三、服务流程

孕产妇健康管理的服务流程，见图6-2。

（一）准备工作

向辖区内孕产妇预约服务，确定开展服务的时间与地点，提醒孕产妇在孕周各个时间段及时进行检查。

（二）孕期检查

在孕13周前、孕16～20周、孕21～24周、孕28～36周、孕37～40周分别进行产前检查，未发现异常者继续进行孕前保健指导等相关工作，一旦发现异常转上级医疗机构，并在2周内随访转诊结果。

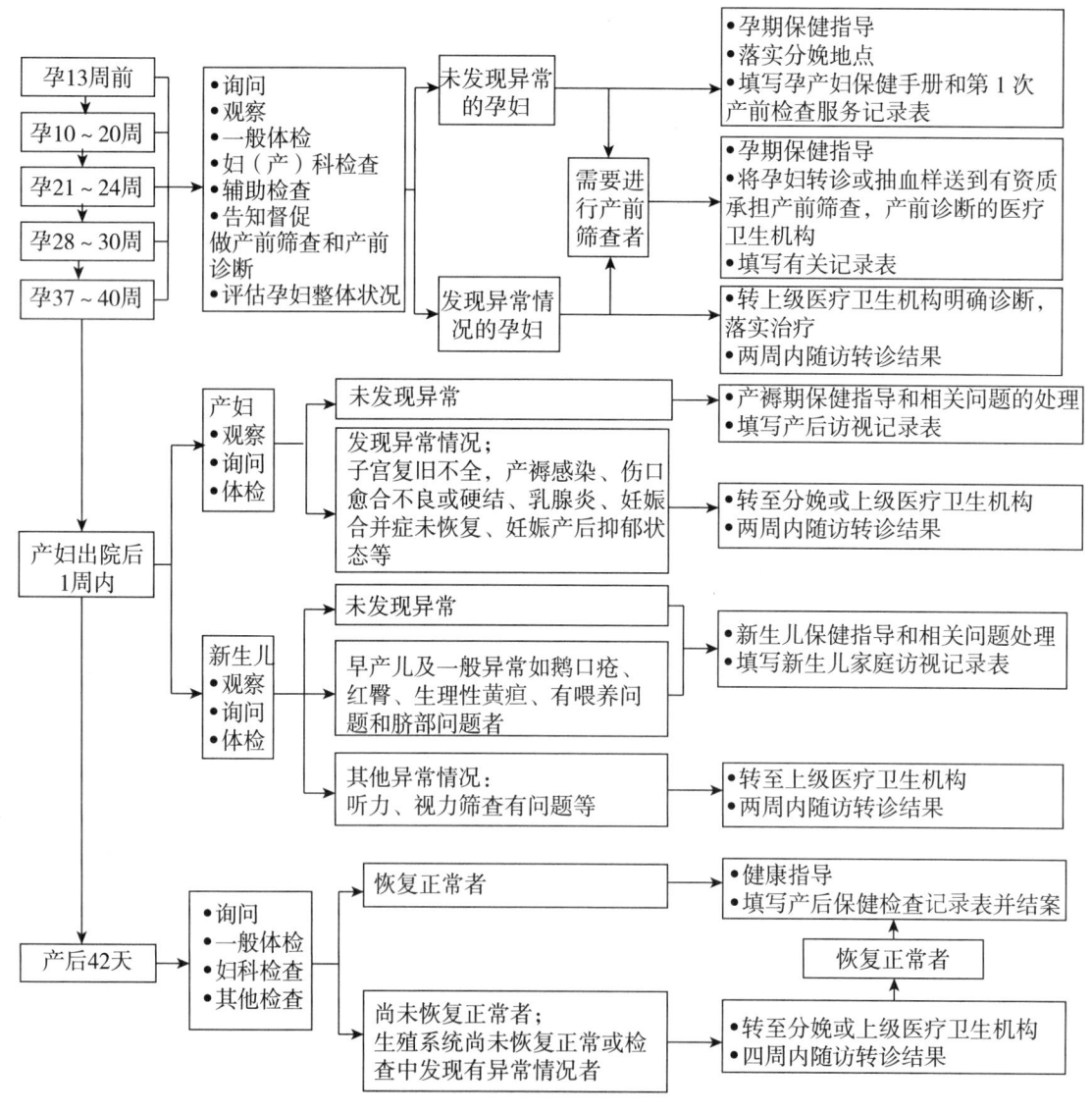

图6-2 孕产妇健康管理服务流程图

（三）分娩后分类处理

1．产妇出院一周内对产妇、新生儿进行观察、询问、体检，未发现异常则进行产妇保健指导、新生儿保健指导，一旦发现异常转上级医疗机构，并在 2 周内随访转诊结果。

2．在产后 42 天对产妇进行询问、观察、一般体检、妇科检查、其他检查，对孕产妇进行有针对性的个体化健康教育，开具健康教育处方，定期复查；无异常发现者按常规管理模式进行。

（四）健康指导

告知孕产妇体检结果，告知或预约下一次健康管理服务的时间。

四、服务要求和工作指标

（一）服务要求

1．开展孕产妇健康管理的乡镇卫生院和社区卫生服务中心应当具备服务所需的基本设备和条件。

2．按照国家孕产妇保健有关规范要求，进行孕产妇全程追踪与管理工作，从事孕产妇健康管理服务工作的人员应取得相应的执业资格，并接受过孕产妇保健专业技术培训。

3．加强与村（居）委会、妇联相关部门的联系，掌握辖区内孕产妇人口信息。

4．加强宣传，在基层医疗卫生机构公示免费服务内容，使更多的育龄妇女愿意接受服务，提高早孕建册率。

5．每次服务后及时记录相关信息，纳入孕产妇健康档案。

6．积极运用中医药方法（如饮食起居、情志调摄、食疗药膳、产后康复等），开展孕期、产褥期、哺乳期保健服务。

7．有助产技术服务资质的基层医疗卫生机构在孕中期和孕晚期对孕产妇各进行 2 次随访。没有助产技术服务资质的基层医疗卫生机构督促孕产妇前往有资质的机构进行相关随访。

（二）工作指标

早孕建册率 = 辖区内孕 13 周之前建册并进行第一次产前检查的产妇人数 / 该地该时间段内活产数 ×100%。

产后访视率 = 辖区内产妇出院后 28 天内接受过产后访视的产妇人数 / 该地该时间内活产数 ×100%。

● 自测题 ●

一、A 型选择题

1．妊娠早期保健的重点是
　A．防止胎儿畸形
　B．心理护理
　C．监测胎儿的生长发育
　D．适量运动
　E．做好分娩前准备

2．正常情况下每小时胎动为
　A．0 ~ 2 次
　B．3 ~ 5 次
　C．6 ~ 8 次
　D．7 ~ 9 次

　E．15 次

3．关于母乳喂养错误的指导是
　A．按时喂养
　B．母乳喂养时间一般以 10 个月到 1 年为宜
　C．应尽可能使婴儿吸空后奶
　D．母乳喂养可增强婴儿抵抗力
　E．及时添加辅食

4．关于孕期卫生保健指导中正确的是
　A．整个孕期都可洗盆浴或淋浴
　B．睡眠时采取侧卧姿势，最好是右

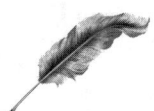

　　　　侧卧位
　C．孕妇刷牙时应用软毛牙刷，动作轻柔，可口服维生素
　D．扁平或凹陷的乳头不利于哺乳，但产后可自行恢复
　E．每日锻炼乳头 10～20 次，用拇指及示指轻捏住乳头做上下转动

二、问答题

孕早期（13 周以内）服务管理有哪些主要内容？

（陈冯梅）

第七章 老年人健康管理服务

第七章数字资源

学习目标

通过本章内容的学习,学生应该能够:
1. 说出老年、老年保健的定义。
2. 记忆老年人健康管理的服务内容。
3. 描述老年人健康管理的服务流程。
4. 针对老年人的健康问题,初步具备开展老年人健康管理的能力。
5. 将人文关怀内化于老年人健康管理服务全过程。

随着社会的发展,我国老年人口越来越多,老龄化越来越严重。1980年以来,我国老年人(60岁以上)呈持续上涨趋势,增幅为每年3%。据国家统计局数据显示,截止2018年底,我国60周岁及以上人口24 949万人,占总人口的17.9%,65周岁及以上人口16 658万人,占总人口的11.9%。老年人口增加和老龄化社会的到来,必然会给医疗卫生事业发展带来巨大压力。因此,针对老年人开展一系列健康管理服务,不仅对老年人晚年生活质量有着重要保障,也对实现健康中国2030建设目标有着至关重要的意义。

案例 7-1

李某,女,68岁,高血压病史6年,一直服用心痛定(每次5 mg、2次/日)控制血压,半月来头痛、头晕、乏力、视物模糊,自行将心痛定次数增加为每日3次,仍不见好转,来社区卫生服务中心就诊。测血压160/95 mmHg(服药后),查眼底显示视网膜动脉变细,血脂略高;血糖正常。无高血压家族史,经主管医师诊断为原发性高血压。

患者在辖区内已居住3年,未建立健康档案。现已退休在家,平日喜欢多盐、高脂饮食,近日睡眠不规律、烦躁易怒,不爱运动,无烟酒嗜好,喜欢看电视、打麻将等娱乐活动。由于此次的病情加重,患者及家属希望能纳入健康管理。

问题:
1. 应该如何对患者开展健康管理?
2. 对李某开展健康教育的内容有哪些?

第一节 老年人保健概述

关于老年人年龄的界定,各个组织或国家划分不一。目前有以下几种划分标准:

联合国标准：≥65岁，发达国家老年人年龄；≥60岁，发展中国家老年人年龄。

WHO标准：≥60岁，老年人年龄。60～74岁，年轻老年人；75～89为老老年人；90岁以上为长寿老年人或非常老老年人。

我国标准：≥60岁，老年人年龄。60～69岁，低龄老年人；70～79为中龄老年人；80～89岁，高龄老年人；90～99岁，长寿老年人；100岁以上，为百岁老年人。

一、老年期特点

老年期是每个人的必经之路。根据老年学理论，人体生长发育到30岁达到高峰，之后人体内的组织结构和生理功能会逐渐出现退行性变化，随着生理变化，心理社会适应等方面的变化也随之而来。

（一）老年期生理变化

根据老年学理论，30岁以后，人体内的生理结构会逐渐出现退行性变化，主要表现为脏器组织萎缩、体重减轻、实质细胞总数减少，机体的再生能力、储备能力、防御能力等降低，内环境稳定性降低。

1．体表外形变化　皮肤干燥、皱纹多、弹性差、没有光泽，常有老年色素斑及白斑形成；须发变白、脱落稀疏；牙龈萎缩，牙齿松脱；眼睑下垂，眼球凹陷；身高下降，体重减轻等。

2．各系统功能变化

（1）呼吸系统：随着年龄的增长，老年人支气管黏膜萎缩，肺泡壁变薄，肺泡弹性减退，肺顺应性减退。肺血流量减少、胸廓顺应性降低。表现为肺通气量、肺活量降低，肺残气量增加，动脉血氧含量降低，气管黏膜纤毛运动减少，气管分泌物不易排出，易发生肺部感染。

（2）循环系统：老年人的冠状动脉逐渐硬化，冠状动脉血流量减少，心脏收缩功能随增龄而下降，心输出量减少。心脏传导系统也发生改变，窦房结内的起搏细胞数量减少，心肌纤维减少，容易引起心率减慢及产生异位兴奋，出现心律失常。

（3）消化系统：老年人食道和胃黏膜逐渐萎缩，胃腺体萎缩，胃蛋白酶和胃酸分泌随增龄而减少，食欲减退；胆汁、胰液分泌减少，对脂肪的消化能力明显减退；胃肠活动减弱，排空时间延缓，小肠吸收功能减退，肛门括约肌松弛，易发生消化不良、便秘、大便失禁等。

（4）泌尿生殖系统：随着年龄的增长，肾血管硬化，肾血流量减少，肾小球滤过率下降，肾小管的浓缩与稀释功能减退；膀胱括约肌收缩无力、膀胱容积变小，因而老年人常出现尿液稀释、尿频或尿失禁现象。

（5）内分泌系统：随着年龄的增长，甲状腺腺体萎缩明显，甲状腺滤泡缩小，结缔组织增生，导致甲状腺功能低下，分泌甲状腺素减少，从而引起老年人代谢降低、耐寒力差及活动能力下降。胰腺随着年龄的增长萎缩、纤维化、硬化，胰岛功能减退，胰岛素分泌减少。因此，老年人容易发生糖尿病。

（6）运动系统：随着年龄的增长，运动系统结构和功能逐渐发生退行性改变，尤其是脊柱、膝关节、髋关节，严重影响老年人的日常生活及生活质量。老年人脊柱缩短、椎间盘变薄，故身高变矮。由于骨骼、关节、肌肉的老化，导致老年人在活动上受到很大的限制，亦容易跌倒，所以应特别注意安全问题。

（7）神经系统：随着年龄的增加，神经系统的结构和功能也将发生一系列变化。主要表现在大脑重量逐渐减轻，脑细胞数量明显减少。神经细胞和神经递质减少。因而易出现自主神经功能紊乱，甚至发生老年性精神症状和老年性痴呆。

（8）感官系统：老年人视力下降，视野缩小，出现老视；眼底血管硬化、视网膜变薄，晶体浑浊，易患白内障、青光眼等眼科疾病。由于听力下降，对高音量或噪声易产生焦虑，常有耳鸣。

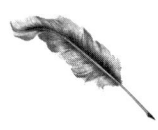

(9) 免疫系统：老年人的免疫系统功能逐渐减退，免疫监护系统失调，防御能力低下。老年人胸腺萎缩，细胞免疫效应减弱。

总之，衰老是人体生命中一个普遍的、逐渐累积的、不断进展的过程，是生命发展的必然规律。

> 考点：老年人的生理变化特征。

（二）老年期心理变化

随着老年人生理功能减退，老年人的社会地位变化、家庭人际关系变化等方面随之变化，老年人的心理也发生着微妙的变化，会出现焦虑、孤独、自卑、失落、多疑、空巢综合征及离退休综合征等系列心理问题。

1．智力衰退　表现为在限定时间内加快学习速度较之前有所减退；学习新东西、接受新事物能力减退，学习易受干扰。

2．记忆力减退　记忆能力下降且变慢，呈现出有意识记忆为主，无意识记忆为辅；再认能力尚好，回忆能力差；意义记忆完好，但机械记忆差；速度记忆衰退等特征。

3．思维退化　在概念形成、解决问题的思维过程，创造性思维和逻辑推理等方面均有所退化。

4．情感与意志改变　步入老年期后，老年人出现躯体疾病及社会角色的转变，将影响老年人情感意志方面的改变，如过于固执、谨慎、多疑、保守、怀旧、孤独感和焦虑不安等。

（三）老年人患病的特点

1．不易获得完整的病史　老年人的记忆力减退、敏感性下降、语言表达困难和听力障碍，医生在采集病史时需要耐心细致，还要与家属核对病史的可靠性。

2．个体差异大　由于老化过程的个体差异大，老年人患病后表现及对药物的反应大于年轻人，要特别强调个体化处理方法，切忌千篇一律。

3．临床表现及体征不典型　老年人的感受性降低，有时疾病发展到严重程度，患者尚无症状或症状不典型，如肺炎患者的典型表现为咳嗽、咳痰、发热等，而老年患者却没有此类症状，有的仅表现为厌食、精神萎靡，感染严重时也常常仅有低热表现。

4．多种疾病同时存在　老年人全身各个系统生理功能均有不同程度的老化，防御及代谢功能普遍降低，常常同时患有多种疾病。当老年人多种疾病并存时，大多无典型症状，常以一种疾病的特异性表现为主，而且容易干扰另一种疾病的诊断，同时给鉴别诊断造成困难。

5．并发症多　由于老年患者免疫力低下，抗病能力与修复能力弱，常导致病程长。随着病情的变化，容易并发各种疾病。

6．诊断困难　老年人患病时，常易发生嗜睡、昏迷、躁动或精神错乱等意识障碍和精神症状，增加了早期诊断的困难。

> 考点：老年人患病的特点。

二、老年人保健内容

在老年卫生规划项目中，世界卫生组织（WHO）曾提出老年保健（health care in elderly）这一概念，即在平等享用卫生资源的基础上，充分利用现有的人力、物力，以维护和促进老年人健康为目的，发展老年保健事业，使老年人得到基本的医疗、护理、康复、保健等服务。通过老年保健工作，运用老年医学知识，开展老年疾病的防治工作，以达到监测老年病、控制老

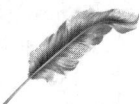

年慢性病、防止伤残发生的目的，使老年人安享晚年。

（一）老年保健策略

根据我国现有的经济和法律基础，参照老年保健目标，针对老年人的特点和权益，将我国的老年保健策略归纳为"六个有所"，即"老有所医""老有所养""老有所乐""老有所学""老有所为"和"老有所教"。

（二）老年保健的基本要点

1．建立科学健康的生活方式　老年人应建立和保持健康的生活方式，平稳度过生理心理等方面的转变期，维持正常、健康的老化过程，预防疾病，减少生活依赖。老年期将面临很多未知的影响健康的危险因素，因此可通过科学健康的生活方式，在饮食上要做到膳食平衡，荤素搭配，以保证营养，戒除吸烟酗酒等不良行为，养成良好的生活习惯，提高个体健康。

2．培养自我调适能力，具备良好的心态　在日常生活中不仅要时刻保持乐观心态，学会自我控制，建立理性认知，增强"我能行"的信念，还要学会心理自卫，自我安慰，积极主动和家人等交流，合理宣泄情绪，缓解心理冲突，从而达到身心健康。

3．加强健康教育，提高防范意识　通过社区卫生服务中心定期开展健康教育和健康宣传，提高老年人对有害健康危险因素的认识，从而在生活中能自觉维护健康，增强自我保健意识，加强自我保健能力。

4．延缓对照护的依赖　老年人群通过保健活动能增强机体功能，提高生活质量，从而延缓对他人照护的依赖。

（三）老年保健的措施

1．心理保健措施

（1）积极的生活目标：步入老年期，随着社会角色的转变，老年人要积极找寻新的生活方式，多参与社交活动，特别是社区公益活动，老有所为，保持良好的精神状态。

（2）保持轻松稳定的情绪：老年人应避免情绪大喜大悲，避免各种心理刺激因素，坚持"三乐"，即自得其乐、助人为乐、知足常乐。

（3）坚持脑力活动：老年人应利用各种机会学习自己感兴趣的知识，如进入老年大学学习，培养各种爱好，坚持用脑，增添生活情趣，丰富精神生活，有益心理健康。

（4）保持友好的人际交往：随着躯体健康的衰退，老年人不愿意出远门社交等，此时可选择就近融入社交圈子，通过聊天、倾听可以缓解或消除不良情绪，邻居、亲戚、新老朋友、同事、同学、战友等都是人际交往的有益对象。

（5）充实而有规律地生活：合理安排老年期时间，有张有弛，有劳有逸，使生活充实而不紧张，丰富而不忙乱。

（6）接受心理健康教育和心理咨询：社区应开展老年心理健康教育，使老年人学会控制情绪，调节心理，出现心理问题或心理障碍时，能及时与他人倾诉得到宣泄，能主动寻求心理咨询得到疏导。

2．日常生活保健措施　老年人因机体老化、各种慢性疾病高发等，导致老年人日常生活自我照顾能力有所欠缺。

（1）居住环境支持：老年人的起居环境和活动场所要保持空气清新，光线充足，无噪声，无污染，温度、湿度适中，活动安全、方便。

（2）个人卫生：避免有害物质侵入人体，常洗手，保持指甲清洁，经常洗澡，保持机体清洁；早晚刷牙，饭后漱口，保持口腔清洁；房间内注意通风换气，保持空气清洁。

（3）平衡膳食营养：对于老年人给予合理的膳食营养，可起到延缓衰老、提高机体免疫力以及预防老年疾病的作用。维持饮食结构的合理均衡，降低饮食中糖类、脂肪和胆固醇的含量。注意补充维生素和微量元素，适当饮水。妥善安排膳食制度、烹调方法与就餐环境。

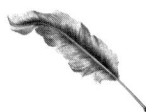

（4）适量运动：生命在于运动，运动可促进血液循环，改善冠状动脉侧支循环，稳定血压，降低血脂，对预防和延缓心血管疾病的发生和发展有重要意义。老年人参加运动前要先做健康检查，并在医生指导下按运动处方进行。运动处方的主要内容有：运动目的、运动项目、运动强度、运动密度、持续时间、注意事项。①老年人应当选择安全性较高的项目，不宜参加竞技性、突击性的运动。要在自己健康状态允许的情况下选择游泳、快走、骑自行车或慢跑等有氧运动，活动时间应持续20～30分钟。②老年人运动应循序渐进、坚持不懈、因人而异、运动前做好准备活动，运动后做整理活动，坚持娱乐性与全面锻炼相结合的原则。

（5）预防意外伤害：随着老年人口的不断上升，老年人的安全问题日益凸显，老年人常常会受到意外伤害。特别是独居老人，因无人照顾而常受到意外伤害的威胁。预防老年人意外，需要老年人及家人在日常生活中加强火源管理，关注老年人日常用火用电情况，尤其是冬季防止取暖时引燃衣物；平时要经常检查老人居住环境的电器线路安全；老年人居住地地板尽量避免光滑，降低老年人行走跌倒风险。老年人外出时，应注意乘车出行交通安全。

（6）社会支持：要营造良好的人文环境，发扬中华民族尊老、敬老、扶老的传统美德，教育并动员全社会来关心老年人。通过社会团体、非正式组织等以非盈利为目的，为老年人提供切实可行的生活医疗卫生等服务，尽到社会责任，以使老年人体会到社会的关爱。

三、老年人健康管理

老年人健康管理，指对65岁及以上常住老年人口，由政府宏观调控，以老年人的健康需求为标准，为老年人健康状态的提高提供一系列服务的过程。这个过程包括老年人健康状态信息的收集整理，健康档案的建立，健康危险因素的评估、分析、监测和干预，健康咨询和指导，制订个性化的健康管理计划等，以实现老年人临床、财务和生命质量的最佳结局。

知识链接

> 健康老龄化有两层含义：一是个体的健康老龄化，即老年阶段健康时期延长，伤残或功能丧失只在生命晚期出现，且持续时间很短，老年人生存质量提高，晚年生活更加有意义。二是群体的健康老龄化，即健康者在老年人群中所占的比例越来越大，老年人口的健康预期寿命延长。

（一）老年人健康管理的意义

1. 公共服务的运用和体现　老年人健康管理具有非盈利、非竞争性的特点。
2. 多元共治的体现　老年人健康管理过程中，必须努力健全不同社会组织与政府的多元合作机制及合作模式。
3. 新公共管理的运用与体现　老年人的健康管理以老年人的群体需求为主导，以促进老年人的健康状况为基本目标，可引进私人企业和社会组织的参与，有利于提高工作质量和工作效率，降低投入成本。政府部门只需通过相应的政策、方针引导和完善，使老年人健康管理更灵活。
4. 有利于和谐社会的构建　老年人健康管理体现了以人为本，关系到社会的发展和稳定，只有确保老年人身心健康，才能积极应对人口老龄化，才能营造和谐有序的社会环境。
5. 有助于进一步推动我国医疗卫生体制的改革　老年人健康管理形成了以政府为主导的多元化合作管理模式，可减轻子女负担，减少老年人的医药费支出，使医疗资源合理利用。老年人健康管理重视对老年疾病的预防，对一些慢性病危险因素进行控制、干预，具有前瞻性。

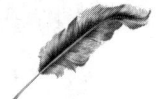

还为医疗保险模式提供了科学合理的发展思路，巩固老年人的健康权益，推动我国医疗卫生体制的改革。

6. 有助于我国社区卫生管理模式的创新　社区是老年人熟悉的环境，是其主要活动场所，老年人健康管理可以更好地促进居民健康观的形成，能够提高老年人对自身健康的重视程度，有效地降低投入成本，有助于管理方式由单一向多元化转变，由传统的文字管理向信息化、数字化、网络化转变。

老年人健康管理可以减轻社会、家庭负担，减少老年人的健康危险因素，可以使老年人保持健康心态，提高生活质量。

（二）老年人健康管理的目标

1. 老而少病　辖区内65岁及以上的老年人每年做一次健康检查，及时更新健康档案并动态监测；提供疾病预防、自我保健及伤害预防、自救等健康指导，减少健康危险因素。构建居家养老为基础、社区服务为依托、机构养老为支撑的社会养老服务体系，达到老而少病的目标。

2. 减少健康危险因素　对高血压、肥胖等健康危险因素进行分析和干预，并监督干预过程，减少健康危险因素。

3. 预防疾病高危人群患病　控制慢性病和意外伤害，预防高危人群患病。

4. 病而不残　易患疾病早期诊断、早期治疗、早期康复。

5. 增加临床效率　充分利用、发挥现有的技术设备和人力资源，既节约资源又节省时间，减少或消除无效或不必要的医疗服务，提高临床效率。

6. 残而不废　避免可预防的疾病相关并发症的发病，做好慢性病的防控、康复护理。

7. 对疾病的转归做出判断　提供持续的评估和改进，对疾病转归做出判断。

> 考点：老年人健康管理目标。

（三）老年人健康管理模式

老年人健康管理模式应以维护老年人的健康为宗旨，实现预防为主、主动健康的目的。目前老年人的健康管理模式主要依托于家庭、社区和医疗机构，如医院相关科室的慢性病管理模式，社区、体检中心为基础的健康管理模式。

单一的健康管理模式远不能满足老年人的健康需求，因此多元化的健康管理模式已成为发展方向。多元化的老年人健康管理模式是把健康管理的理念贯穿在老年人慢性疾病的预防、保健、康复全过程中，以健康管理为中心，建立全面、全程、连续和个性化的健康管理服务模式。多元化的老年人健康管理模式可对老年人的健康状况及健康风险进行分层评估，根据检查结果分为健康、亚健康、亚临床、慢病四类人群，针对不同的人群制订不同的干预方案，把老年人的疾病预防、治疗、护理、功能锻炼、健康教育结合起来，多元化维护老年人健康，可全面提升老年人的生活质量。

第二节　老年人健康管理服务规范

老年人健康管理是为老年人提供基本公共卫生服务的一种前瞻性服务模式，能以较少的投入获得较大的健康效果，增加老年人的医疗服务效益，提高医疗保险的覆盖面和承受力，提高老年人生命质量。

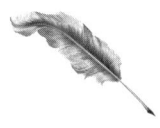

一、服务对象

老年人健康管理服务的对象为辖区内 65 岁及以上常住居民，即居住在辖区内半年及以上、年龄在 65 周岁及以上的人群为服务对象。

二、服务内容

每年为老年人提供至少 1 次健康管理服务，其具体内容包括生活方式和健康状况评估、体格检查、辅助检查和健康指导四个方面。

（一）生活方式和健康状况评估

1. 问诊　了解其基本健康状况、体育锻炼、饮食、吸烟、饮酒、慢性疾病常见症状、既往所患疾病、治疗及目前用药和生活自理能力等情况。

2. 老年人健康状态自评　通过老年人《生活自理能力评估表》，对老年人生活自理能力进行评估判断，见表 7-1。该表为自评表，根据表中 5 个方面进行评估，将各方面判断评分汇总后，0～3 分者为可自理；4～8 分者为轻度依赖；9～18 分者为中度依赖；≥19 分者为不能自理。

表 7-1　老年人生活自理能力评估表

评估事项，内容与评分	程度等级				判断评分
	可自理	轻度依赖	中度依赖	不能自理	
进餐：使用餐具将饭菜送入口、咀嚼、吞咽等活动	独立完成	—	需要协助，如切碎，搅拌食物等	完全需要帮助	
评分	0	0	3	5	
梳洗：梳头、洗脸、刷牙、剃须、洗澡等活动	独立完成	能独立地洗头、梳头、洗脸、刷牙、剃须等；洗澡需要协助	在协助下和适当的时间内，能完成部分梳洗活动	完全需要帮助	
评分	0	1	3	7	
穿衣：穿衣裤、袜子、鞋子等活动	独立完成	—	需要协助，在适当的时间内完成部分穿衣	完全需要帮助	
评分	0	0	3	5	
如厕：小便、大便等活动及自控	不需协助，可自控	偶尔失禁，但基本上能如厕或使用便具	经常失禁，在很多提示和协助下尚能如厕或使用便具	完全失禁，完全需要帮助	
评分	0	1	5	10	
活动：站立、室内行走、上下楼梯、户外活动	独立完成所有活动	借助较小的外力或辅助装置能完成站立、行走、上下楼梯等	借助较大的外力才能完成站立、行走，不能上下楼梯	卧床不起，活动完全需要帮助	
评分	0	1	5	10	
总得分					

（二）体格检查

根据居民《健康体检表》内容进行一般状况、脏器功能检查等，包括体温、脉搏、呼吸、血压、身高、体重、腰围、皮肤、浅表淋巴结、肺部、心脏、腹部等常规体格检查，并对口

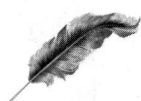

腔、视力、听力和运动功能等进行判断。

（三）辅助检查

包括血常规、尿常规、肝功能（血清谷草转氨酶、血清谷丙转氨酶和总胆红素）、肾功能（血清肌酐和血尿素）、空腹血糖、血脂（总胆固醇、三酰甘油、低密度脂蛋白胆固醇、高密度脂蛋白胆固醇）、心电图和腹部 B 超（肝、胆、胰、脾）检查。

（四）健康指导

1．对发现已确诊的原发性高血压和 2 型糖尿病等患者同时开展相应的慢性病患者健康管理。

2．对患有其他疾病的（非高血压或糖尿病），应及时治疗或转诊。

3．对发现有异常的老年人建议定期复查或向上级医疗机构转诊。

4．进行健康生活方式以及疫苗接种、骨质疏松预防、防跌倒措施、意外伤害预防和自救、认知和情感等健康指导。

5．生活方式指导

（1）膳食指导：根据《中国居民膳食指南》，普及中国营养学会推荐的膳食指导原则。

（2）戒酒：宣传过量饮酒的危害，对患有慢性肝病或肝功能损害者建议禁酒，并进行戒酒的干预指导。

（3）戒烟：进行吸烟有害健康的宣传，建议吸烟的老年戒烟，并协助制订戒烟计划。

（4）肥胖：对老年人进行体重评估，指导老年人合理控制体重，开展体重管理。

6．心理健康指导　普及心理健康的重要性，告知长期精神压力和精神抑郁是引起高血压、糖尿病、冠心病和肿瘤的重要原因之一，普及培养健康心理的方法。

> 考点：老年人健康管理的服务对象、服务内容以及健康指导。

三、服务流程

老年人健康管理的服务流程，见图 7-1。

1．准备工作　向辖区内 65 岁以上的常住居民预约服务，确定开展服务的时间与地点，提醒老年人在查体前 7 天低脂饮食，查体当天空腹，抽血后再进食。

2．健康评估　按照老年人健康管理服务内容，对老年人进行健康评估。老年人完成整个健康评估，需要分两次进行。第一次为完成健康查体并留取相应辅助检查标本；第二次为了解健康评估结果，接受服务人员对其进行健康教育指导与处理。

3．分类处理　签约家庭医生对照评估结果进行分类处理。新发现或既往确认高血压或糖尿病等疾病者，纳入相应疾病管理，若需转诊治疗者，于 2 周内随访；存在危险因素者每 3 个月随访一次，了解老年人的症状变化、健康危险因素干预情况，进行有针对性的个体化健康教育，开具健康教育处方，定期复查；无异常发现者按常规管理模式进行。

4．健康指导　告知老年人体检结果，告知或预约下一次健康管理服务的时间。

四、服务要求和工作指标

（一）服务要求

1．加强与村（居）委会、派出所等相关部门的联系，掌握辖区内老年人口信息变化。

2．加强宣传，告知服务内容，使更多的老年居民愿意接受服务。

3．预约 65 岁及以上居民到乡镇卫生院、村卫生室、社区卫生服务中心（站）接受健康管理。对行动不便、卧床居民可提供预约上门健康检查。

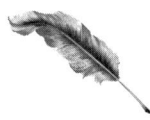

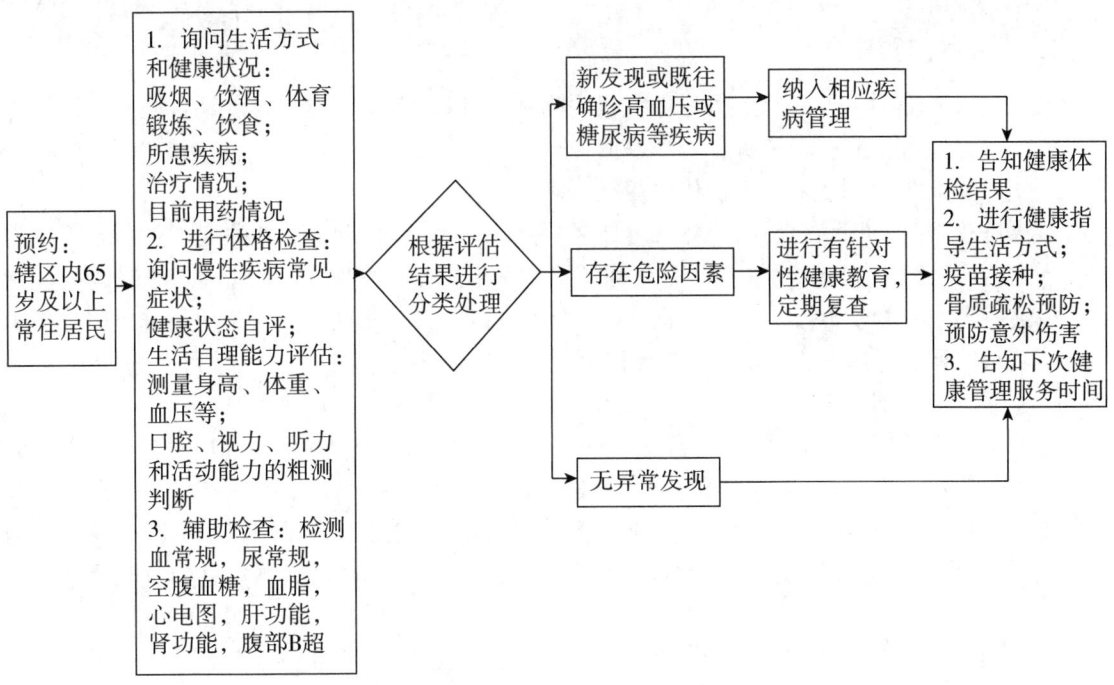

图 7-1　老年人健康管理服务流程

[引自：国家卫生计生委文件. 国家基本公共卫生服务规范（第三版）. 北京. 2017]

4．每次健康检查后及时将相关信息记入健康档案，具体内容详见《城乡居民健康档案管理服务规范》健康体检表。

5．积极应用中医药方法为老年人提供养生保健、疾病防治等健康指导。

（二）工作指标

老年人健康管理的工作指标主要是看本年度辖区内接受健康管理人数的多少，具体的指标用老年人健康管理率来表示。

老年人健康管理率＝年内接受健康管理人数/年内辖区内 65 岁及以上常住居民数×100%。

（注：接受健康管理指建立健康档案，接受健康体检、健康指导，健康体检表填写完整。）

➢ 考点：老年人健康管理的服务要求及工作指标。

第三节　老年健康与医养结合管理服务规范

随着老龄化问题的日益增加，我国老年人口也随之增长，特别是失独、空巢老人增加，养老需求渐趋增长，医养结合也逐渐成为一种新型的养老模式。医养结合服务模式旨在为全国 65 岁及以上老年人提供健康管理服务，尤其是为全国 65 岁及以上失能老年人开展健康评估与健康服务，改善失能老年人的生活质量，提高老年人生活质量和健康水平。

一、项目对象和范围

全国 31 个省（自治区、直辖市）的 65 岁及以上老年人。

二、项目内容

医养结合服务项目，即基层医疗卫生机构为65岁以上老年人提供医养结合服务，以及为65岁以上失能老年人提供健康评估与健康服务。

（一）为65岁及以上老年人提供医养结合服务

基层医疗卫生机构结合历次老年人健康体检结果，每年对辖区内65岁及以上居家养老的老年人进行两次医养结合服务，内容包含血压测量、末梢血血糖检测、康复指导、护理技能指导、保健咨询、营养改善指导6个方面。对高龄、失能、行动不便的老年人上门进行服务。

（二）为65岁以上失能老年人提供健康评估与健康服务

基层医疗卫生机构从老年人能力（具体包括日常生活活动能力、精神状态与社会参与能力、感知觉与沟通能力）和老年综合征罹患等维度，每年对辖区内提出申请的65岁及以上失能老年人上门进行健康评估，并对符合条件的失能老年人及照护者年内提供至少1次的健康服务工作，健康服务的具体内容包括康复护理指导、心理支持等。同时，基层医疗卫生机构将开展健康评估与健康服务的失能老年人信息录入信息系统，做好数据信息的及时更新、上报等工作。

> ➤ 考点：老年人健康与医养结合管理服务项目服务对象及内容。

三、项目组织实施

医养结合作为新兴的养老服务模式，需要从国家卫生健康委到基层卫生医疗机构，按照国家医养结合规范，切实做好老年人健康管理指导与服务，缓解社会老龄化严重问题，提高老有所养质量，提高老年人生命质量。

（一）组织机制

国家卫生健康委制定项目管理规范，对全国的项目服务实施情况进行监督，同时根据实际情况适时对规范进行修订；省级卫生健康行政部门结合当地实际情况，制定本地区的项目管理和服务规范，并对本地区的项目服务实施情况进行管理；县级卫生健康行政部门指导基层医疗卫生机构完成项目工作任务，对其进行考核，并接受上级卫生健康行政部门的考核。

基层医疗卫生机构是承担服务任务的重要主体，对辖区内65岁及以上老年人提供医养结合与失能老年人健康评估和健康服务，按照规定合理使用和管理经费，接受县级卫生健康行政部门考核。

（二）项目实施条件

对老年人进行医养结合服务及对失能老年人进行健康评估与健康服务的基层医疗卫生机构人员，应是专业医护人员。

（三）项目经费保障

资金使用对象为基层医疗卫生机构，包含65岁及以上老年人医养结合服务经费、失能老年人上门评估与健康服务经费。各地要严格执行相关规定，加强资金监管，并落实督导、培训等工作经费，保障项目顺利实施。

（四）信息化应用

将65岁及以上老年人医养结合服务信息纳入国家基本公共卫生服务管理平台，进行信息化管理。建立失能老年人健康评估与健康服务信息系统，录入失能老年人健康评估服务信息。

（五）其他要求

1. 按照自愿的原则组织实施项目　项目实施过程中要充分尊重老年人的自主意愿，并注

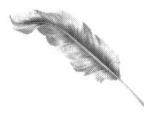

重与 65 岁以上老年人健康管理、家庭医生签约服务等工作的衔接，避免服务项目的重复。

2．**提供就医便利条件**　支持指导一级及以上医疗卫生机构开设方便老年人挂号、就医等便利服务的绿色通道，设置老年人就诊服务处，配置明显标识，配备专兼职人员进行引导服务，配备轮椅等必需的转运工具，为老年人就医提供便利服务。

3．**培训服务人员提升服务质量**　要积极组织开展针对基层医疗卫生机构医养结合与失能老年人健康评估服务人员及照护者的技能培训，不断提升基层医养结合与失能老年人健康评估服务人员及照护者的服务水平。

四、项目考核指标

（一）65 岁及以上老年人医养结合服务率

65 岁及以上老年人医养结合服务率是指年内辖区内接受医养结合服务的 65 岁及以上老年人人数占辖区内老年人总数的比例。

65 岁及以上老年人医养结合服务率 = 年内辖区内 65 岁及以上老年人中接受两次医养结合服务的人数 / 辖区内 65 岁及以上老年人总数 ×100%。

（二）65 岁及以上失能老年人健康服务率

65 岁及以上失能老年人健康服务率是指年内辖区内接受健康服务的失能老年人人数占辖区内接受健康评估的 65 岁以上失能老年人总数的比例。

失能老年人健康服务率 = 年内辖区内接受健康服务的失能老年人人数 / 辖区内接受健康评估的失能老年人人数 ×100%。

> **考点**：老年人健康与医养结合管理服务项目实施及指标计算。

● 自测题 ●

一、A 型选择题

1．女，76 岁。独居。有糖尿病病史 3 年，在某镇卫生院进行老年人健康管理已 2 年。今年健康体检发现视力、听力下降明显。医生为她做了老年人生活自理能力评估，评估的内容不包括
   A．进餐
   B．梳洗
   C．穿衣
   D．如厕
   E．语言

2．对于老年的界定，发达国家为
   A．50 岁
   B．55 岁
   C．60 岁
   D．65 岁
   E．70 岁

3．老年人健康管理服务要求包括

A．开展老年人健康管理服务的乡镇卫生院和社区卫生服务中心应当具备服务内容所需的基本设备和条件

B．加强与村（居）委会、派出所等相关部门的联系，掌握辖区内老年人口信息变化，加强宣传，告知服务内容，使更多的老年人愿意接受服务

C．每次健康检查后及时将相关信息记入健康档案，具体内容详见《居民健康档案管理服务规范》健康体检表，对于已纳入相应慢病健康管理的老年人，本次健康管理服务可作为一次随访服务

D．积极用中医药方法为老年人提供养生保健、疾病防治等健康指导

E．以上都是

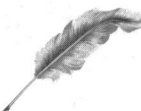

4. 老年人健康管理服务规范工作指标是
   A．老年居民死亡率
   B．老年健康管理率
   C．健康体检率
   D．老年居民空巢率
   E．老年人复查率
5. 属于老年人健康管理服务内容的是
   A．每年进行2次老年人健康管理
   B．心理咨询
   C．体格检查
   D．健康宣教
   E．生活方式干预
6. 老年人健康管理服务对象为
   A．辖区内居民
   B．辖区内65岁及以上常住居民
   C．辖区内常住居民
   D．辖区内60岁及以上常住居民
   E．辖区内55岁及以上常住居民
7. 属于老年健康管理率表达公式的是
   A．接受健康管理人数/辖区内65岁及以上常住居民数×100%
   B．接受健康管理人数/年内65岁及以上常住居民数×100%
   C．接受健康管理人数/年内辖区内65岁及以上常住居民数×100%
   D．接受健康管理人数/年内辖区内60岁及以上常住居民数×100%
   E．接受健康管理人数/年内辖区内55岁及以上常住居民数×100%
8. 2017年，某地区常住居民数为20 000人，其中，65岁以上常住居民数为3000人，接受健康管理人数为15 000人。那么，该地区2017年的老年健康管理率为
   A．10%
   B．20%
   C．40%
   D．50%
   E．75%
9. 65岁及以上老年人医养结合服务率表达公式是
   A．年内辖区内65岁及以上老年人中接受两次医养结合服务人数/全国65岁以上老年人总数×100%
   B．年内辖区内60岁及以上老年人中接受两次医养结合服务人数/辖区内65岁以上老年人总数×100%
   C．年内辖区内65岁及以上老年人中接受两次医养结合服务人数/辖区内65岁以上老年人总数×100%
   D．年内辖区内60岁及以上老年人中接受两次医养结合服务人数/全国60岁以上老年人总数×100%
   E．接受健康管理人数/年内辖区内65岁及以上常住居民数×100%
10. 以下属于失能老年人健康服务率表达公式的是
    A．接受健康管理人数/辖区内65岁及以上常住居民数×100%
    B．年内辖区内接受健康服务的失能老年人人数/辖区内接受健康评估的失能老年人人数×100%
    C．年内辖区内65岁及以上老年人中接受两次医养结合服务人数/辖区内65岁以上老年人总数×100%
    D．年内辖区内接受健康服务的失能老年人人数/辖区内接受健康评估的老年人人数×100%
    E．年内辖区内接受健康服务的老年人人数/辖区内接受健康评估的失能老年人人数×100%

二、问答题

1. 为什么要开展老年人健康管理服务？
2. 老年人健康管理服务有哪些内容？

（刘丽君）

第八章

高血压患者健康管理服务

第八章数字资源

> **学习目标**
>
> 通过本章内容的学习，学生应该能够：
> 1. 说出高血压病的管理目标、管理要求；高血压患者健康管理服务对象。
> 2. 列举高血压患者健康管理服务流程与工作指标。
> 3. 解释高血压患者的筛查、随访评估、分类干预。
> 4. 分析高血压患者的健康体检结果。
> 5. 评估个体高血压的风险，并进行分类干预。

　　高血压（hypertension）是最常见的慢性病，可分为原发性高血压与继发性高血压两种。原发性高血压是心脑血管病最主要的危险因素，占所有高血压患者的90%以上，常与其他心血管疾病危险因素共存，可损伤重要脏器，如心、脑、肾的结构和功能，最终导致这些器官的功能衰竭；继发性高血压又称为症状性高血压，是由某些确定的疾病或病因引起的血压升高，约占所有高血压的5%。为进一步提高高血压患者的生活质量，我国将原发性高血压患者的健康管理纳入国家基本公共卫生服务范畴。

　　高血压是指以体循环动脉血压（收缩压SBP和/或舒张压DBP）增高为主要特征，可伴有心、脑、肾等器官的功能或器质性损害的临床综合征。正常人的血压随内外环境变化在一定范围内波动。在整体人群，血压水平随年龄逐渐升高，以收缩压更为明显，但50岁后舒张压呈现下降趋势，脉压也随之加大。近年来，人们对心血管病多重危险因素的作用以及心、脑、肾靶器官保护的认识不断深入，高血压的诊断标准也在不断调整，目前认为同一血压水平的患者发生心血管病的危险不同，因此有了血压分层的概念，即发生心血管病危险度不同的患者，适宜血压水平应有不同。血压值和危险因素评估是诊断和制定高血压治疗方案的主要依据，不同患者高血压管理的目标不同，医生面对患者时在参考标准的基础上，根据其具体情况判断该患者最合适的血压范围，采用针对性的治疗措施。在改善生活方式的基础上，推荐使用24小时长效降压药物控制血压。除评估诊室血压外，患者还应注意家庭清晨血压的监测和管理，以控制血压，降低心脑血管事件的发生率。

 案例 8-1

　　刘某，男，65岁，某辖区居民，退休工人，身高165 cm，体重70 kg，5年前体检发现血压较高，当时测150/95 mmHg。自行服用复方利血平氨苯蝶啶片，每日1次。因近日常有头痛、头晕等症状，前来社区卫生服务中心就诊。测血压160/90 mmHg（服药后），血脂略高，血糖正常。无高血压家族史，经主管医师诊断为原发性高血压。

　　患者一直在辖区内居住，但未建立健康档案。患者用药不规律，且日常活动较少，有吸烟史，喜欢吃咸的食物，平素血压波动较大。因近期社区启动高血压自我管理活动项目，患者及家属希望能纳入健康管理。

问题：

1. 如何对该患者进行高血压评估？
2. 对该患者提供的健康管理服务内容有哪些？

第一节　高血压防治管理概述

一、高血压的流行病学概述

（一）我国人群高血压病的特点

1. 我国人群高血压患病率及其流行趋势　据2012—2015年调查显示，我国18岁及以上居民高血压患病粗率为27.9%（标化率23.2%），与前5次全国范围内的高血压抽样调查相比，总体呈增高的趋势，见表8-1。

表8-1　我国六次高血压患病率调查结果

年份（年）	调查地区	年龄（岁）	诊断标准	调查人数	高血压例数	患病率（%）
1958-1959	13个省、市	≥15	不统一	739 204	37 773	5.1[a]
1979-1980	29个省、市、自治区	≥15	≥160/95 mmHg为确诊高血压，140～159/90～95 mmHg为临界高血压	4 012 128	310 202	7.7[a]
1991	29个省、市、自治区	≥15	≥140/90 mmHg和（或）2周内服用降压药者	950 356	129 039	13.6[a]
2002	29个省、市、自治区	≥18	≥140/90 mmHg和（或）2周内服用降压药者	272 023	51 140	18.8[a]
2012	31个省、市、自治区	≥18	≥140/90 mmHg和（或）2周内服用降压药者	-	-	25.2[b]
2015	31个省、市、自治区	≥18	≥140/90 mmHg和（或）2周内服用降压药者	451 755	125 988	27.9[a]

注：a 患病粗率，b 综合调整患病率

数据来源：《中国高血压防治指南（2018年修订版）》

2012—2015年全国高血压调查数据显示，人群高血压患病率随年龄增加而显著增高，但青年高血压亦值得注意。男性高于女性，北方高南方低的现象仍存在，但目前差异正在转变，呈现出大中型城市高血压患病率较高的特点，如北京、天津和上海居民的高血压患病率分别为35.9%、34.5%和29.1%。农村地区居民的高血压患病率增长速度较城市快，农村地区的患病率（粗率28.8%，标化率23.4%）首次超越了城市地区（粗率26.9%，标化率23.1%）。不同民族间比较，藏族、满族和蒙古族高血压的患病率较汉族人群高，而回、苗、壮、布依族高血压的患病率均低于汉族人群。

2. 我国高血压患者的知晓率、治疗率和控制率　我国高血压患者的知晓率、治疗率和控制率（粗率）近年来有明显提高，但总体仍处于较低的水平，2015年调查显示，18岁以上人群高血压的知晓率、治疗率和控制率分别为51.6%、45.8%和16.8%，较1991年和2002年明显增高，见表8-2。

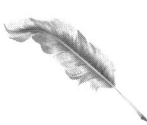

表 8-2　我国四次高血压知晓率、治疗率和控制率（粗率）调查结果

年份（年）	年龄（岁）	知晓（%）	治疗（%）	控制率（%）
1991	≥ 15	26.3	12.1	2.8
2002	≥ 18	30.3	24.7	6.1
2012	≥ 18	46.5	41.1	13.8
2015	≥ 18	51.2	45.8	16.8

数据来源：《中国高血压防治指南（2018年修订版）》

不同人口学特征比较，知晓率、治疗率和控制率均为女性高于男性，城市高血压治疗率显著高于农村；与我国北方地区相比，南方地区居民高血压患者的知晓率、治疗率和控制率较高；不同民族比较，少数民族居民的高血压治疗率和控制率低于汉族。

（二）我国人群高血压发病重要危险因素

高血压发病危险因素包括遗传、年龄以及不良生活方式等方面。人群中普遍存在危险因素的聚集，随着高血压危险因素聚集的数目和严重程度增加，血压水平呈现升高的趋势，高血压患病风险增大。

1. 高钠、低钾膳食　高钠、低钾膳食是我国人群重要的高血压发病危险因素，中国人群普遍对钠敏感。研究发现，研究人群24小时尿钠排泄量中位数每增加2.3 g（100 mmol/d），收缩压（SBP）/舒张压（DBP）中位数平均升高 5 ~ 7/2 ~ 4 mmHg。调查发现2012年我国18岁及以上居民的平均烹调盐摄入量为10.5 g。

2. 超重和肥胖　超重和肥胖显著增加全球人群全因死亡的风险，同时也是高血压患病的重要危险因素。近年来，我国人群中超重和肥胖的比例明显增加，35 ~ 64岁中年人的超重率为38.8%，肥胖率为20.2%，其中女性高于男性，城市人群高于农村，北方居民高于南方。中国成年人超重和肥胖与高血压发病关系的随访研究结果发现，随着体重指数（BMI）的增加，超重组和肥胖组的高血压发病风险是体重正常组的 1.16 ~ 1.28 倍。超重和肥胖与高血压患病率关联最显著。内脏型肥胖与高血压的关系较为密切，随着内脏脂肪指数的增加，高血压患病风险增加。此外，内脏型肥胖与代谢综合征密切相关，可导致糖、脂代谢异常。

3. 过量饮酒　过量饮酒显著增加高血压的发病风险，且其风险随着饮酒量的增加而增加。过量饮酒包括危险饮酒（男性 41 ~ 60 g/d，女性 21 ~ 40 g/d）和有害饮酒（男性 60 g/d 以上，女性 40 g/d 以上）。我国饮酒人数众多，18岁以上居民饮酒者中有害饮酒率为9.3%。限制饮酒与血压下降显著相关，酒精摄入量平均减少67%，SBP下降3.31 mmHg，DBP下降2.04 mmHg。目前有关少量饮酒有利于心血管健康的证据尚不足，相关研究表明，即使对少量饮酒的人而言，减少酒精摄入量也能够改善心血管健康，减少心血管疾病的发病风险。

4. 长期精神紧张　精神紧张包括焦虑、担忧、心理压力紧张、愤怒、恐慌或恐惧等，长期精神紧张是高血压患病的危险因素。研究表明精神紧张可激活交感神经从而使血压升高，有精神紧张者发生高血压的风险是正常人群的1.18倍（95%CI：1.02 ~ 1.37）和1.55倍（95%CI：1.24 ~ 1.94）。

5. 其他危险因素　高血压发病危险因素还包括年龄、高血压家族史、缺乏体力活动，以及糖尿病、血脂异常等。近年来大气污染也备受关注。研究显示，暴露于 PM2.5、PM10、SO_2 和 O_3 等污染物中均伴随高血压的发生风险和心血管疾病的死亡率增加。

二、高血压防治管理目标

1. 管理目的　原发性高血压目前尚无根治方法。临床证据表明收缩压下降 10 ~ 20 mmHg 或舒张压下降 5 ~ 6 mmHg，3 ~ 5 年内脑卒中、冠心病与心脑血管病死亡率分别减少38%、

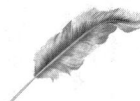

16%与20%,心力衰竭减少50%以上,高危患者获益更为明显。因此,通过科学诊疗技术的普及和推广,实现对高血压患者的规范化治疗和管理,可以最大限度地降低心血管疾病的发病和死亡的总危险,引起全社会对高血压乃至整个慢性病防治的重视,进一步提高全人群的健康水平。

2. 管理目标　高血压管理的根本目标是尽快控制不断上升的高血压患病率;预防和控制高血压并发症,降低致残率和死亡率;提高患者生活质量。高血压是一种心血管综合征,即往往合并有其他心血管危险因素、靶器官损害和临床疾病,因此应筛查识别高血压高危人群,针对危险因素进行健康指导与干预;多途径早期发现高血压患者,根据高血压患者的血压水平和总体风险水平,决定给予改善生活方式和降压药物的时机与强度;同时按照要求进行规范化治疗和管理,提高高血压患者血压控制率,干预检出的其他危险因素、靶器官损害和并存的临床疾病,降低心脑血管病事件发生风险。

目前一般主张血压控制目标值应低于140/90 mmHg。糖尿病、慢性肾病、心力衰竭或病情稳定的冠心病合并高血压患者,血压控制目标值低于130/80 mmHg。对于老年收缩期高血压患者,收缩压控制在150 mmHg以下,若能耐受可降至140 mmHg以下。应尽早将血压降到以上目标血压水平,但并非越快越好。大多数高血压患者,应根据病情在数周至数月内将血压降至目标水平;年轻、病程较短的高血压患者,可较快达标;老年人、病程较长或已有靶器官损害或并发症的患者,降压速度应适宜缓慢。

三、高血压防治管理基本要求

(一)患者发现

发现高血压患者主要通过个案发现和集中发现两种渠道实现。

1. 个案发现渠道　个案发现也是日常发现渠道,主要有:

(1)诊疗发现:将35岁以上就诊患者测血压工作列为门诊诊疗常规,是日常发现患者的主要渠道。

(2)家庭访视:利用上门服务等机会收集其他医疗机构确诊的高血压病患者。

2. 集中发现渠道

(1)建档发现:通过建立健康档案、基线调查等途径发现确诊的高血压病患者。

(2)高危人群筛查:根据高危人群界定条件和特点,对符合条件的对象进行血压监测,是早期发现的主要手段。

(3)体检发现:通过定期医疗体检或其他形式的体检发现高血压病患者。

(4)主动检测:通过健康教育和宣传,促使高危人群甚至一般人群主动检测血压来检出患者。

(二)跟踪建档

跟踪建档的目的是为了全面掌握患者的高血压与合并症病史、检查资料、治疗情况、家族史及个人与家庭基本信息等方面的资料。跟踪建档的方法与要求为:

1. 既往已经确诊的高血压患者　由基层医生对其集中建立高血压病历档案;对于新发现报告的高血压患者,自发现报告之日起一个月内,由基层医生对其跟踪建立高血压项目病历档案,确保所有高血压患者的病历档案建档率达100%。

2. 专科门诊治管的高血压患者　既要有专科医生为其建立的门诊诊治档案,并做好每次诊治信息的基层反馈,又要有项目病历档案进行管理。

(三)分级管理

1. 基本原则　根据患者血压高低、危险因素和治疗情况进行临床评估,确定管理级别,进行相应级别的管理。在管理的过程中,如出现病情变化、发生高血压相关疾病时,应及时对

患者进行临床评估，重新确定管理级别，并按新的级别管理要求进行随访管理。

2．分级管理内容

（1）血压动态情况：测量并记录血压值，分析和评价血压控制情况。

（2）健康行为改变：记录患者现有的不健康生活方式和危险因素，进行有针对性的健康教育和合理生活方式指导。

（3）药物治疗：了解患者就诊和药物使用情况（包括副作用），评价药物治疗的效果。对治疗有效的患者，督促其坚持用药，对效果不佳的患者，督促其调整用药方案。

（4）督促定期检查：根据分级管理要求督促其定期去医院做心、肾功能、眼底等检查。发现患者出现靶器官损害时，应及时督促其去医院进一步检查。

3．分级管理要求　通过门诊随访、个体随访、社区随访等形式对高血压患者按规定要求间隔进行随诊。

四、高血压诊疗关键

（一）高血压诊断性评估

高血压诊断性评估的内容包括：确立高血压诊断，确定血压水平分级；判断高血压的原因，区分原发性或继发性高血压；寻找其他心脑血管危险因素、靶器官损害以及相关临床情况，从而做出高血压病因的鉴别诊断和评估患者的心脑血管疾病风险程度，指导诊断与治疗。

1．病史采集

（1）家族史：询问患者有无高血压、脑卒中、糖尿病、血脂异常、冠心病或肾病的家族史，包括一级亲属发生心脑血管病事件时的年龄。

（2）病程：初次发现或诊断高血压的时间、场合、血压最高水平。如已接受降压药治疗，说明既往及目前使用的降压药物种类、剂量、疗效及有无不良反应。

（3）症状及既往史：询问目前及既往有无脑卒中或一过性脑缺血、冠心病、心力衰竭、心房颤动、外周血管病、糖尿病、痛风、血脂异常、性功能异常和肾脏疾病等症状及治疗情况。

（4）继发性高血压的线索：例如肾炎史或贫血史；肌无力、发作性软瘫等；阵发性头痛、心悸、多汗；打鼾伴有呼吸暂停；是否长期应用升高血压的药物。

（5）生活方式：盐、酒及脂肪的摄入量，吸烟状况、体力活动量、体重变化、睡眠习惯等情况。

（6）心理社会因素：包括家庭情况、工作环境、文化程度以及有无精神创伤史。

 知识链接

心脑血管意外早期发现的"一看七问"

一看：即看患者有无意识改变。

七问：即问①有无剧烈头痛或眩晕；②有无恶心呕吐；③有无视物模糊、眼痛；④有无心悸、胸闷；⑤有无喘憋不能平卧；⑥有无心前区疼痛；⑦有无四肢发麻、下肢水肿。

2．体格检查　仔细的体格检查有助于发现继发性高血压线索和靶器官损害情况。体格检查包括：测量血压，测量脉率，测量BMI、腰围及臀围；观察有无库欣面容、神经纤维瘤性皮肤斑、甲状腺功能亢进性突眼征或下肢水肿；听诊颈动脉、胸主动脉、腹部动脉和股动脉有无杂音；触诊甲状腺，全面的心肺检查，检查腹部有无肾脏增大（多囊肾）或肿块，检查四肢

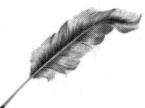

动脉搏动和神经系统体征。

3. **实验室检查** 基本项目：血生化（血钾、钠、空腹血糖、血脂、尿酸和肌酐）、血常规、尿液分析（尿蛋白、尿糖和尿沉渣镜检）、心电图等。

推荐项目：超声心动图、颈动脉超声、口服葡萄糖耐量试验、糖化血红蛋白、血高敏C反应蛋白、尿白蛋白/肌酐比值、尿蛋白定量、眼底、胸部X线片、脉搏波传导速度（PWV）以及踝臂血压指数（ABI）等。

选择项目：血同型半胱氨酸，对怀疑继发性高血压患者，根据需要可以选择以下检查项目：血浆肾素活性或肾素浓度、血和尿醛固酮、血和尿皮质醇、血游离甲氧基肾上腺素及甲氧基去甲肾上腺素、血或尿儿茶酚胺、肾动脉超声和造影、肾和肾上腺超声、CT或MRI、肾上腺静脉采血以及睡眠呼吸监测等。对有合并症的高血压患者，进行相应的心功能、肾功能和认知功能等检查。

4. **遗传学分析** 目前临床基因诊断仅适用于Liddle综合征、糖皮质激素可治性醛固酮增多症等单基因遗传性高血压。

5. **靶器官损害评估** 在高血压患者中，评估是否有靶器官损害是高血压诊断评估的重要内容，特别是检出无症状性亚临床靶器官损害。早期检出并及时治疗，亚临床靶器官损害是可以逆转的。提倡因地因人制宜，采用相对简便、费效比适当、易于推广的检查手段，开展亚临床靶器官损害的筛查和防治。

(1) 心脏：心悸、胸痛、心杂音、下肢肿。

(2) 脑和眼：头晕、视力下降、感觉和运动异常。

(3) 肾：多尿、血尿、泡沫尿、腹部肿块。

(4) 周围血管：间歇性跛行，四肢血压脉搏、足背动脉排除继发性高血压（继发性高血压占高血压总数的5%～10%）。

（二）高血压分类与分层

1. **高血压诊断与分类** 高血压诊断：在未使用降压药物的情况下，非同日3次测量诊室血压，SBP ≥ 140 mmHg和（或）DBP ≥ 90 mmHg。SBP ≥ 140 mmHg和DBP < 90 mmHg为单纯收缩期高血压。患者既往有高血压史，目前正在使用降压药物，血压虽然低于140/90 mmHg，仍应诊断为高血压。根据血压升高水平，又进一步将高血压分为1级、2级和3级，见表8-3。

表8-3 血压水平分类与定义

分类	SBP（mmHg）		DBP（mmHg）
正常血压	< 120	和	< 80
正常高值	120～139	和/或	80～89
高血压	≥ 140	和/或	≥ 90
1级高血压（轻度）	140～159	和/或	90～99
2级高血压（中度）	160～179	和/或	100～109
3级高血压（重度）	≥ 180	和/或	≥ 110
单纯收缩期高血压	≥ 140	和	< 90

注：当SBP和DBP分属于不同级别时，以较高的级别作为标准。以上标准适用于任何年龄的成年男子和女性。

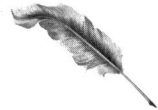

2. **按心血管风险分层** 虽然高血压是影响心血管事件发生和预后的独立危险因素，但是并非唯一决定因素，大部分高血压患者还有血压升高以外的心血管危险因素。因此，高血压患者的诊断和治疗不能只根据血压水平，必须对患者进行心血管综合风险的评估并分层。高血压患者的心血管综合风险分层，有利于确定启动降压治疗的时机，优化降压治疗方案，确立更合适的血压控制目标和进行患者的综合管理。《中国高血压防治指南（2018年修订版）》根据以往我国高血压防治指南实施情况和有关研究进展，对血压升高患者心血管风险水平分层做了部分修改，增加了130～139/85～89 mmHg范围，见表8-4；将心血管危险因素中高同型半胱氨酸血症的诊断标准改为≥15 μmol/L；将心房颤动列入伴发的临床疾病；将糖尿病分为新诊断与已治疗但未控制两种情况，分别根据血糖（空腹与餐后）与糖化血红蛋白的水平诊断，见表8-5。

表8-4 血压升高患者心血管风险水平分层

其他心血管危险因素和疾病史	血压（mmHg）			
	SBP130～139和（或）DBP85～89	SBP140～159和（或）DBP90～99	SBP160～179和（或）DBP100～109	SBP≥180和（或）DBP≥110
无		低危	中危	高危
1～3个其他危险因素	低危	中危	中/高危	很高危
≥3个其他危险因素、靶器官损害、或CKD3期、无并发症的糖尿病	中/高危	高危	高危	很高危
临床并发症，或CKD≥4期，有并发症的糖尿病	高/很高危	很高危	很高危	很高危

注：CKD，慢性肾脏疾病
数据来源：《中国高血压防治指南（2018年修订版）》

表8-5 影响高血压患者心血管预后的重要因素

心血管危险因素	靶器官损害	伴发临床疾病
1. 高血压（1～3级） 2. 男性>55岁；女性>65岁 3. 吸烟或被动吸烟 4. 糖耐量受损（2小时血糖7.8～11.0 mmol/L）和（或）空腹血糖异常（6.1～6.9 mmol/L） 5. 血脂异常：TC≥5.2 mmol/L（200 mg/dl）或LDL-C≥3.3 mmol/L（130 mg/dl）或HDL-C≤1.0 mmol/L（40 mg/dl） 6. 早发心血管病家族史（一级亲属发病年龄<50岁） 7. 腹型肥胖（腰围：男性≥90 cm，女性≥85 cm）或肥胖（BMI≥28 kg/m^2） 8. 高同型半胱氨酸血（≥15 μmol/L）	1. 左心室肥厚 心电图：Sokolow-Lyons>3.8 mV或Cornell乘积>2440 mm.ms 超声心动图LVMI：男≥115 g/m^2，女≥95 g/m^2 2. 颈动脉超声IMT≥0.9 mm或动脉粥样斑块 3. 颈-股动脉PWV≥12 m/s（*选择使用） 4. ABI<0.9（*选择使用） 5. eGFR<60 ml/(min·1.73 m^2)或血清肌酐轻度升高： 男性：115～133 μmol/L（1.3～1.5 mg/dl） 女性：107～124 μmol/L（1.2～1.4 mg/dl） 6. 微量白蛋白尿：30～300 mg/24 h或白蛋白/肌酐比≥30 mg/g（3.5 mg/mmol）	1. 脑血管病： 脑出血、缺血性脑卒中、短暂性脑缺血发作 2. 心脏疾病： 心肌梗死史、心绞痛、冠状动脉血运重建史、慢性心力衰竭、心房颤动 3. 肾脏疾病： 糖尿病肾病 肾功能受损包括 eGFR<30 ml/(min·1.73m^2) 血肌酐升高： 男性≥133 μmol/L（1.5 mg/dl） 女性≥124 μmol/L（1.4 mg/dl） 尿蛋白≥300 mg/24 h 4. 外周血管疾病 5. 视网膜病变 出血或渗出、视盘水肿 6. 糖尿病 新诊断：空腹血糖≥7.0 mmol/L（126 mg/dl），餐后血糖≥11.1 mmol/L（200 mg/dl） 已治疗但未控制，糖化血红蛋白（Hb1c）≥6.5%

注：TC：总胆固醇，LDL-C：低密度脂蛋白胆固醇，HDL-C：高密度脂蛋白胆固醇，BMI：体重指数，LVMI：左心室重量指数，IMT：颈动脉内膜中层肥厚，PWV：脉脉搏波速度，ABI：踝/臂血压指数，eGFR：估算的肾小球滤过率。
数据来源：《中国高血压防治指南（2018年修订版）》

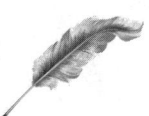

（三）高血压干预

1．高血压干预的目标人群　包括全人群、高血压高危人群和高血压患者。符合下列任一项者即为高血压高危人群：

（1）收缩压为 130～139 mmHg 和（或）舒张压为 85～89 mmHg 者。

（2）有高血压家族病史（一级、二级亲属）。

（3）超重或肥胖者（BMI ≥ 24 kg/m^2 或 BMI ≥ 28 kg/m^2，腰围男性 ≥ 90 cm、女性 ≥ 85 cm）。

（4）长期过量饮酒（每日饮酒量 ≥ 100 ml，且每周饮酒 ≥ 24 次）。

（5）男性 ≥ 55 岁，更年期后女性。

（6）长期高盐饮食者。

2．高血压的干预策略　高血压干预的根本目标是降低高血压的心脑肾与血管并发症发生和死亡的总危险。干预策略应在改善生活方式的基础上，根据高血压患者的总体风险水平决定给予降压药物，同时干预可纠正的危险因素、靶器官损害和并存的临床疾病。

（1）非药物治疗：非药物治疗是高血压的基础治疗，主要通过改善不合理的生活方式来降低危险因素水平，进而使血压水平下降。生活方式干预在任何时候对任何高血压患者都是合理、有效的治疗，其目的是降低血压、控制其他危险因素和临床情况。生活方式干预应连续贯穿高血压治疗全过程，对于 1 级高血压患者，仅通过非药物治疗就有可能使血压降至正常水平；对于必须接受药物治疗的 2、3 级或单纯收缩期高血压患者，非药物治疗可以提高药物疗效，减少药物用量，从而降低药物的副作用，减少治疗费用。主要干预措施包括：

1）减少钠盐摄入，增加钾摄入：钠盐摄入过多和（或）钾摄入不足，以及钾钠摄入比值较低是我国高血压发病的重要危险因素。为预防高血压和降低高血压患者的血压，每人每日食盐摄入量逐步降至 6 g 以下，做到：减少烹调用盐及含钠高的调味品（包括味精、酱油）；避免或减少含钠盐量较高的加工食品，如咸菜、火腿、各类炒货和腌制品；烹调时尽可能使用定量盐勺，以起到警示的作用。增加膳食中钾摄入量，做到：增加富钾食物（新鲜蔬菜、水果和豆类）的摄入量；肾功能良好者可选择低钠富钾替代盐。不建议服用钾补充剂（包括药物）来降低血压。肾功能不全者补钾前应咨询医生。

2）合理营养，平衡膳食：合理膳食模式可降低人群高血压、心血管疾病的发病风险。建议高血压患者和有进展为高血压风险的正常血压者，饮食选用新鲜蔬菜、水果、低脂（或脱脂）乳制品、禽肉、鱼、大豆和坚果，少糖、含糖饮料和红肉，富含食用纤维的全谷物、植物来源的蛋白质，减少饱和脂肪和胆固醇摄入，补充钾、镁、钙等元素。

3）控制体重：将体重维持在健康范围内（BMI：18.5～23.9 kg/m^2，男性腰围 < 90 cm，女性 < 85 cm），建议所有超重和肥胖患者减重。通过控制能量摄入、增加体力活动和行为干预等方式控制体重，如在膳食平衡基础上减少每日总热量摄入，控制高热量食物（高脂肪食物、含糖饮料和酒类等）的摄入，适当控制碳水化合物的摄入；提倡进行规律的中等强度的有氧运动、减少久坐时间；建立节食意识、制订用餐计划、记录摄入食物种类和重量、计算热量等行为疗法措施减轻体重。对于特殊人群，如哺乳期妇女和老年人，应视具体情况采用个体化减重措施。减重计划应长期坚持，速度因人而异，不可急于求成。建议将目标定为一年内体重减少初始体重的 5%～10%。

4）戒烟限酒：戒烟虽不能降低血压，但戒烟可降低心血管疾病风险。医师应强烈建议并督促高血压患者戒烟。询问每位患者每日吸烟数量及吸烟习惯等，并应用清晰、强烈、个性化方式建议其戒烟；评估吸烟者的戒烟意愿后，帮助吸烟者在 1～2 周的准备期后采用"突然停止法"开始戒烟；指导患者应用戒烟药物对抗戒断症状，如尼古丁贴片、尼古丁咀嚼胶（非处方药）、盐酸安非他酮缓释片和伐尼克兰；对戒烟成功者进行随访和监督，避免复吸。

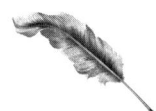

限制饮酒可使血压降低,建议高血压患者不饮酒。如饮酒,则应少量并选择低度酒,避免饮用高度烈性酒。每日酒精摄入量男性不超过 25 g,女性不超过 15 g;每周酒精摄入量男性不超过 140 g,女性不超过 80g。白酒、葡萄酒、啤酒摄入量分别少于 50 ml、100 ml、300 ml。

5)适量运动:研究发现,高血压患者定期锻炼可降低心血管死亡和全因死亡风险,有氧运动平均降低 SBP 3.84 mmHg,DBP 2.58 mmHg。因此,建议非高血压人群(为降低高血压发生风险)或高血压患者(为了降低血压),除日常生活的活动外,每周 4~7 天,每天累计 30~60 分钟的中等强度运动(如步行、慢跑、骑自行车、游泳等)。运动形式可采取有氧、阻抗和伸展等。以有氧运动为主,无氧运动作为补充。运动强度需因人而异,常用运动时最大心率来评估运动强度,中等强度运动为能达到最大心率 [最大心率(次 / 分钟)= 220 − 年龄] 的 60%~70% 的运动。高危患者运动前需进行评估。

6)减轻精神压力,保持心理平衡:医生应该对高血压患者进行压力管理,指导患者进行个体化认知行为干预。必要情况下采取心理治疗联合药物治疗缓解焦虑和精神压力,主要适用于焦虑障碍的药物包括苯二氮䓬类(阿普唑仑、劳拉西泮)和选择性 5- 羟色胺 1A 受体激动剂(丁螺环酮、坦度螺酮)。也可建议患者到专业医疗机构就诊,避免由于精神压力导致的血压波动。

(2)药物治疗:使用降压药应遵循的基本原则为:从小剂量开始,优先选择长效制剂,联合用药,个体化用药。高血压是终生治疗,需要考虑成本 / 效益。

小剂量:老年人及高龄老年人初始治疗时通常应采用较小的有效治疗剂量;根据需要,可考虑逐渐增加至足剂量。

优先使用长效降压药物:以有效控制 24 小时血压,更有效预防心脑血管并发症发生;如使用中、短效制剂,则需每天 2~3 次给药,以达到平稳控制血压。

联合用药:对血压 ≥ 160/100 mmHg、高于目标血压 20/10 mmHg 的高危患者,或单药治疗未达标的高血压患者应进行联合降压治疗,包括自由联合或单片复方制剂;对血压 ≥ 140/90 mmHg 的患者,也可起始小剂量联合治疗。

个体化用药:根据患者合并症的不同和药物疗效及耐受性,以及患者个人意愿或长期承受能力,选择适合患者个体的降压药物。

目前常用的五大类降压药物均可作为高血压初始或维持治疗的选择药物。根据国家基本药物制度,基层降压药选择应考虑安全有效、使用方便、价格合理、可利用的原则,据病情和患者意愿选择适合患者的药物。

应根据血压水平和心血管风险选择初始单药或联合治疗。目前认为,2 级高血压患者在开始时就可采用两种降压药物联合治疗,有利于血压较快达到目标值,也利于减少不良反应。图 8-1 为推荐的选择单药和联合降压的流程图。

3.高血压的干预程序

(1)筛查和确诊高血压患者:从已经建立的健康档案中找出需要管理的高血压患者;从常规门诊就诊中确诊高血压患者;常规体检发现属于管理范围之内的高血压患者;通过流行病学调查等其他方式发现的高血压患者。

(2)高血压患者的危险分层与心血管事件风险预测:按照表 8-4 建议对高血压患者进行心血管风险水平分层,并预测心血管事件风险。

Ⅰ低危组:该组患者 10 年内发生主要心血管事件的危险小于 15%。
Ⅱ中危组:该组患者 10 年内发生主要心血管事件的危险在 15%~20%。
Ⅲ高危组:该组患者 10 年内发生主要心血管事件的危险在 20%~30%。
Ⅳ很高危组:该组患者 10 年内发生主要心血管事件的危险超过 30%。

(3)制订高血压干预计划并执行干预计划、定时随访:在制订干预计划时,需要患者与医

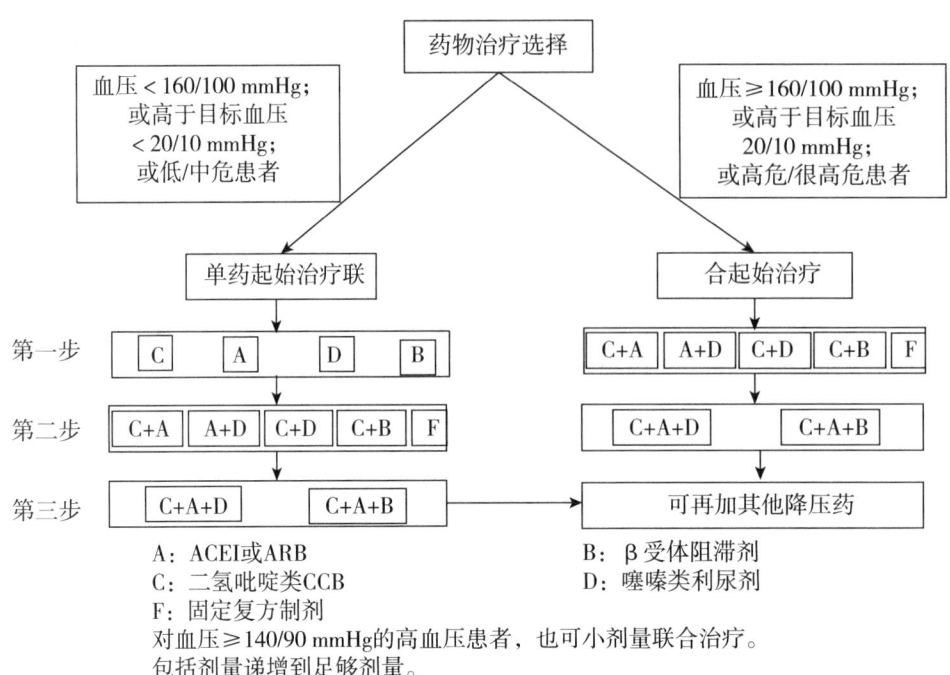

图 8-1　选择单药或联合降压治疗流程图
[资料来源:《中国高血压防治指南（2018 年修订版）》]

务工作人员共同商讨制订具体方案，制订的目标要具有可行性、安全性、可操作性，一次不要设置太多，需从小量开始逐步达到总目标，切记不可急于求成。

（4）高血压干预效果评估：包括个体高血压评估效果、群体高血压评估效果、高血压生活方式干预评估效果、规范接受药物治疗后情况和不良生活习惯的改变评估。

1）个体高血压评估效果

优良：12 个月中有 9 个月以上的血压监测记录，且血压均维持在 140/90mmHg 以下者。

尚可：12 个月中有 6～9 个月的血压监测记录，且血压均维持在 140/90mmHg 以下者。

不良：12 个月中小于 6 个月的血压监测记录在 140/90mmHg 以下者。

2）群体高血压评估效果：了解社区人群高血压的知晓率以及如何预防高血压等健康知识的知晓等情况得出结果；还可以从社区人群血压达标率与非达标率去评估效果。

3）高血压生活方式干预评估效果：在对患者进行生活方式干预 2 个月之后，询问患者的生活习惯的改善情况，检查其血压、血糖、血脂及体重的变化，并与第一次评估的结果进行对比分析，总结经验。及时给予患者鼓励。为便于管理对象可以取得更加明显的进步，建议初诊高血压患者按图 8-2 程序进行评估与监测。

（四）特殊人群高血压的处理原则

高血压是常见慢性疾病，患者往往合并其他躯体疾病，如老年高血压、糖尿病高血压、高血压合并冠心病、高血压合并心力衰竭、脑血管病、肾损害等，基层医生在处理过程中要对这些患者给予特别关注。建议遵照上级医院的医嘱对患者进行管理，或参照《内科学》相关内容进行处理。

五、高血压健康教育

（一）健康教育的目的

1. 广泛宣传高血压防治知识，提高社区人群自我保健意识，引导社会对高血压防治的

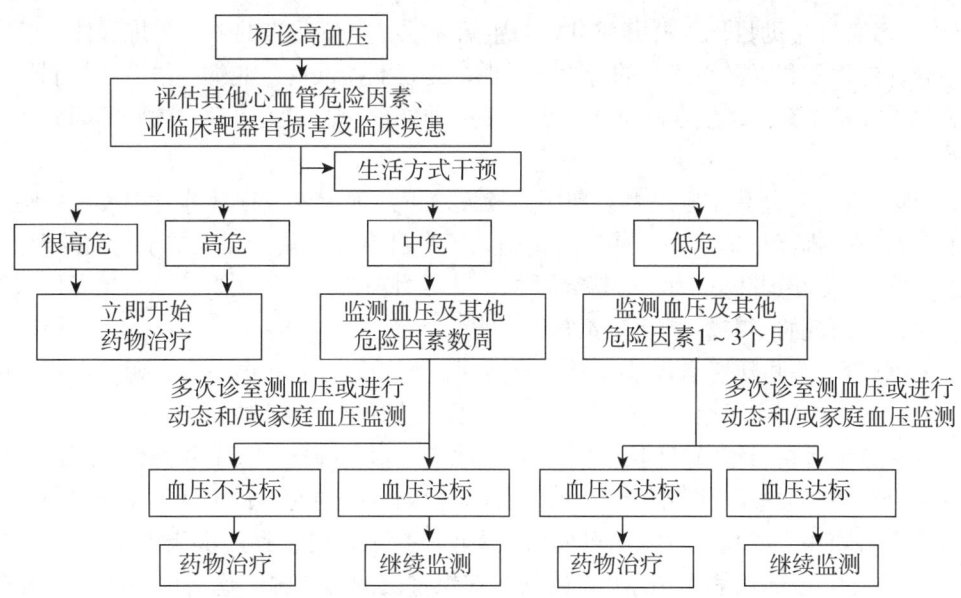

动态血压的高血压诊断标准为SBP≥135 mmHg或DBP≥85 mmHg，夜间平均SBP≥120 mmHg或DBP≥70 mmHg或24小时SBP≥130 mmHg或DBP≥80 mmHg；家庭血压平均SBP≥135 mmHg或DBP≥85 mmHg。中危且血压≥160/100 mmHg，应立即启动药物治疗。

图 8-2 初诊高血压患者的评估及监测程序
[资料来源：《中国高血压防治指南（2018年修订版）》]

关注。

2. 倡导积极的、健康向上的生活方式，提高社区人群对高血压及其并发症知识的知晓程度和基本应对技能，树立高血压及其并发症可防可治的信念。

3. 鼓励社区人群改变不良行为和生活方式，减少高血压危险因素的流行，预防和控制高血压及其相关疾病的发生，改善社区居民生活质量，提高健康水平。

（二）健康教育形式

可以通过门诊、家庭访视、入户调查等途径，采取口头教育、发放宣传材料、组织健康讲座、借助媒体力量等形式，利用一切合适的机会对社区人群进行高血压防治知识的普及宣传和教育，宣传形式要多样，内容常更新，动员一切可以参与的力量参与进来。

（三）健康教育内容

针对不同目标人群，提供包括生活教育、心理教育、防治教育等内容的健康教育和行动指导，参考内容见表 8-6。

表 8-6 高血压健康教育的参考内容

健康教育对象	健康教育内容
正常人群	什么是高血压；高血压有什么危害；高血压是否可以预防；哪些人容易发生高血压；什么是健康的生活方式；如何定期监测血压；每年测一次以上血压等
高危人群	什么是高血压；什么是高血压的心血管疾病危险因素；高血压伴心血管疾病危险因素的危害；哪些人是高血压的高危人群；如何纠正不良生活方式或习惯；如何降低心血管疾病的危险因素；要特别关注自己的血压，至少6个月测量一次血压；鼓励家庭自测血压等
确诊患者	什么是高血压；高血压是如何分级的；什么是靶器官损害和并存的临床情况；高血压患者为什么分为低危、中危、高危、很高危组进行管理；高血压的非药物治疗内容；常用抗高血压药物种类、用法、注意事项、副作用以及禁忌证；为什么高血压患者要终生服药；如何配合社区医生做好高血压分级管理，定期随访；如何正确测量血压；至少每2个月测一次血压，积极提倡患者自测血压等

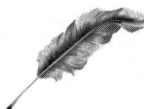

1. 生活教育 帮助目标人群养成良好的生活习惯，坚持适当的体育锻炼和体力劳动，注意劳逸结合，消除不利于身心健康的行为和习惯，建议低盐饮食、戒烟、限酒、控制体重，多吃蔬菜和水果等富含钾和维生素的食物，少吃油、油炸食品、甜食、动物内脏等高脂肪、高热量食品等。

2. 心理教育 部分高血压患者心理压力较大，可出现焦虑或抑郁等心理表现，医生应积极进行心理教育，提高认知水平，使患者正确认识自身疾病，减少因认知不足而导致的焦虑、抑郁状态，既要帮助患者树立信心、解除顾虑，又要劝告患者正确认识，提高患者依从性，保持积极、豁达、乐观的心态，避免情绪波动。

3. 防治教育 高血压患者需要长期降压治疗，尤其是高危和很高危患者。在每个患者确立有效治疗方案、控制血压后，仍应继续治疗，不应随意停止治疗或频繁改变治疗方案，停用降压药物后多数患者在半年内又回到原来的血压水平。由于降压治疗的长期性，因此患者的治疗依从性十分重要。通过医师与患者之间保持经常性的良好沟通、让患者和家属参与制订治疗计划、鼓励患者家中自测血压等措施可提高患者的治疗依从性；通过健康讲座、观看宣传片、面对面沟通、推荐关于疾病预防的科普读物等知识宣教的方式提高患者的自我监测及防治水平，使患者能够主动地参与自己的健康管理，积极配合医生，坚持治疗，定期随访；教育患者自行监测并记录血压；重视心脑血管疾病的早期症状及先兆征象，叮嘱患者及时就医，以便对短暂性脑缺血和心绞痛发作进行有效的控制。

 知识链接

为进一步加强对脑血管病患者的管理，特别是贫困地区高血压患者的管理，2019年3月国家卫生健康委官网发布了《国家卫生健康委办公厅关于印发贫困地区主要慢性病健康教育处方的通知》（国卫办基层函[2019]276号），其中建议给脑血管病患者按以下格式开出健康教育处方。

脑血管病患者健康教育处方

姓名： 性别： 年龄： 诊断：

脑血管病泛指脑部血管的各种疾病，发病率高、死亡率高、致残率高。其中脑梗死和脑出血是最常见的类型，主要表现为：言语不清，听不懂别人的讲话、口角歪斜、肢体瘫痪、头晕、走路不稳，严重者可昏迷不醒。脑梗死多在安静状态下发病，头痛少见；脑出血多在清醒或活动状态下起病，伴头痛、恶心、呕吐，部分患者伴剧烈头痛。脑出血最常见的是高血压脑出血，发病凶险，病情变化快，复发率比较高。

脑梗死的主要危险因素包括：长期高血压、冠心病、心房纤颤、糖尿病、高脂血症、肥胖、吸烟、酗酒、缺乏体力活动、饮食不合理（如长期吃过多盐、肉、动物油等），以及高龄、遗传因素。脑出血的主要危险因素包括：长期高血压以及高龄、遗传因素、脑血管畸形、脑肿瘤、服用抗凝药物等。

采取健康生活方式，积极治疗，有助于身体康复、改善生活质量。

健康指导建议（请关注□中打"√"条目）

健康生活方式
□ 立即戒烟，避免接触二手烟。
□ 不饮酒或少饮酒。
□ 超重或肥胖的患者减轻体重。体重指数应控制在24以下，体重指数(BMI)=体重(千克，kg)/身高^2(米^2，m^2)。
□ 少吃肥肉、动物内脏等高脂肪食物，炒菜少放油，多吃新鲜蔬菜。
□ 低盐饮食，患者每日食盐量不超过6克。
□ 坚持慢跑、散步等活动。建议尽量保持每周3~5次，每次持续20~30分钟，推荐中等强度，具体活动安排应根据自己身体情况而定。
□ 保持心情舒畅、情绪稳定；避免过度劳累，保证充足睡眠。

治疗与康复
☐ 遵医嘱服药，不要随意自行停药，如需调整药物，应先咨询医生。
☐ 定期复查。
☐ 脑梗死患者严格控制血脂、血压及血糖。
☐ 脑出血患者平稳控制血压。
☐ 存在后遗症的患者，应在医生的指导下进行适当康复训练。
☐ 防止饮水呛咳导致肺炎。

急症处理
☐ 出现病情加重，尤其是出现下列症状之一，应尽快到附近有条件的医院进行救治。
1. 出现脸部左右不对称，口角歪斜。
2. 平行举起两只胳膊出现单侧无力。
3. 言语不清，表达困难。

其他指导建议
_____
_____
_____

家庭医生签约团队签名：　　　　　咨询电话：　　　　　日期：　　年　　月　　日

脑血管病患者健康教育处方使用说明
使用对象
脑梗死、脑出血等脑血管病患者。
使用方法
1. 由医务人员配合医疗处方共同使用，不建议单独使用。
2. 主要用于患者健康生活方式指导。
3. 医务人员应针对每位患者的疾病病程、具体的健康危险因素等，有针对性地提供健康指导。

六、随诊与转诊

（一）随诊

随诊是让患者自己注意观察身体有无不适，或原有不适是否出现新的变化，随时联系原诊治医生或去医院就诊的方式，高血压随诊是高血压随访的方式之一。

1. 随诊目的　评估治疗反应，了解患者对药物的耐受情况，分析血压是否稳定达标和其他危险因素的状况，建立医患相互信任的良好关系。

2. 随诊内容　测量血压和（或）动态血压，了解血压数值及达标状态，询问服药的依从性，根据血压的波动以及药物的不良反应进行高血压治疗药物的调整，嘱咐患者按时服药，指导患者改善生活方式、坚持长期治疗，不随意停药。

3. 随诊间隔　根据患者的心血管总体风险及血压水平决定。正常高值或高血压1级，危险分层属低危、中危或仅服1种药物治疗者，每1~3个月随诊1次；新发现的高危及较复杂病例随诊的间隔应较短，高危患者血压未达标或临床有症状者，可考虑缩短随诊时间（2~4周）；血压达标且稳定者，每月1次或者延长随访时间。对使用了至少3种降压药，血压仍未达标，应考虑将患者转至高血压专科诊治。

4. 医疗记录　随诊要有医疗记录，要建立随诊病历，社区医院要建立患者随诊档案。在随诊病历上应记录每次就诊时的血压和心率数值，记录与血压相关的症状、药物剂量和种类以及不良反应。

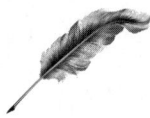

（二）转诊

基层卫生服务机构应积极主动与所在区域的上级医院建立安全、畅通的双向转诊渠道和机制，以便有需要的患者及时得到应有的专科医疗服务，避免延误病情；同时上级医院经治疗好转的患者能够顺利转回基层卫生服务机构，从而减轻专科医院的压力和患者的就医负担。

1. 转诊原则　确保患者的安全和有效治疗；尽量减轻患者经济负担；最大限度地发挥镇专科医生和村医生各自的优势及两者之间的协同作用，实现医疗资源效益的最大化。

2. 转出（基层卫生服务机构转向上级医院）

（1）初诊高血压患者转出条件：①合并严重的临床情况或靶器官的损害；②患者年轻且血压水平达到 3 级；③怀疑继发性高血压的患者；④妊娠和哺乳期妇女；⑤可能有白大褂高血压存在，需进一步检查；⑥因诊断需要到上级医院进一步检查。

（2）随访高血压患者转出条件：①按治疗方案用药 2～3 个月，血压不达标的患者；②血压控制平稳的患者，再度出现血压升高并难以控制者；③血压波动较大，临床处理有困难者；④随访过程中出现新的严重临床情况；⑤患者服降压药后出现不能解释或难以处理的不良反应或合并症。

3. 转入（上级医院转回基层卫生服务机构）　上级医院应将诊断明确、治疗方案确定、血压及伴随临床情况已控制稳定等符合转入情况的高血压患者转回基层卫生服务机构，由基层医生对患者进行长期监测、随访和管理，以便减轻患者的经济负担。

第二节　高血压患者健康管理服务规范

一、服务对象

辖区内 35 岁及以上常住居民中原发性高血压患者。

二、服务内容

（一）筛查

根据目标人群的特点，《国家基本公共卫生服务规范》（第三版）推荐了高血压筛查的流程，见图 8-3。

1. 筛查对象与次数　辖区内 3～19 岁居民，每 2 年测 1 次血压；20～34 岁居民每年至少有 1 次测血压记录；35 岁及以上常住居民，每年为其免费测量 1 次血压（非同日 3 次测量）。

2. 对第一次发现收缩压 ≥ 140 mmHg 和（或）舒张压 ≥ 90 mmHg 的居民在去除可能引起血压升高的因素后预约其复查，非同日 3 次测量血压均高于正常，可初步诊断为高血压。建议转诊到有条件的上级医院确诊并取得治疗方案，2 周内随访转诊结果，对已确诊的原发性高血压患者纳入高血压患者健康管理。对可疑继发性高血压患者，及时转诊。

3. 如有以下六项指标中的任一项高危因素，建议每半年至少测量 1 次血压，并接受医务人员的生活方式指导：

（1）血压高值（收缩压 130～139 mmHg 和/或舒张压 85～89 mmHg）。

（2）超重或肥胖，和（或）腹型肥胖。

超重：28 kg/m^2 > BMI ≥ 24 kg/m^2；肥胖：BMI ≥ 28 kg/m^2；

腰围：男 ≥ 90 cm（2.7 尺），女 ≥ 85 cm（2.6 尺）为腹型肥胖。

（3）高血压家族史（一、二级亲属）。

（4）长期膳食高盐。

（5）长期过量饮酒（每日饮白酒 ≥ 100 ml）。

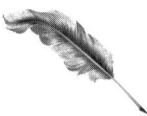

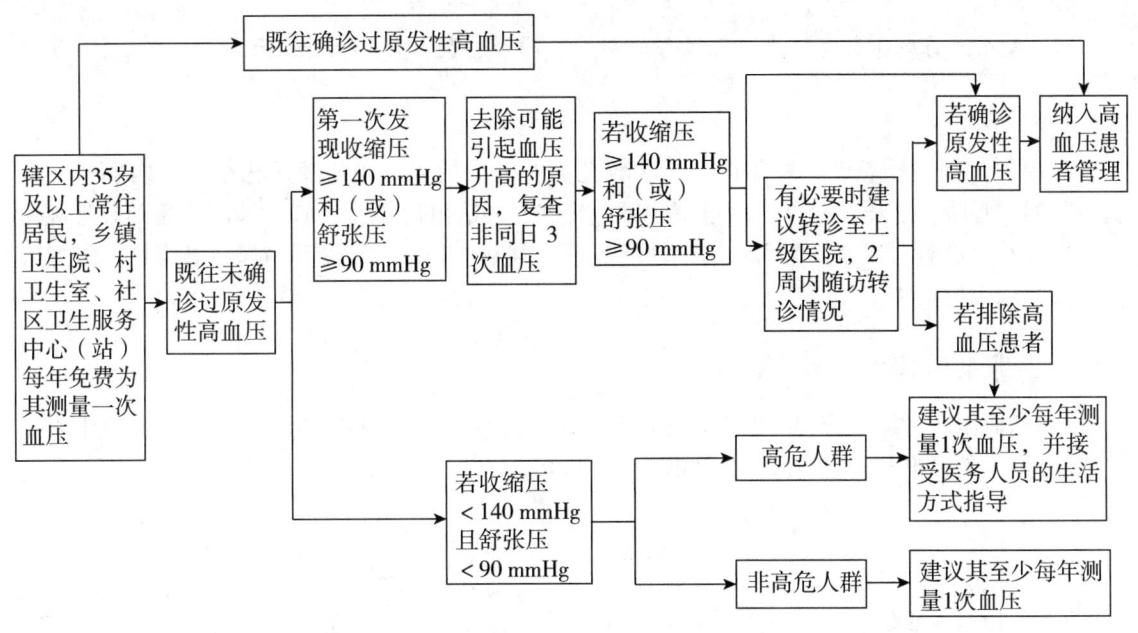

图 8-3 高血压筛查流程图

[引自：国家卫生计生委文件．国家基本公共卫生服务规范（第三版）．北京．2017]

（6）年龄≥55岁。

（二）随访评估

对原发性高血压患者，每年要提供至少4次面对面的随访。

1．测量血压并评估是否存在危急情况，如出现收缩压≥180 mmHg和（或）舒张压≥110 mmHg；意识改变、剧烈头痛或头晕、恶心呕吐、视物模糊、眼痛、心悸、胸闷、喘憋不能平卧及处于妊娠期或哺乳期同时血压高于正常等危急情况之一，或存在不能处理的其他疾病时，须在处理后紧急转诊。对于紧急转诊者，乡镇卫生院、村卫生室、社区卫生服务中心（站）应在2周内主动随访转诊情况。

2．若不需紧急转诊，询问上次随访到此次随访期间的症状。

3．测量体重、心率，计算体重指数（BMI）。

4．询问患者疾病情况和生活方式，包括心脑血管疾病、糖尿病、吸烟、饮酒、运动、摄盐情况等。

5．了解患者服药情况。

（三）分类干预

1．对血压控制满意（一般高血压患者血压降至140/90 mmHg以下；≥65岁老年高血压患者的血压降至150/90 mmHg以下，如果能耐受，可进一步降至140/90 mmHg以下；一般糖尿病或慢性肾病患者的血压目标可以在140/90 mmHg基础上再适当降低）、无药物不良反应、无新发并发症或原有并发症无加重的患者，预约下一次随访时间。

2．对第一次出现血压控制不满意，或出现药物不良反应的患者，结合其服药依从性，必要时增加现用药物剂量、更换或增加不同类的降压药物，2周内随访。

3．对连续两次出现血压控制不满意或药物不良反应难以控制以及出现新的并发症或原有并发症加重的患者，建议其转诊到上级医院，2周内主动随访转诊情况。

4．对所有患者进行有针对性的健康教育，与患者一起制定生活方式改进目标并在下一次随访时评估进展。告诉患者出现哪些异常时应立即就诊。

> 考点：高血压患者健康管理服务的对象、筛查、随访评估与分类干预。

（四）健康体检

对原发性高血压患者，每年进行 1 次较全面的健康检查，可与随访相结合。内容包括体温、脉搏、呼吸、血压、身高、体重、腰围、皮肤、浅表淋巴结、心脏、肺部、腹部等常规体格检查，并对口腔、视力、听力和运动功能等进行判断。具体内容参照《居民健康档案管理服务规范》健康体检表。

三、服务流程

1. 高血压患者随访流程　针对辖区内确诊的原发性高血压患者，《国家基本公共卫生服务规范》（第三版）推荐了随访服务的流程，见图 8-4。

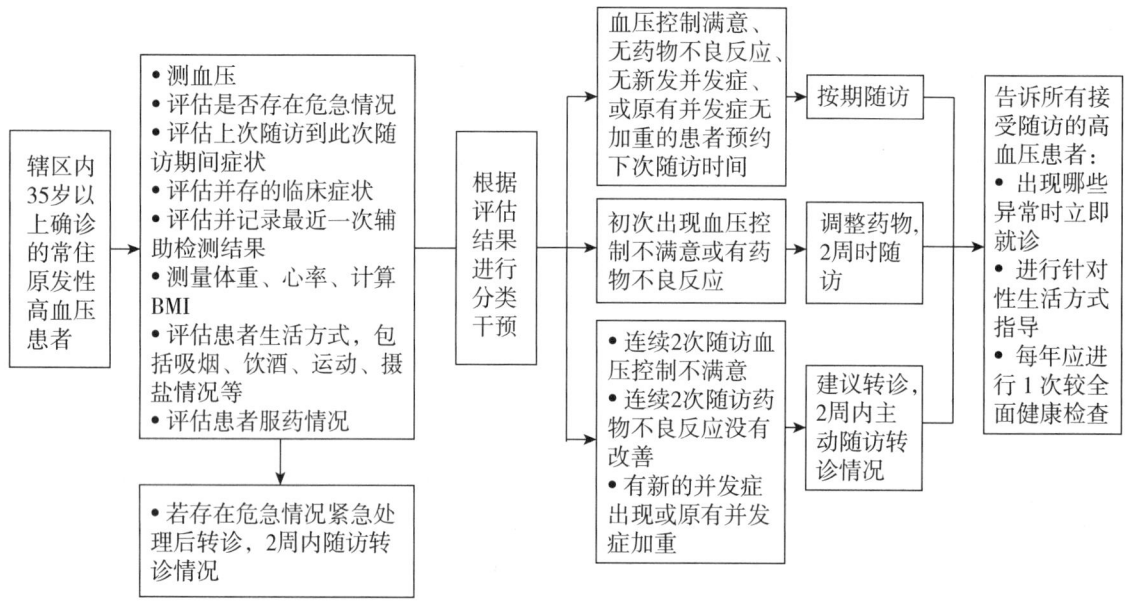

图 8-4　高血压患者随访流程图

[引自：国家卫生计生委文件．国家基本公共卫生服务规范（第三版）．北京．2017]

高血压患者的随访服务包括评估、分类和处理三个环节。每次随访都要询问病情，并进行血压、并发症、生活方式、用药情况等内容的检查和评估；根据评估结果实施分类干预；对所有接受随访的高血压患者都要进行用药、饮食、运动、心理等方面的健康指导，并填写随访表。

2. 高血压患者随访服务技术

（1）选择合适的随访方式：依据受访者高血压程度、治疗方式及随访内容的不同，选择不同的随访方式，主要包括门诊随访、电话随访、家庭随访和微信随访等方式。

随访者与受访者之间更需要有一种省时、省力、灵活的沟通途径，当前，电话随访和微信随访较受欢迎。

（2）实现高效、完善的随访：随访者和受访者之间构建具有有效性、稳定性和可持续性的联系，实现随访的完善、完整。

1）预留完备的基础信息，保证随访联系有效：随访者应与受访者充分沟通随访的目的意义，就受访者的权利、义务向受访者予以申明，并承诺对受访者个人信息保密，从而获得受访者的信任和配合，这是确保随访有效的基础。

详细记录受访者本人及其联系人的联系方式，包括常用住宅固定电话、手机号码、QQ号、微信号、详细到门牌号的家庭地址及单位地址和电话，以确保受访者在更换电话或搬迁后仍能取得联系。

对受访者留存的联系方式在随访过程中进行一一核对，确保联系方式无误。若部分受访者通过留存的方式无法联系，随访者可尝试联系受访者所在街道、社区及当地派出所或村委会等部门查找受访者新的联系方式。

2）制订合理的随访计划，确保随访稳健开展：随访之前，随访者应根据随访目标、受访者血压控制情况、药物副作用等问题，制订合理的随访计划。随访计划应包括：

随访时间和频率：根据高血压分类干预的要求，确定随访时间和随访频率，并严格按照计划进行。

随访的方式：门诊随访、电话随访、家庭随访和微信随访等相互结合。

随访的内容要点：根据高血压随访服务记录表要求，就受访者高血压症状、体征、生活方式指导、服药依从性、药物不良反应、用药情况等内容进行访视。并及时根据受访者出现的问题提供咨询服务，包括身体、心理等方面的问题。

随访责任人：由家庭医生或慢病专干承担，必须具有研究经验，且责任心强，必要时对随访人员进行培训。

3）充分尊重受访者隐私，连接沟通桥梁：受访者参与随访研究过程中，随访者应及时、详细了解受访者的病情及心理状态，帮助受访者了解所患疾病的病程、转变，充分解释宣传其定期随访的重要性，使受访者积极主动地配合医生的治疗和研究，建立起牢固的沟通桥梁。

若受访者的病情和心理状态不能够完成定期的随访，可在获得受访者本人同意后，对其家属开展咨询。

面对受访者平时的不定时疑问，要及时、详细地给予回答，提高他们对疾病和随访的认识，从而从情感角度更深一步避免受访者失访的情况发生。

4）及时更新、整理随访资料，实现随访可持续：每次随访采集的数据资料，应及时录入整理。随访表应确保时间、内容的完整性，若存在信息不全的情况，应做好实际情况的备注。随访资料的记录应该采用流线型记录方式，前述所有记录信息都要一一保存，以为后期分析受者随访状态打好资料基础。

5）搭建临床随访平台，构建患者个人账号：利用居民健康档案管理系统，实现对受访者信息的统一网络化管理，每个患者均有相应的个人账号，可通过微信进行手机移动端的推广，为受访者搭建个人账号，其个人基本联系信息、各时期的疾病信息都通过平台进行一一记录。应及时对受访者随访结果开展分析，通过在相关统计分析咨询机构的帮助下，深入分析随访资料，及时为受访者发现患病危险因素、预知患病隐因，并为其提供健康管理，并在此基础上对受访者日常生活、饮食、锻炼、用药情况进行指导，改善受访者的生活质量。

四、服务要求和工作指标

（一）服务要求

1．高血压患者的健康管理由医生负责，应与门诊服务相结合，对未能按照管理要求接受随访的患者，乡镇卫生院、村卫生室、社区卫生服务中心（站）医务人员应主动与患者联系，保证管理的连续性。

2．随访包括预约患者到门诊就诊、电话追踪和家庭访视等方式。

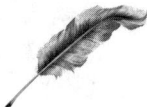

3．乡镇卫生院、村卫生室、社区卫生服务中心（站）可通过本地区社区卫生诊断和门诊服务等途径筛查和发现高血压患者。有条件的地区，对人员进行规范培训后，可参考《中国高血压防治指南》对高血压患者进行健康管理。

4．发挥中医药在改善临床症状、提高生活质量、防治并发症中的特色和作用，积极应用中医药方法开展高血压患者健康管理服务。

5．加强宣传，告知服务内容，使更多的患者和居民愿意接受服务。

6．每次提供服务后及时将相关信息记入患者的健康档案。

> 考点：高血压患者健康管理服务的要求。

（二）工作指标

1．高血压患者规范管理率

$$高血压患者规范管理率 = \frac{按照规范要求进行高血压患者健康管理的人数}{年内已管理的高血压患者人数} \times 100\%$$

2．管理人群血压控制率

$$管理人群血压控制率 = \frac{年内最近一次随访血压达标人数}{年内已管理的高血压患者人数} \times 100\%$$

注：最近一次随访血压指的是按照规范要求最近一次随访的血压，若失访，则判断为未达标，血压控制是指收缩压＜140 mmHg 和舒张压＜90 mmHg（65岁及以上患者收缩压＜150 mmHg 和舒张压＜90 mmHg），即收缩压和舒张压同时达标。

自测题

一、A 型选择题

1．我国高血压最常见的并发症是
   A．高血压脑病，脑卒中
   B．高血压性心脏病
   C．夹层动脉瘤
   D．高血压性肾动脉硬化
   E．妊娠高血压综合征

2．测量血压的恰当方法是
   A．安静 5 分钟后坐位右上臂
   B．平卧位左上臂
   C．听到第一音为舒张压
   D．取每次检查测一遍的血压值
   E．以上说法都不对

3．3 级高血压的诊断标准正确的是
   A．收缩压＞180 mmHg 和（或）舒张压＞110 mmHg
   B．收缩压＞180 mmHg 和（或）舒张压≥100 mmHg
   C．收缩压≥180 mmHg 和（或）舒张压≥110 mmHg
   D．收缩压≥180 mmHg 和（或）舒张压≥100 mmHg
   E．收缩压≥180 mmHg 和（或）舒张压＞110 mmHg

4．高血压患者健康管理的服务对象是
   A．辖区内高血压患者
   B．辖区内原发性高血压患者
   C．辖区内继发性高血压患者
   D．辖区内 35 岁及以上高血压患者
   E．辖区内 35 岁及以上原发性血压患者

5．对于原发性高血压紧急转诊者，乡镇卫生院、村卫生室、社区卫生服务中心（站）应在
   A．1 周内主动随访转诊情况

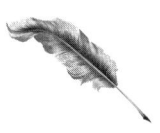

B．2周内主动随访转诊情况
C．4周内主动随访转诊情况
D．6周内主动随访转诊情况
E．12周内主动随访转诊情况

6．高血压患者每年应至少进行
   A．1次较全面健康检查
   B．2次较全面健康检查
   C．3次较全面健康检查
   D．4次较全面健康检查
   E．5次较全面健康检查

7．关于高血压的控制，以下哪种说法是错误的
   A．血压控制不良或不稳定，仍无不良反应者，一般原药加至靶剂量，或加另一种类药物
   B．降压速度越快越好
   C．对夜间及凌晨血压增高的患者，可调整用药时间，或晚间谨慎加服药物
   D．血压达标稳定者，且无不良反应的，一般予以长期维持治疗，长期达标
   E．高血压治疗者不要随意调换药物

8．哪项不是高血压非药物治疗的措施
   A．减少热量，膳食平衡
   B．增加体力活动
   C．不提倡饮酒，如饮酒，男性每日酒精量不超过50克
   D．保持乐观心态，提高应激能力
   E．不吸烟

9．不属于高血压患者健康管理的服务内容的是
   A．筛查患者
   B．随访评估
   C．对症治疗
   D．分类干预
   E．健康体检

10．不属于高血压患者健康管理的随访方式的是
   A．门诊就诊
   B．电话追踪
   C．住院诊疗
   D．家庭访视
   E．体格检查

二、问答题

1．高血压患者诊断性评估的内容有哪些？
2．高血压干预的步骤是什么？
3．如何对高血压患者进行分类管理？

（黎逢保）

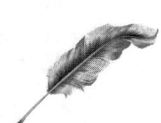

第九章

2 型糖尿病患者健康管理服务

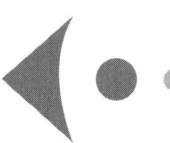

> **学习目标**
>
> 通过本章内容的学习，学生应该能够：
> 1. 说出糖尿病、糖尿病高危人群的定义。
> 2. 列举糖尿病的管理目标、诊疗关键点、转诊标准。
> 3. 复述 2 型糖尿病患者健康管理的服务内容及服务流程。
> 4. 能够按照服务流程开展 2 型糖尿病患者健康管理服务。
> 5. 能够正确计算 2 型糖尿病患者规范管理率和血糖控制率。
> 6. 将关爱尊重患者的职业道德和严谨细致、精益求精的职业习惯融入糖尿病患者健康管理服务全过程。

随着社会经济的发展和人们生活方式的改变、肥胖人数的增加、人口寿命的延长，我国糖尿病的患病率呈快速上升趋势，2015 年中国居民营养与慢性病状况报告，我国 18 岁及以上成人糖尿病患病率为 9.7%，中国 2 型糖尿病防治指南（2017 年版）报告成人糖尿病患病率为 10.9%，另有 15.5% 处于糖尿病前期。糖尿病已成为我国越来越严重的一个公共卫生问题，亦是继心脑血管疾病、恶性肿瘤之后严重危害人民健康的慢性非传染性疾病。它的急、慢性并发症，尤其是慢性并发症累及多个器官，致残、致死率高，严重影响患者的身心健康，给个人、家庭和社会造成沉重的负担。

 案例 9-1

张某，男，70 岁，患 2 型糖尿病 20 年。期间一直口服降糖药物治疗，未规律监测血糖。后因血糖控制不佳，遵医嘱餐前加用门冬胰岛素联合甘精胰岛素皮下注射降糖治疗，但未严格控制饮食，未规律监测血糖变化。某日患者因进食不洁食物后出现恶心、呕吐、腹泻症状，进食差，仍继续使用胰岛素降糖治疗，未监测血糖变化，患者自觉心悸、乏力、手抖、头晕症状逐渐加重，继而意识模糊，言语不利，血压 164/60 mmHg，血糖 1.7 mmol/L，医院诊断为低血糖昏迷。

患者在辖区内常住但未建立健康档案。喜欢吃油腻和辛辣食品，很少吃水果，喜欢打麻将，爱看电视，几乎不参加体育锻炼，最近睡眠质量差，其父母无高血压及糖尿病史。由于此次的病情加重，患者及家属希望能纳入健康管理。

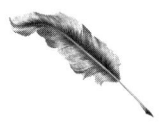

问题：
1. 应该如何对患者开展健康管理服务？
2. 对张某开展健康教育的内容有哪些？

第一节 糖尿病防治管理概述

糖尿病是由于胰岛素分泌和（或）作用缺陷所引起的、以慢性血葡萄糖（简称血糖）水平增高为特征的一组代谢性疾病。长期碳水化合物以及脂肪、蛋白质代谢紊乱可引起多系统损害，导致眼、肾、神经、心脏、血管等组织器官的慢性进行性病变、功能减退及衰竭；病情严重或应激时可发生急性严重代谢紊乱，如糖尿病酮症酸中毒、高血糖高渗状态等。本病使患者生活质量降低，寿命缩短，病死率高，应积极防治。

我国糖尿病流行病学特点：①以2型糖尿病为主，约占90%，1型及其他类型糖尿病少见；②未诊断的糖尿病患者比例（约占总数的63%）较大，远高于发达国家（美国约48%）；③男性患病率（11.1%）略高于女性（9.6%）；④经济发达地区明显高于欠发达地区，城市高于农村；⑤肥胖和超重人群的糖尿病患者显著增加。体重指数越高，糖尿病患病率越高；⑥低教育水平是糖尿病的易患因素；⑦民族间患病存在差异，满、汉族较高（14.7%~15.0%），藏族较低（4.3%）。

2型糖尿病的危险因素：糖尿病的发生是遗传与环境因素共同作用所致。遗传因素是糖尿病发生的潜在原因，具有遗传易感性的个体在肥胖或超重、身体活动不足、高能膳食与纤维素减少、生活水平迅速提高、文化程度低、病毒感染、高血压、生命早期营养不良、长期的过度紧张等环境因素作用下，更易于发生2型糖尿病。

一、管理目标

总体来说是血糖、血压、血脂控制达标，减少并发症的发生，降低致残率和早死率。

1. 近期目标 通过控制高血糖和相关代谢紊乱，消除糖尿病症状和防止出现急性代谢并发症。

2. 远期目标 通过良好的代谢控制，预防慢性并发症，提高患者生活质量和延长寿命。

3. 综合控制目标 2型糖尿病理想的综合控制目标因患者的年龄、合并症、并发症等不同而异，见表9-1。

表9-1 中国2型糖尿病综合控制目标

指标	目标值
血糖 a（mmol/L）	
空腹	4.4~7.0
非空腹	<10.0
糖化血红蛋白（%）	<7.0
血压（mmHg）	<130/80
总胆固醇（mmol/L）	<4.5
三酰甘油（mmol/L）	<1.7
高密度脂蛋白胆固醇（mmol/L）	

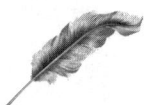

续表

指标	目标值
男性	> 1.0
女性	> 1.3
低密度脂蛋白胆固醇（mmol/L）	
未合并动脉粥样硬化性心血管疾病	< 2.6
合并动脉粥样硬化性心血管疾病	< 1.8
体重指数 ^{b}（kg/m^2）	< 24.0

注：^{a} 为毛细血管血糖；^{b} 体重指数 = 体重（kg）/ 身高的平方（m^2）；1 mmHg = 0.133 kPa

二、管理基本要求

（一）组建糖尿病管理团队

依托家庭医生制度建设，基层医疗卫生机构（社区卫生服务中心、乡镇卫生院、村卫生室），应成立由家庭医生、护士、公共卫生人员等组成的服务团队，发挥团队作用，与二级及以上医疗卫生机构专科医师分工协作，为居民提供糖尿病管理的整合性服务。有条件的基层医疗卫生机构应配备药师、健康管理师、体育运动指导员、心理咨询师、社（义）工等。团队中的医生应为经国家统一培训合格的医务人员。

（二）配置基本设备

1．社区卫生服务中心、乡镇卫生院

（1）必备设备：便携式血糖仪、血生化分析仪、尿常规分析仪、血压计、身高体重计、测量腰围的软尺、128 Hz 音叉、10 g 尼龙单丝、叩诊锤、视力表。

（2）其他应配备设备：血常规分析仪、心电图机。

2．社区卫生服务站、村卫生室　应至少配备便携式血糖仪、血压计、身高体重计及测量腰围的软尺等。

（三）保障基本药物

基层医疗卫生机构应配备 5 大类降糖基本药物：二甲双胍、胰岛素促泌剂、α- 糖苷酶抑制剂、噻唑烷二酮类（TZDs）药物、胰岛素。

（四）服务要求

根据《国家基本公共卫生服务规范（第三版）》《糖尿病分级诊疗服务技术方案》（国卫办医函 [2015]1026 号）等文件要求，基层医疗卫生机构向居民提供糖尿病健康管理服务。结合家庭医生签约服务制度，为患者提供全方位、连续性、负责式的医疗健康管理服务。与上级医院建立协作机制，实现双向转诊。

三、糖尿病诊疗关键

（一）诊疗关键点

1．糖尿病诊断　三多一少血糖高，症状典型易诊断；多数患者无症状，化验检测是关键，两次异常可诊断；高危人群是线索，莫忘筛查早发现。

2．糖尿病治疗　行教育；勤监测；管住嘴；迈开腿；药莫忘，"五驾马车"驾驭好。

3．糖尿病管理　降糖降压加调脂，"三高共管"同实现。

4．糖尿病转诊　发病较紧急；临床分型难；血糖控制差；并发症严重。

（二）糖尿病诊断

1．糖尿病诊断标准　目前我国糖尿病的诊断采用世界卫生组织（WHO）（1999 年）标

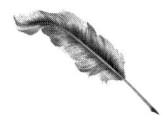

准，见表 9-2、表 9-3，以静脉血浆血糖为依据，毛细血管血糖值仅作为参考。

空腹血糖（FPG）或 75 g 口服葡萄糖耐量试验（OGTT）后的 2 h 血糖值，可单独用于流行病学调查或人群筛查。但我国资料显示，仅查 FPG 糖尿病的漏诊率较高。理想的调查是同时检查 FPG 及 OGTT 后 2 h 血糖值，OGTT 其他时间点血糖不作为诊断标准。建议已达到糖调节受损的人群，应进行 OGTT 检查，以降低糖尿病的漏诊率。

表 9-2　糖尿病诊断标准

诊断标准	静脉血浆葡萄糖水平（mmol/L）
（1）具有典型糖尿病症状（烦渴多饮、多尿、多食、不明原因的体重下降）且随机静脉血浆葡萄糖 或	≥ 11.1
（2）空腹静脉血浆葡萄糖 或	≥ 7.0
（3）口服葡萄糖耐量试验（OGTT）2 h 血浆葡萄糖	≥ 11.1

注：①空腹状态指至少 8 h 没有进食热量；随机血糖指不考虑上次用餐时间，一天中任意时间的血糖，不能用来诊断空腹血糖受损或糖耐量异常；②无典型糖尿病症状，需改日复查空腹静脉血浆葡萄糖或葡萄糖负荷后 2 h 血浆葡萄糖以确认；③急性感染、创伤或其他应激情况下可出现暂时性血糖增高，若没有明确的高血糖病史，须在应激消除后复查，重新评定糖代谢状态。

表 9-3　高血糖状态分类（WHO，1999 年）

糖代谢分类	静脉血浆葡萄糖（mmol/L）	
	空腹	OGTT 2h
空腹血糖受损（IFG）	6.1 ~ < 7.0	< 7.8
糖耐量减低（IGT）	< 7.0	7.8 ~ < 11.1
糖尿病	≥ 7.0	≥ 11.1

注：IFG 和 IGT 统称为糖调节受损，也称糖尿病前期。

2．糖尿病分型　我国目前采用 WHO（1999 年）糖尿病病因学分型体系，共分为 4 类，即 1 型糖尿病、2 型糖尿病、特殊类型糖尿病和妊娠期糖尿病，其中 2 型糖尿病是临床最常见类型，2 型糖尿病与 1 型糖尿病的鉴别要点见表 9-4。

表 9-4　2 型糖尿病与 1 型糖尿病鉴别要点

项目	2 型糖尿病	1 型糖尿病
起病方式	缓慢而隐匿	多急剧，少数缓慢
起病时体重	多超重或肥胖	多正常或消瘦
三多一少症状	不典型，或无症状	常典型
酮症或酮症酸中毒	倾向小	倾向大
C 肽释放试验	峰值延迟或不足	低下或缺乏
自身免疫标记[a]	阴性	阳性支持，阴性不能排除
治疗	生活方式、口服降糖药或胰岛素	依赖外源性胰岛素
相关的自身免疫病	并存概率低	并存概率高

注：[a] 包括谷氨酸脱羧酶抗体（GADA）、胰岛细胞抗体（ICA）、人胰岛细胞抗原 2 抗体（IA-2A）、锌转运体 8 抗体（ZnT8A）等。

在基层医疗卫生机构中,对初次发现血糖异常,临床分型不明确的 2 型糖尿病患者应及时转诊。

3．分级诊断原则　由专科医生确诊,对不能确诊的患者提出进一步诊查建议。经培训考核合格的社区全科医生具备糖尿病的诊疗资质,也可在机构内根据患者健康评价结果做出诊断,诊断有困难的患者,应及时转至二级及以上医院。糖尿病诊断流程见图 9-1。

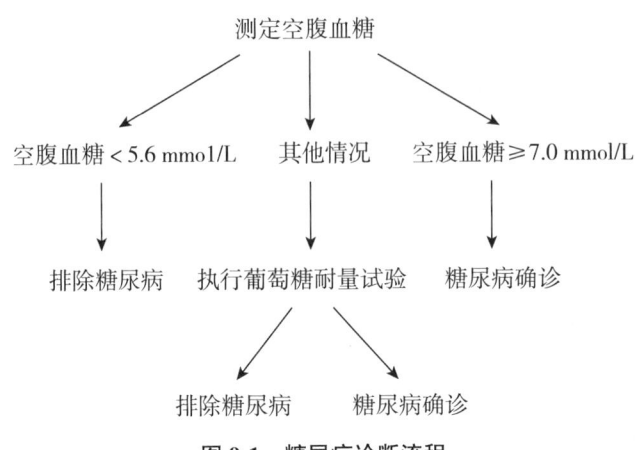

图 9-1　糖尿病诊断流程

（三）糖尿病的治疗

1．治疗原则　应遵循综合管理的原则,包括控制高血糖、高血压、血脂异常、超重肥胖、高凝状态等心血管多重危险因素,在生活方式干预的基础上进行必要的药物治疗,以提高糖尿病患者的生存质量和延长预期寿命。实施糖尿病综合管理的五项措施(称之为"五驾马车")为：糖尿病教育、医学营养治疗、运动治疗、血糖监测和药物治疗。根据患者的年龄、病程、预期寿命、并发症或合并症病情严重程度等确定个体化的控制目标。

> 考点：2 型糖尿病的概念、诊断与分型、治疗原则。

2．治疗目标　综合患者的年龄、心血管疾病等病史情况,确定个体化的血糖控制的最初目标。帮助患者制订饮食和运动的方案,肥胖者确定减轻体重的目标等。建议患者戒烟、限酒。具体治疗目标见表 9-1。

3．健康干预

(1) 健康体检：健康体检的内容和频次,详见本章第二节。

(2) 生活方式干预：对已确诊的糖尿病患者,应立即启动并坚持生活方式干预,其内容主要包括合理膳食,适量运动,控制体重,戒烟限酒,保持心理平衡。各类生活方式干预的内容和目标见表 9-5。

表 9-5　生活方式干预的内容和目标

内容	目标
控制体重	超重 a 或肥胖 b 患者减重的目标是 3～6 个月减轻体重 5%～10%。消瘦 c 者应通过合理的营养计划达到并长期维持理想体重
合理膳食	供给营养均衡的膳食,满足患者对微量营养素的需求。膳食中碳水化合物所提供的能量应占总能量的 50%～65%；由脂肪提供的能量应占总能量的 20%～30%；肾功能正常的糖尿病患者,蛋白质的摄入量可占供能比的 15%～20%,保证优质蛋白质比例超过三分之一

续表

内容	目标
适量运动	成人 2 型糖尿病患者每周至少 150 min（如每周运动 5d，每次 30min）中等强度（50%～70% 最大心率，运动时有点用力，心跳和呼吸加快但不急促）有氧运动（如快走、骑车、打太极拳等）；应增加日常身体活动，减少坐姿时间。血糖控制极差且伴有急性并发症或严重慢性并发症时，不应采取运动治疗
戒烟限酒	科学戒烟，避免被动吸烟。糖尿病患者不应饮酒。若饮酒应计算酒精中所含的总能量。女性一天饮酒的酒精量不超过 15g[d]，男性不超过 25g。每周不超过 2 次
限盐	食盐摄入量限制在每天 6g 以内，每日钠摄入量不超过 2 000 mg
心理平衡	减轻精神压力，保持心情愉悦

注：[a] 超重为体重指数（BMI）24.0～< 28.0 kg/m^2，[b] 肥胖为 BMI ≥ 28.0kg/m^2；[c] 消瘦为 BMI < 18.5 kg/m^2；[d] 15 g 酒精相当于 350 ml 啤酒，150 ml 葡萄酒，50 g 38 度白酒，30 g 52 度白酒。

知识链接

中国糖尿病膳食指南（2017）

吃、动平衡，合理用药，控制血糖，达到或维持健康体重；主食定量，粗细搭配，全谷物、杂豆类占 1/3；多吃蔬菜，水果适量，种类、颜色要多样；常吃鱼禽，蛋类和畜肉适量，限制加工肉类；奶类豆类天天有，零食加餐合理选择；清淡饮食，足量饮水，限制饮酒；定时定量，细嚼慢咽，注意进餐顺序；注重自我管理，定期接受个体化营养指导。

4．药物治疗　根据患者的具体病情制订治疗方案，并指导患者使用药物。个体化治疗方案制订以方便、可及、适用、价廉、效优为主要原则，结合社区的实际情况，充分考虑治疗方案对患者的便利性和可操作性，有利于患者依从性的提高及社区日常管理的可持续性。

（1）药物治疗的时机：生活方式干预是 2 型糖尿病的基础治疗措施，应贯穿于糖尿病治疗的始终。对初诊血糖控制较好的糖尿病患者，医生可根据病情及患者意愿采取单纯生活方式干预。如果单纯生活方式干预不能使血糖控制达标，再开始药物治疗。

（2）药物治疗的注意事项

1）在药物治疗前应根据药品说明书进行禁忌证审查。

2）不同类型的药物可 2 种或 3 种联用。同一类药物应避免同时使用。

3）在使用降糖药物时，应开展低血糖警示教育，特别是对使用胰岛素促泌剂及胰岛素的患者。

4）使用降糖药物应进行血糖监测，尤其是接受胰岛素治疗的患者。

5）药物选择时应考虑患者的经济能力。

（3）降糖药物的选择：基层医疗机构应根据患者的具体病情制订治疗方案，并指导患者使用药物。具体药物治疗方案参照中华医学会糖尿病学分会发布的"中国 2 型糖尿病防治指南（2017 年版）"。具体药物禁忌证以药品说明书为准。

1）二甲双胍：它是 2 型糖尿病患者的基础用药。如无禁忌证且能耐受药物者，二甲双胍应贯穿药物治疗的全程。①药理作用：减少肝葡萄糖的输出，改善外周胰岛素抵抗。②主要不良反应：胃肠道反应。③禁忌证：双胍类药物禁用于肾功能不全 [血肌酐水平男性 > 132.6 μmol/L（1.5 mg/dl），女性 > 123.8 μmol/L（1.4 mg/dl）或估算的肾小球滤过率（eGFR）< 45ml·min^{-1}·1.73 m^{-2}]、肝功能不全、严重感染、缺氧、接受大手术、酗酒者等。造影检

查如使用碘化对比剂时，应暂时停用二甲双胍。

2）胰岛素促泌剂：它包括磺脲类和格列奈类药物。①药理作用：促进胰岛β细胞分泌胰岛素，增加体内胰岛素水平。②主要不良反应：低血糖和体重增加。③禁忌证：已明确诊断的1型糖尿病患者、2型糖尿病伴酮症酸中毒、感染、外伤、重大手术等应激情况，严重肝肾功能不全、对该类药物过敏或有严重不良反应者等。

3）α-糖苷酶抑制剂：①药理作用：抑制碳水化合物在小肠上部的吸收。②主要不良反应：胃肠道反应如腹胀、排气等。③禁忌证：有明显消化和吸收障碍的慢性胃肠功能紊乱患者、患有由于肠胀气可能恶化的疾患（如严重疝气、肠梗阻和肠溃疡）者、对该类药物过敏者等。

4）噻唑烷二酮类（TZDs）药物：①药理作用：增加机体对胰岛素作用的敏感性。②主要不良反应：体重增加和水肿；增加骨折和心力衰竭发生的风险。③禁忌证：有心力衰竭（纽约心脏病协会心功能分级Ⅱ级以上）、活动性肝病或转氨酶升高超过正常上限2.5倍及严重骨质疏松和有骨折病史的患者。

5）胰岛素：胰岛素治疗是控制高血糖的重要手段。①分类：根据来源和化学结构的不同，胰岛素可分为动物胰岛素、人胰岛素和胰岛素类似物。根据作用特点的差异，胰岛素又可分为超短效胰岛素类似物、常规（短效）胰岛素、中效胰岛素、长效胰岛素、长效胰岛素类似物、预混胰岛素和预混胰岛素类似物。②胰岛素的起始治疗：2型糖尿病患者经过生活方式和口服降糖药联合治疗3个月，若血糖仍未达到控制目标，应及时起始胰岛素治疗。2型糖尿病患者的胰岛素起始治疗可以采用每日1～2次胰岛素，每日1次胰岛素治疗者需要联合应用口服降糖药。对于HbA1c≥9.0%或空腹血糖≥11.1 mmol/L同时伴明显高血糖症状的新诊断2型糖尿病患者，可考虑实施短期（2周至3个月）胰岛素强化治疗。

6）其他：其他降糖药物如二肽基肽酶Ⅳ（DPP-4）抑制剂、钠-葡萄糖共转运蛋白2（SGLT2）抑制剂、胰高糖素样肽-1（GLP-1）受体激动剂详见《手册》。基层常用降糖药物及常用胰岛素作用特点参见《国家基层糖尿病防治管理指南（2018）》附件4，5。

> 考点：口服降血糖药物的治疗。

（4）药物治疗方案：2型糖尿病的治疗应根据病情等综合因素进行个体化处理。生活方式干预是2型糖尿病的基础治疗措施，应贯穿于糖尿病治疗的始终。如果单纯生活方式不能使血糖控制达标，应开始单药治疗，2型糖尿病药物治疗的首选是二甲双胍。若无禁忌证，二甲双胍应一直保留在糖尿病的治疗方案中。不适合二甲双胍治疗者可选择α-糖苷酶抑制剂或胰岛素促泌剂。如单独使用二甲双胍治疗血糖仍未达标，则可进行二联治疗，加用胰岛素促泌剂、α-糖苷酶抑制剂、TZDs、胰岛素等。三联治疗：上述不同机制的降糖药物可以3种药物联合使用。如三联治疗控制血糖仍不达标，则应将治疗方案调整为多次胰岛素治疗。采用多次胰岛素治疗时应停用胰岛素促泌剂。基层糖尿病患者治疗路径见图9-2。

（四）综合干预管理

2型糖尿病患者除降糖治疗外，还应综合控制血压、血脂和抗血小板治疗。

1. 降压治疗

（1）降压目标：一般糖尿病合并高血压者，降压目标应低于130/80 mmHg；糖尿病伴严重冠心病或年龄在65～80岁的老年患者，可采取相对宽松的降压目标值，控制在140/90 mmHg以下；80岁以上患者或有严重慢性疾病（如需要长期护理，慢性疾病终末期）者，血压可控制在150/90 mmHg以下。

（2）启动药物治疗时机：糖尿病患者血压≥140/90 mmHg者可考虑开始药物降压治疗。血压≥160/100 mmHg或高于目标值20/10 mmHg时应立即开始降压药物治疗，并可以采取联

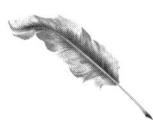

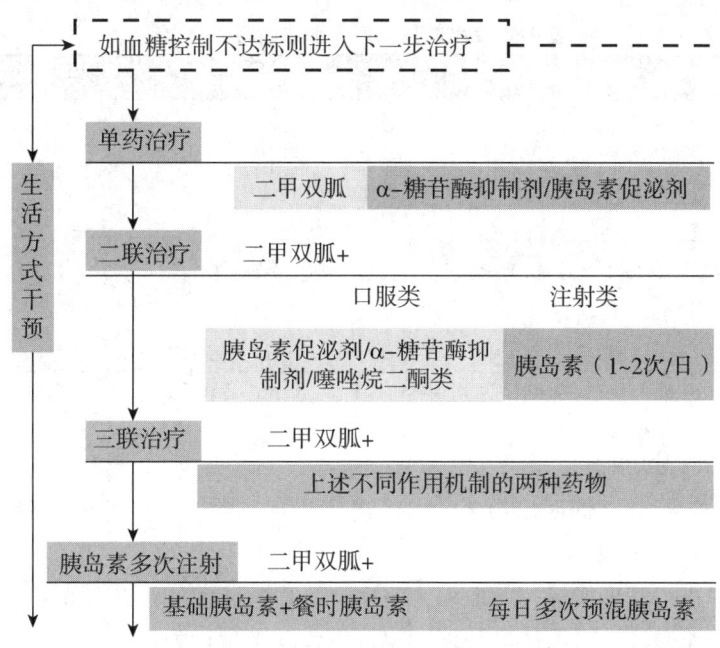

图 9-2 基层糖尿病患者治疗路径

[引自：中华医学会糖尿病学分会，国家基层糖尿病防治管理办公室．国家基层糖尿病防治管理指南（2018）]

合治疗方案。

（3）药物选择：5类降压药物 [血管紧张素转换酶抑制剂（ACEI）、血管紧张素Ⅱ受体阻滞剂（ARB）、利尿剂、钙通道阻滞剂、β受体阻滞剂] 均可用于糖尿病患者，其中 ACEI 或 ARB 为首选药物。

2．调脂治疗

（1）调脂目标：降低 LDL-C 可作为首要目标，非 HDL-C 作为次要目标。

（2）LDL-C 目标值：有明确动脉粥样硬化性心血管疾病（ASCVD）病史患者 LDL-C ＜ 1.8 mmol/L，无 ASCVD 病史的糖尿病患者 LDL-C ＜ 2.6 mmol/L。

（3）药物选择：临床首选他汀类药物。起始宜应用中等强度他汀类药物，根据个体调脂疗效和耐受情况，适当调整剂量，若 TC 水平不能达标，可与其他调脂药物联合使用。为了预防急性胰腺炎，空腹 TG ≥ 5.7mmol/L 者首先使用降低 TG 的药物。

3．抗血小板治疗　阿司匹林（75～100 mg/d）作为一级预防用于糖尿病的心血管高危患者，包括：年龄 ≥ 50 岁，而且合并至少 1 项主要危险因素（早发 ASCVD 家族史、高血压、血脂异常、吸烟或蛋白尿）。糖尿病合并 ASCVD 者需要应用阿司匹林（75～150 mg/d）作为二级预防；阿司匹林过敏的 ASCVD 患者，需要应用氯吡格雷（75 mg/d）作为二级预防。

（五）糖尿病患者的管理

1．糖尿病患者分类管理标准

（1）常规管理：血糖水平比较稳定、无并发症或并发症稳定的患者。

（2）强化管理：已有早期并发症、自我管理能力差、血糖控制情况差的患者。

2．糖尿病分类管理方式与内容

（1）根据实际情况采取门诊就诊随访、社区上门随访、电话随访等方式随访。

（2）对 2 型糖尿病患者随访的内容和频次，见表 9-6。

表 9-6 2 型糖尿病患者随访内容和频次

随访内容	常规管理	强化管理
症状	3 个月 1 次	每 2 个月 1 次
身高、体重和体重指数	3 个月 1 次	每 2 个月 1 次
生活方式指导	3 个月 1 次	每 2 个月 1 次
血压	3 个月 1 次	每 2 个月 1 次
空腹和餐后血糖	1 个月 1 次	1 个月至少 1 次
体格检查	3 个月 1 次	每 2 个月 1 次

注：常规管理面对面随访次数达 4 次，强化管理面对面随访达 6 次；根据患者病情进展，每半年调整 1 次管理级别。

3．糖尿病患者自我管理

（1）成立由 15～20 名糖尿病患者组成的自我管理小组，每组开展糖尿病防治知识讲座、技能培训等活动。

（2）自我管理小组管理指标：①血糖知晓率；②血糖防治知识知晓率；③药物的治疗作用及副作用知晓率；④患者就医依从性和医嘱执行率；⑤干预行为执行率。

 知识链接

血糖监测

1．糖化血红蛋白（HbA1C） 是评价长期血糖控制的金指标，也是临床调整治疗方案的重要依据。标准检测方法下的 HbA1C 正常值为 4%～6%，在治疗初期每 3 个月检测 1 次，一旦达到治疗目标可每 6 个月检测 1 次。患有贫血和血红蛋白异常者，HbA1C 的检测结果不可靠，此时可用血糖、糖化血清白蛋白或糖化血清蛋白（GA）来评价血糖的控制。

2．自我血糖监测（SMBG） 是指糖尿病患者在家中开展的血糖检测，用于了解血糖的控制水平和波动情况。这是调整血糖达标的重要措施，也是减少低血糖风险的重要手段。SMBG 只有真正成为糖尿病管理方案的一部分时才会发挥作用。采用便携式血糖仪进行毛细血管血糖检测是最常用的方法，如条件所限不能检测血糖，尿糖的检测包括尿糖定量检测也有帮助。

4．糖尿病患者并发症及合并疾病的检查 2 型糖尿病患者的检查内容和频次见表 9-7。

表 9-7 2 型糖尿病患者并发症及合并疾病检查要求

检查项目	针对的并发症	针对的合并疾病	频率
体重 / 身高		超重 / 肥胖	每月 1 次
腰围		超重 / 肥胖	每月 1 次
血压		高血压	每月 1 次
空腹 / 餐后血糖			每月 2 次（1 次空腹 1 次餐后）
糖化血红蛋白 [a]			在治疗之初每 3 个月检测 1 次，一旦达到治疗目标可每 6 个月检查 1 次
尿常规	糖尿病肾病		每 6 个月 1 次

续表

检查项目	针对的并发症	针对的合并疾病	频率
总胆固醇/高/低密度脂蛋白胆固醇、三酰甘油		高脂血症	每年1次
尿白蛋白/尿肌酐[a]	糖尿病肾病		每年1次
血肌酐/血尿素氮	糖尿病肾病		每年1次
肝功能		肝功能异常	每年1次
心电图	心脏、大血管并发症		每年1次
视力及眼底[a]	糖尿病视网膜病变		每年1次
足背动脉搏动	糖尿病足		每年4次
神经病变的相关检查	周围神经病变		每年1次

注：肝功能包括总胆红素、天门冬氨酸氨基转移酶、丙氨酸氨基转移酶、γ-谷氨酰转移酶；[a] 为有条件的医疗机构开展。

四、糖尿病患者的转诊

（一）上转至二级及以上医院的标准

1．诊断困难和特殊患者

（1）初次发现血糖异常，临床分型不明确者。

（2）儿童和青少年（年龄＜18岁）糖尿病患者。

（3）妊娠和哺乳期妇女血糖异常者。

2．治疗困难

（1）原因不明或经基层医生处理后仍反复发生低血糖者。

（2）血糖、血压、血脂长期治疗不达标者。

（3）血糖波动较大，基层处理困难，无法平稳控制者。

（4）出现严重降糖药物不良反应难以处理者。

3．并发症严重

（1）糖尿病急性并发症：严重低血糖或高血糖伴或不伴有意识障碍（糖尿病酮症；疑似为 DKA、HHS 或乳酸性酸中毒）*。

（2）糖尿病慢性并发症（视网膜病变、肾病、神经病变、糖尿病足或周围血管病变）的筛查、治疗方案的制订和疗效评估在社区处理有困难者。

（3）糖尿病慢性并发症导致严重靶器官损害需要紧急救治者 [急性心脑血管病；糖尿病肾病导致的肾功能不全（eGFR ＜ 60 ml·min^{-1}·1.73 m^{-2}）或大量蛋白尿；糖尿病视网膜病变导致的严重视力下降；糖尿病外周血管病变导致的间歇性跛行和缺血性疼痛等]*。

（4）糖尿病足出现皮肤颜色的急剧变化；局部疼痛加剧并有红肿等炎症表现；新发生的溃疡；原有的浅表溃疡恶化并累及软组织和骨组织；播散性的蜂窝织炎、全身感染征象；骨髓炎等*。

4．其他　医生判断患者需上级医院处理的情况或疾病时。

*表示需紧急转诊。

（二）转回基层医疗卫生机构的标准

1．初次发现血糖异常，已明确诊断和确定治疗方案且血糖控制比较稳定。

2．糖尿病急性并发症治疗后病情稳定。

3．糖尿病慢性并发症已确诊、制订了治疗方案和疗效评估，且病情已得到稳定控制。

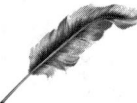

4. 其他经上级医疗机构医生判定可以转回基层继续治疗管理的患者。

（三）糖尿病患者转诊流程

上转患者流程如下：全科医生判断患者符合转诊标准→转诊前与患者和／或家属充分沟通→联系二级及以上医院→二级及以上医院专科医师确定患者确需上转→全科医生开具转诊单、通过信息平台与上转医院共享患者相关信息→将患者上转至二级及以上医院。

第二节　2型糖尿病患者健康管理服务规范

一、服务对象

辖区内35岁及以上常住居民中的2型糖尿病患者。

二、服务内容

（一）筛查

1．筛查要求　对工作中发现的2型糖尿病高危人群进行有针对性的健康教育，建议其每年至少测量1次空腹血糖，并接受医务人员的健康指导。

2．糖尿病高危人群定义　具有下列任何一个及以上糖尿病危险因素者，可视为2型糖尿病高危人群：

（1）年龄≥40岁。

（2）有糖尿病前期（IGT、IFG或两者同时存在）史。

（3）超重（BMI≥24 kg/m^2）或肥胖（BMI≥28 kg/m^2）和（或）向心性肥胖（男性腰围≥90 cm，女性腰围≥85 cm）。

（4）静坐生活方式。

（5）一级亲属中有2型糖尿病家族史。

（6）有妊娠期糖尿病史的妇女。

（7）高血压（收缩压≥140 mmHg和（或）舒张压≥90 mmHg），或正在接受降压治疗。

（8）血脂异常（HDL-C≤0.91 mmol/L和（或）TG≥2.22 mmol/L），或正在接受调脂治疗。

（9）动脉粥样硬化性心血管疾病（ASCVD）患者。

（10）有一过性类固醇糖尿病病史者。

（11）多囊卵巢综合征（PCOS）患者或伴有与胰岛素抵抗相关的临床状态（如黑棘皮病等）。

（12）长期接受抗精神障碍药物和（或）抗抑郁药物治疗和他汀类药物治疗的患者。

3．糖尿病筛查方法　空腹血糖检查是简单易行的糖尿病筛查方法，宜作为常规筛查方法，但可能有漏诊。如条件允许，应尽可能行OGTT检查。

4．糖尿病风险评分　糖尿病风险评分指标及相应分值见表9-8。

表9-8　糖尿病风险评分表

评分指标	分值
年龄（岁）	
20～24	0
25～34	4
35～39	8

续表

评分指标	分值
40～44	11
45～49	12
50～54	13
55～59	15
60～64	16
65～74	18
体重指数（kg/m^2）	
＜22	0
22～23.9	1
24～29.9	3
≥30	5
腰围（cm）	
男性＜75，女性＜70	0
男性75～79.9，女性70～74.9	3
男性80～84.9，女性75～79.9	5
男性85～89.9，女性80～84.9	7
男性90～94.9，女性85～89.9	8
男性≥95，女性≥90	10
收缩压（mmHg）	
＜110	0
110～119	1
120～129	3
130～139	6
140～149	7
150～159	8
≥160	10
糖尿病家族史（父母、同胞、子女）	
无	0
有	6
性别	
女性	0
男性	2

注：判断糖尿病的最佳切入点为25分，故总分≥25必须行OGTT检查，确定是否患糖尿病。

 知识链接

无创筛查糖尿病风险适宜新技术——eZscan

eZscan无创筛查糖尿病风险评估系统，是通过汗腺离子密度的测定来分析自主神经病变的程度，从而检测出胰岛素抵抗的病变程度，判断糖尿病并发症及发病风险，为简便、无创、有效地筛查糖尿病风险预测开辟了广阔前景。

（二）随访评估

对确诊的 2 型糖尿病患者，每年提供 4 次免费空腹血糖检测，至少进行 4 次面对面随访。

1．随访评估内容

（1）测量空腹血糖和血压，并评估是否存在危急情况：如出现血糖 ≥ 16.7 mmol/L 或血糖 ≤ 3.9 mmol/L；收缩压 ≥ 180 mmHg 和 / 或舒张压 ≥ 110 mmHg；有意识或行为改变、呼气有烂苹果样丙酮味、心悸、出汗、食欲减退、恶心、呕吐、多饮、多尿、腹痛、有深大呼吸、皮肤潮红；持续性心动过速（心率超过 100 次 / 分）；体温超过 39℃ 或有其他的突发异常情况，如视力突然骤降、妊娠期及哺乳期血糖高于正常值等危险情况之一，或存在不能处理的其他疾病时，须在处理后紧急转诊。对于紧急转诊者，乡镇卫生院、村卫生室、社区卫生服务中心（站）应在 2 周内主动随访转诊情况。

（2）若不需紧急转诊，询问上次随访到此次随访期间的症状。

（3）测量体重，计算体重指数（BMI），检查足背动脉搏动。

（4）询问患者疾病情况和生活方式，包括心脑血管疾病、吸烟、饮酒、运动、主食摄入情况等。

（5）了解患者服药情况。

2．随访服务记录表

项目包括 2 型糖尿病患者的症状、体征、生活方式指导、辅助检查、药物依从性、药物不良反应、低血糖反应、此次随访分类、用药情况、转诊情况和下次随访日期等，对患者的随访服务内容及评估情况，可通过填写表 9-9 的方式予以逐项记录。

表 9-9　2 型糖尿病患者随访服务记录表

姓　名：　　　　　　　　　　　　　　　　　　　　　　　　　编号□□□-□□□□□

随访日期					
随访方式		1 门诊　2 家庭 3 电话　□	1 门诊　2 家庭 3 电话　□	1 门诊　2 家庭 3 电话　□	1 门诊　2 家庭 3 电话　□
症状	1 无症状 2 多饮 3 多食 4 多尿 5 视物模糊 6 感染 7 手脚麻木 8 下肢水肿 9 体重明显下降	□/□/□/□/□ □/□/□/□ 其他	□/□/□/□/□ □/□/□/□ 其他	□/□/□/□/□ □/□/□/□ 其他	□/□/□/□/□ □/□/□/□ 其他
体征	血压（mmHg）				
	体重（kg）	/	/	/	/
	体重指数（kg/m²）	/	/	/	/
	足背动脉搏动	1 触及正常　□ 2 减弱（双侧　左侧　右侧） 3 消失（双侧　左侧　右侧）	1 触及正常　□ 2 减弱（双侧　左侧　右侧） 3 消失（双侧　左侧　右侧）	1 触及正常　□ 2 减弱（双侧　左侧　右侧） 3 消失（双侧　左侧　右侧）	1 触及正常　□ 2 减弱（双侧　左侧　右侧） 3 消失（双侧　左侧　右侧）
	其他				

续表

生活方式指导	日吸烟量	／支	／支	／支	／支
	日饮酒量	／两	／两	／两	／两
	运动	次／周　分钟／次 次／周　分钟／次	次／周　分钟／次 次／周　分钟／次	次／周　分钟／次 次／周　分钟／次	次／周　分钟／次 次／周　分钟／次
	主食（克／天）	／	／	／	／
	心理调整	1 良好　2 一般　3 差　□	1 良好　2 一般　3 差　□	1 良好　2 一般　3 差　□	1 良好　2 一般　3 差　□
	遵医行为	1 良好　2 一般　3 差　□	1 良好　2 一般　3 差　□	1 良好　2 一般　3 差　□	1 良好　2 一般　3 差　□
辅助检查	空腹血糖值	＿＿mmol/L	＿＿mmol/L	＿＿mmol/L	＿＿mmol/L
	其他检查	糖化血红蛋白＿＿% 检查日期：＿月＿日	糖化血红蛋白＿＿% 检查日期：＿月＿日	糖化血红蛋白＿＿% 检查日期：＿月＿日	糖化血红蛋白＿＿% 检查日期：＿月＿日
服药依从性		1 规律　2 间断　3 不服药　□	1 规律　2 间断　3 不服药　□	1 规律　2 间断　3 不服药　□	1 规律　2 间断　3 不服药　□
药物不良反应		1 无　2 有　□	1 无　2 有　□	1 无　2 有　□	1 无　2 有　□
低血糖反应		1 无　2 偶尔　3 频繁　□	1 无　2 偶尔　3 频繁　□	1 无　2 偶尔　3 频繁　□	1 无　2 偶尔　3 频繁　□
此次随访分类		1 控制满意 2 控制不满意 3 不良反应 4 并发症　□	1 控制满意 2 控制不满意 3 不良反应 4 并发症　□	1 控制满意 2 控制不满意 3 不良反应 4 并发症　□	1 控制满意 2 控制不满意 3 不良反应 4 并发症　□
用药情况	药物名称 1				
	用法用量	每日　次　每次	每日　次　每次	每日　次　每次	每日　次　每次
	药物名称 2				
	用法用量	每日　次　每次	每日　次　每次	每日　次　每次	每日　次　每次
	药物名称 3				
	用法用量	每日　次　每次	每日　次　每次	每日　次　每次	每日　次　每次
	胰岛素	种类： 用法和用量：	种类： 用法和用量：	种类： 用法和用量：	种类： 用法和用量：
转诊	原因				
	机构及科别				
下次随访日期					
随访医生签名					

[引自：国家卫生计生委文件．国家基本公共卫生服务规范（第三版）．北京．2017]

3．随访服务记录表填写说明

（1）填表人：本表为 2 型糖尿病患者在接受随访服务时由医生填写。每年的健康体检填写健康体检表。若失访，在随访日期处写明失访原因；若死亡，写明死亡日期和死亡原因。

（2）体征：体重指数（BMI）＝体重（kg）／身高的平方（m^2），体重和体重指数斜线前填写目前情况，斜线后填写下次随访时应调整到的目标。如果是超重或是肥胖的患者，要求每次随访时测量体重并指导患者控制体重；正常体重人群可每年测量一次体重及体重指数。如有其

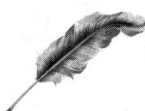

他阳性体征，请填写在"其他"一栏。

（3）生活方式指导：在询问患者生活方式时，同时对患者进行生活方式指导，与患者共同制定下次随访目标。

日吸烟量：斜线前填写目前吸烟量，不吸烟填"0"，吸烟者写出每天的吸烟量"××支"，斜线后填写吸烟者下次随访目标吸烟量"××支"。

日饮酒量：斜线前填写目前饮酒量，不饮酒填"0"，饮酒者写出每天的饮酒量相当于白酒"××两"，斜线后填写饮酒者下次随访目标饮酒量相当于白酒"××两"（啤酒/10=白酒量，红酒/4=白酒量，黄酒/5=白酒量）。

运动：填写每周几次，每次多少分钟。即"××次/周，××分钟/次"。横线上填写目前情况，横线下填写下次随访时应达到的目标。

主食：根据患者的实际情况估算主食（米饭、面食、饼干等淀粉类食物）的摄入量。为每天各餐的合计量。

心理调整：根据医生印象选择对应的选项。

遵医行为：指患者是否遵照医生的指导去改善生活方式。

（4）辅助检查：为患者进行空腹血糖检查，记录检查结果。若患者在上次随访到此次随访之间到各医疗机构进行过糖化血红蛋白（控制目标为7%，随着年龄的增长标准可适当放宽）或其他辅助检查，应如实记录。

（5）服药依从性："规律"为按医嘱服药，"间断"为未按医嘱服药，频次或数量不足，"不服药"即为医生开了处方，但患者未使用此药。

（6）药物不良反应：如果患者服用的降糖药物有明显的药物不良反应，具体描述哪种药物，何种不良反应。

（7）低血糖反应：根据上次随访到此次随访之间患者出现的低血糖反应情况。

（8）此次随访分类：根据此次随访时的分类结果，由责任医生在4种分类结果中选择一项在"□"中填上相应的数字。"控制满意"是指血糖控制满意，无其他异常；"控制不满意"是指血糖控制不满意，无其他异常；"不良反应"是指存在药物不良反应；"并发症"是指出现新的并发症或并发症出现异常。如果患者同时并存几种情况，填写最严重的一种情况，同时结合上次随访情况确定患者下次随访时间，并告知患者。

（9）用药情况：根据患者整体情况，为患者开具处方，并填写在表格中，写明用法、用量。同时记录其他医疗卫生机构为其开具的处方药。

（10）转诊：如果转诊要写明转诊的医疗机构及科室类别，如××市人民医院内分泌科，并在原因一栏写明转诊原因。

（11）下次随访日期：根据患者此次随访分类，确定下次随访日期，并告知患者。

（12）随访医生签名：随访完毕，核查无误后随访医生签署其姓名。

（三）分类干预

（1）对血糖控制满意（空腹血糖值＜7.0 mmol/L），无药物不良反应、无新发并发症或原有并发症无加重的患者，预约进行下一次随访。

（2）对第一次出现空腹血糖控制不满意（空腹血糖值≥7.0 mmol/L）或药物不良反应的患者，结合其服药依从情况进行指导，必要时增加现有药物剂量、更换或增加不同类的降糖药物，2周内随访。

（3）对连续两次出现空腹血糖控制不满意或药物不良反应难以控制以及出现新的并发症或原有并发症加重的患者，建议其转诊到上级医院，2周内主动随访转诊情况。

（4）对所有的患者进行针对性的健康教育，与患者一起制定生活方式改进目标并在下一次随访时评估进展。告诉患者出现哪些异常时应立即就诊。

（四）健康体检

（1）体检频次：对确诊的 2 型糖尿病患者，每年进行 1 次较全面的健康体检，体检可与随访相结合。

（2）体检内容：包括体温、脉搏、呼吸、血压、空腹血糖、身高、体重、腰围、皮肤、浅表淋巴结、心脏、肺部、腹部等常规体格检查，并对口腔、视力、听力和运动功能等进行判断。具体内容参照《居民健康档案管理服务规范》健康体检表。

> ➢ 考点：服务对象、筛查、随访评估、分类干预与服务要求。

三、服务流程

1．准备工作　向辖区内 35 岁及以上常住居民中 2 型糖尿病患者预约服务，确定开展服务的时间与地点，提醒患者在查体前的注意事项。

2．健康评估　按照 2 型糖尿病患者健康管理服务内容，对患者进行健康评估。主要是完成健康体检并留取相应辅助检查标本，了解患者服药情况、药物不良反应、低血糖反应、询问生活方式并做好记录。

3．分类管理　辖区签约医生依据评估结果进行分类管理。新发现或既往确认的 2 型糖尿病患者，应纳入相应疾病管理。若需转诊治疗者建议转诊，于 2 周内随访。

4．健康指导　签约医生告知 2 型糖尿病患者健康体检结果，接受服务人员健康教育指导与处理，并告知或预约下一次健康管理服务的时间。

2 型糖尿病患者健康管理服务流程见图 9-3。

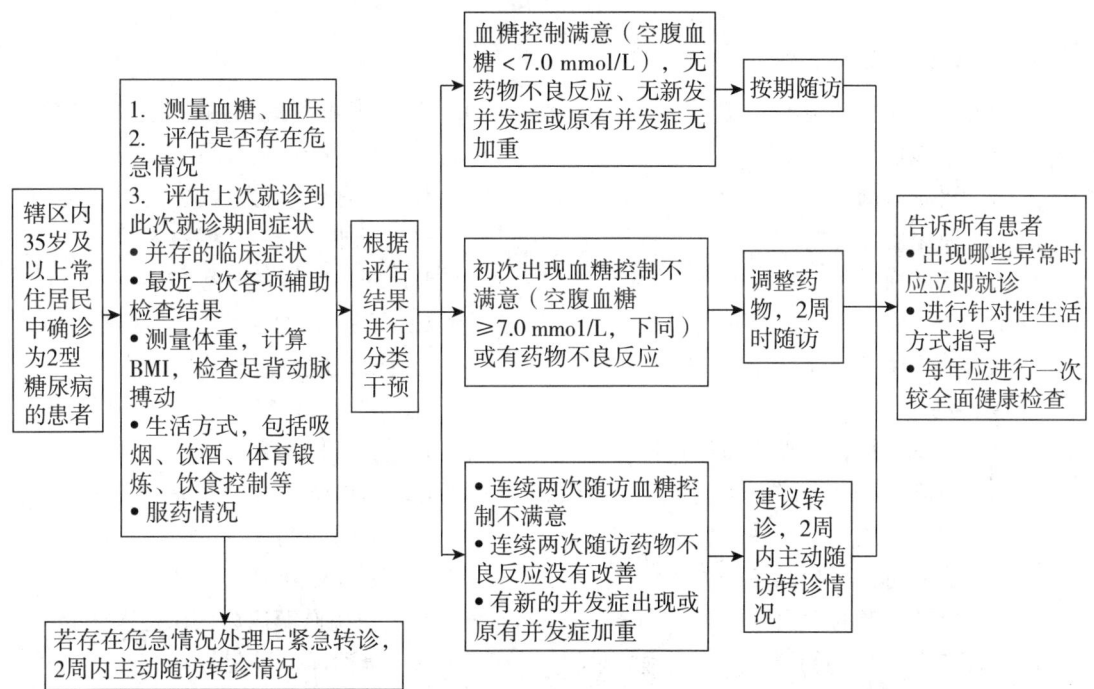

图 9-3　2 型糖尿病患者健康管理服务流程

[引自：国家卫生计生委文件．国家基本公共卫生服务规范（第三版）．北京．2017]

四、服务要求和工作指标

1. 服务要求

（1）2 型糖尿病患者的健康管理由医生负责，应与门诊服务相结合，对未能按照健康管理要求接受随访的患者，乡镇卫生院、村卫生室、社区卫生服务中心（站）应主动与患者联系，保证管理的连续性。

（2）随访包括预约患者到门诊就诊、电话追踪和家庭访视等方式。

（3）乡镇卫生院、村卫生室、社区卫生服务中心（站）要通过本地区社区卫生诊断和门诊服务等途径筛查和发现 2 型糖尿病患者，掌握辖区内居民 2 型糖尿病的患病情况。

（4）发挥中医药在改善临床症状、提高生活质量、防治并发症中的特色和作用，积极应用中医药方法开展糖尿病患者健康管理服务。

（5）加强宣传，告知服务内容，使更多的患者愿意接受服务。

（6）每次提供服务后及时将相关信息记入患者的健康档案。

2．工作指标

（1）2 型糖尿病患者规范管理率：2 型糖尿病患者规范管理率＝按照规范要求进行 2 型糖尿病患者健康管理的人数 / 年内已管理的 2 型糖尿病患者人数 ×100%。

（2）管理人群血糖控制率：管理人群血糖控制率＝年内最近一次随访空腹血糖达标人数 / 年内已管理的 2 型糖尿病患者人数 ×100%。

注：最近一次随访血糖指的是按照规范要求最近一次随访的血糖，若失访则判断为未达标，空腹血糖达标是指空腹血糖＜ 7.0 mmol/L。

自测题

一、A 型选择题

1．糖尿病患者血糖达标的金标准是
 A．空腹血糖
 B．餐后血糖
 C．糖化血红蛋白
 D．睡前血糖
 E．随机血糖

2．关于糖尿病患者运动治疗的作用描述错误的是
 A．降低血糖，有助于血糖达标
 B．减肥，有助于降低血脂
 C．增强体质，治愈并发症
 D．强身健体，提高免疫力
 E．提升患者的幸福感

3．关于 2 型糖尿病的特点说法正确的是
 A．均为中老年起病
 B．不需要胰岛素治疗
 C．不会发生酮症酸中毒
 D．部分患者无典型"三多一少"症状
 E．青少年高发

4．诊断早期糖尿病肾病的主要依据是
 A．血肌酐水平升高
 B．伴有糖尿病眼底病变
 C．水肿
 D．尿中有微量白蛋白
 E．下肢溃疡

5．2 型糖尿病筛查的常规方法是
 A．测空腹血糖
 B．OGTT 试验
 C．测尿糖
 D．询问调查
 E．测 HbA1c

6．对糖尿病血糖达标认识错误的是
 A．早达标、早获益
 B．实现血糖全面达标
 C．精细降糖，安全达标
 D．是否达标不重要
 E．不必考虑饮食

7．以下关于糖尿病治疗中正确的做法是

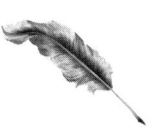

A. 长期服药不好，血糖得到控制，治疗就可以停止
B. 感觉良好时，血糖监测意义不大
C. 已经应用口服降糖药治疗，不需要再控制饮食
D. 饮食、运动、降糖药物、自我监测及接受糖尿病教育五管齐下
E. 只要控制好饮食，不需要运动锻炼

8. 有关糖尿病饮食治疗正确的说法是
A. 病情轻者可不需饮食治疗
B. 所有糖尿病患者都应该坚持健康的饮食治疗
C. 身体消瘦的糖尿病患者可不必饮食治疗
D. 肥胖的患者可以通过"饥饿"来降低血糖
E. 体重指数正常的糖尿病患者不必饮食治疗

9.《国家基本公共卫生服务规范》中要求对2型糖尿病患者每年进行面对面随访次数是
A. 4次
B. 6次
C. 10次
D. 12次
E. 15次

10.《国家基本公共卫生服务规范》要求对2型糖尿病患者全面体检不包括
A. 空腹血糖
B. 脉搏
C. 身高
D. 体重
E. HbA1c

（11～13题共用题干）
某镇有糖尿病患者800人，其中有450人参加了2型糖尿病患者健康管理，年度考核发现管理的患者中有180人达到规范管理的要求，有85人达到血糖控制的目标值。

11. 2型糖尿病患者健康管理年度考核中血糖控制达标的正确含义是
A. 最近一次随访空腹血糖＜7.0 mmol/L
B. 一年内各次随访空腹血糖的平均值＜7.0 mmol/L
C. 最近一次随访餐后2小时血糖＜11.7 mmol/L
D. 一年内各次随访餐后2小时血糖的平均值＜11.1 mmol/L
E. 最近一次随访空腹血糖＜7.8 mmol/L

12. 该镇的糖尿病规范管理率是
A. 450/800×100%
B. 180/800×100%
C. 85/800×100%
D. 180/450×100%
E. 85/450×100%

13. 该镇参与健康管理的糖尿病患者血糖控制率是
A. 450/800×100%
B. 180/800×100%
C. 85/800×100%
D. 180/450×100%
E. 85/450×100%

二、问答题

1. 对2型糖尿病患者应进行哪些健康干预？
2. 2型糖尿病患者健康管理服务的内容有哪些？

（刘明清）

第十章 严重精神障碍患者管理服务

第十章数字资源

学习目标

通过本章内容的学习，学生应能够：
1. 说出严重精神障碍的定义及种类。
2. 熟记严重精神障碍患者管理服务流程。
3. 学会对严重精神障碍患者进行危险性评估分级。
4. 初步具备开展严重精神障碍患者管理的基本能力。

精神障碍是以个体认知、情感、行为和意志等精神活动不同程度障碍为特征的疾病总称。近年来，随着社会经济、文化、教育、婚姻、家庭、人口老龄化等社会因素的巨大变化，精神障碍的总体患病率呈上升趋势，其中焦虑障碍、心境障碍等较为突出，而严重精神障碍，包括精神分裂等，即便患病率比较稳定，由于其病情较为严重，治疗持续时间长（大部分需要终生服药）、容易反复发作、家庭经济负担重，防治工作不容忽视。这类患者如治疗和管控措施不到位，会对社会稳定造成影响，也容易导致家庭"因病致贫、因病返贫"。目前，世界各国都面临着精神卫生资源供给不足，精神疾病诊断难度大、识别难，知晓率低、病耻感和社会偏见重等社会问题。为解决上述问题，我国逐渐加大在精神卫生领域的投入，加强精神疾病诊治研究，提高民众对精神疾病正确认知，减少社会偏见，同时协调精神卫生机构和基层医疗卫生机构积极开展疾病筛查、诊断、治疗、登记报告、应急处置和管理服务。

案例 10-1

患者张某，男，50岁，已婚，病退多年。该患者自幼患有癫痫，二十年前出现精神异常，变得敏感多疑，出现凭空闻声，经诊断为癫痫所致精神障碍，5年前纳入管理，此后一直在社区服务中心定期随访。2015年11月15日社区医生对该患者进行随访，患者能主动服药，饮食、二便规律，日常生活能够在家人督促下自行料理，但其他家务不愿参与，不愿与外界多接触，不愿出门，经常会因一些小事与家人争执不休，没有打砸行为。

问题：
1. 该患者危险性评估分级为哪一级？
2. 该患者目前病情在随访分类中属哪一类？

第一节 严重精神障碍管理工作概述

一、定义与种类

严重精神障碍是指疾病症状严重,导致患者社会适应等功能严重损害、对自身健康状况或者客观现实不能完整认识,或者不能处理自身事务的精神障碍。主要包括精神分裂症、分裂情感性障碍、妄想性障碍、双相情感障碍、癫痫所致精神障碍、精神发育迟滞伴发精神障碍。

> ➤ 考点:严重精神障碍的定义。

二、患者的发现、诊断、登记和报告

(一)患者的发现

1. 精神卫生医疗机构在居民自行就诊或咨询时,对疑似严重精神障碍者,接诊医师应尽可能明确诊断。非患者本人咨询时,接诊医师应建议患者本人来院进行精神检查与诊断。

2. 基层医疗卫生机构人员配合政法、公安等部门,每季度与村(居)民委员会联系,了解辖区常住人口中重点人群的情况,参考精神行为异常识别清单,开展疑似严重精神障碍患者筛查。对于符合清单中一项或以上症状的,应进一步了解该人姓名、住址等信息,填写精神行为异常线索调查复核登记表,将发现的疑似患者报县级精神防治机构,并建议其至精神卫生医疗机构进行诊断。

3. 基层多部门对疑似患者的发现 县级精神防治机构参考精神行为异常识别清单,对乡镇(街道)办事处、村(居)民委员会、政法、公安、民政、残联等部门人员开展疑似患者筛查培训,培训内容包括上述人员在日常工作中发现疑似患者,及时与基层医疗卫生机构人员联系,进行信息交换共享等。

4. 其他途径转介 各级各类医疗机构非精神科医师在接诊中,心理援助热线或网络平台人员在咨询时,应根据咨询者提供的线索进行初步筛查,如属疑似患者应建议其到精神卫生医疗机构进行诊断。监管场所内发现疑似患者,可请精神卫生医疗机构指派精神科执业医师进行检查和诊断。

(二)患者的诊断

精神科执业医师对符合诊断标准的严重精神障碍患者应及时明确诊断。对连续就诊半年以上仍未明确诊断者,应请上级精神卫生医疗机构进行诊断或复核诊断。不具备诊断条件的地区,可由卫生健康行政部门组织精神科执业医师协助当地开展疑似患者诊断。

> ➤ 考点:严重精神障碍的诊断流程。

(三)患者的登记和报告

1. 精神卫生医疗机构 对门诊治疗的严重精神障碍确诊患者,精神卫生医疗机构应及时填写严重精神障碍患者报告卡;对住院治疗的严重精神障碍患者,确诊后应填写严重精神障碍患者报告卡,出院时补充填写严重精神障碍患者出院信息单。填表后10个工作日内录入信息系统,并转至患者所属基层医疗卫生机构;不能确定所属基层医疗卫生机构的,转至患者所属县级精神卫生医疗机构。

2. 基层医疗卫生机构 基层医疗卫生机构应在5个工作日内接收由精神卫生医疗机构转

来的严重精神障碍患者报告卡或出院信息单。对本辖区患者，及时建立或补充居民个人健康档案（含个人基本信息表和严重精神障碍患者个人信息补充表），10个工作日内录入信息系统。对于住址不明确或有误的患者，5个工作日内联系辖区派出所民警协助查找，仍无法明确住址者将信息转至县级精防机构。

对于辖区筛查确诊患者，基层医疗卫生机构应及时建立或补充居民个人健康档案，10个工作日内录入信息系统。

3．县级精神防治机构　县级精神防治机构在接到严重精神障碍患者报告卡或出院信息单后的5个工作日内接收。10个工作日内落实患者现住址，将信息转至患者所属基层医疗卫生机构。必要时请县级公安机关协助，仍无法明确住址者将信息转至上级精防机构和公安部门。

4．其他情况　暂不具备网络直报条件的责任报告单位，可由所在地的县级精神防治机构代报。若网络、信息系统故障，无法通过信息系统完成信息流转时，应通过传真、快递等方式在规定时限内完成患者信息流转，精神卫生医疗机构、基层医疗卫生机构、县级精防机构记录纸质档案转出及接收时间。待网络、信息系统恢复正常后及时完成信息补报。

三、随访管理与指导

由基层医疗卫生机构精神防治人员或签约家庭医师在精神科医师的指导下，对辖区内有固定居所并连续居住半年以上的患者开展随访服务。鼓励有条件的精神卫生医疗机构承担辖区患者社区随访服务。对首次随访和出院患者，应在获取知情同意或获得医院转介信息后的10个工作日内进行面访。

（一）知情同意

对已建档患者，精神防治人员应向患者本人和监护人宣传参与严重精神障碍管理治疗服务的益处，讲解服务内容、患者及家属的权益和义务等，征求患者本人和（或）监护人意见并签署参加严重精神障碍管理治疗服务知情同意书。对于同意参加社区服务管理者，由精神防治人员定期开展随访服务。对于不同意参加社区服务管理的患者，精神防治人员应报告关爱帮扶小组给予重点关注并记录；关爱帮扶小组应对患者信息予以保密。

符合《中华人民共和国精神卫生法》第三十条第二款第二项情形的患者，告知后直接纳入社区管理。首次随访及病情需要时，由精神防治人员与村（居）民委员会成员、民警等关爱帮扶小组成员共同进行，充分告知患者本人和监护人关于严重精神障碍管理治疗服务的内容、权益和义务等。

（二）随访形式

随访形式包括面访（预约患者到门诊就诊、家庭访视等）和电话随访。精神防治人员应综合评估患者病情、社会功能、家庭监护能力等情况选择随访形式。因精神障碍评估缺乏客观检查指标，面见患者才能做出更为准确的评估，原则上要求当面随访患者本人。随访要在安全地点进行，注意保护自身安全，同时注意随访时的方式方法，保护患者及家庭隐私。

（三）随访内容

随访内容包括危险性评估、精神症状、服药情况、药物不良反应、社会功能、康复措施、躯体情况、生活事件等。随访结束后及时填写严重精神障碍患者随访服务记录表，于10个工作日内录入信息系统。

（四）不同类别患者随访要求

根据患者危险性评估分级、社会功能状况、精神症状评估、自知力判断以及患者是否存在药物不良反应或躯体疾病情况对患者开展分类干预，依病情变化及时调整随访周期。

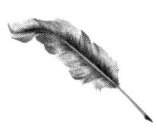

> **知识链接**
>
> **自知力**
>
> 自知力是指患者对其自身精神状态的认识能力。分为：①自知力完全：患者精神症状消失，真正认识到自己有病，能透彻认识到哪些是病态表现，并认为需要治疗。②自知力不全：患者承认有病，但缺乏正确认识和分析自己病态表现的能力。③自知力缺失：患者否认自己有病。

（五）失访患者判定及处理

失访患者包括走失患者，因迁居他处、外出打工等不知去向的患者，家属拒绝告知信息的患者，正常随访时连续3次未随访到的患者。

对失访患者，精神防治人员应立即书面报告政法、公安等综合管理小组协助查找，同时报告上级精神防治机构，并在严重精神障碍患者随访服务记录表中记录上报。在得知危险性评估3级以上和病情不稳定患者离开属地时，精神防治人员应立刻通知公安机关并报告上级精防机构。

（六）随访常见问题及处置

所有患者每半年至少面访一次。电话随访时，要按照随访服务记录表要求，向患者或家属详细了解患者精神症状、服药依从性、不良反应、躯体情况、危险行为、病情是否稳定等情况，如发现患者病情有波动时要尽早面访，并请精神科医师给予技术指导。

精神防治人员要定期与村（居）民委员会成员、网格员、派出所民警等关爱帮扶小组成员交换信息，做好工作记录，特殊情况时随时交换信息。对于有暴力风险、家庭监护能力弱或无监护、病情反复、不配合治疗等情况的患者，应书面报告关爱帮扶小组。属于公安机关列管对象，或既往有严重伤害行为、自杀行为等情况的患者，精神防治人员需与民警共同随访。乡镇卫生院（社区卫生服务中心）精神防治人员要及时汇总辖区严重精神障碍患者管理信息，并填写乡镇（街道）患者管理信息交换表，在召开精神卫生综合管理小组例会时与相关部门人员交换信息，并共同签字盖章。

对于不同意接受社区管理或无正当理由半年以上未接受面访的患者，精神防治人员应报告关爱帮扶小组，协同宣传有关政策和服务内容，并加强社区关注和监护。

对于精神病性症状持续存在或不服药、间断服药的患者，精神防治人员应请精神科医师共同对患者进行当面随访，必要时调整治疗方案，开展相应的健康教育，宣传坚持服药对于患者病情稳定、恢复健康和社会功能的重要性。

对于家庭贫困、无监护或弱监护的患者，在常规随访的基础上，关爱帮扶小组应每半年至少共同随访1次，了解患者在治疗、监护、生活等方面的困难及需求，协调当地相关部门帮助患者及家属解决问题。对近期遭遇重大创伤事件的患者，关爱帮扶小组应尽快共同随访。必要时可请精神科医师或心理健康服务人员提供帮助。

对于病情稳定、社会就业、家庭监护有力、自知力较好的患者，患者和家属不接受入户访问的，精神防治人员要以保护患者隐私、不干扰其正常工作和生活为原则，可预约患者到门诊随访或采用电话随访。

对于迁居他处、外出务工等不在辖区内生活且知晓去向的患者，精神防治人员应通过信息系统将患者信息流转至患者现居住地基层医疗卫生机构。患者现居住地基层医疗卫生机构应及时接受患者信息，按照有关规定对患者进行随访管理。在患者信息未被接收前，患者原居住地基层医疗卫生机构精神防治人员应继续电话随访，与现居住地精神防治人员定期沟通。

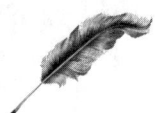

（七）对口帮扶与双向转诊

省级、地市级、县级卫生健康行政部门要统筹协调精神卫生医疗机构和基层医疗卫生机构建立对口帮扶制度、双向转诊制度，精神科医师与基层精神防治人员建立点对点技术指导。

四、药物使用原则

严重精神障碍属于慢性疾病。精神科执业医师应遵循"安全、早期、适量、全程、有效、个体化"原则开具药物治疗处方。

五、应急处置

应急处置包括对有伤害自身、危害他人安全的行为或危险的疑似或确诊精神障碍患者，病情复发、急性或严重药物不良反应的精神障碍患者的紧急处置。

（一）应急处置工作流程

1．伤害自身行为或危险的处置　伤害自身行为或危险包括有明显的自杀观念，或既往有自杀行为者，可能出现自伤或自杀行为者；已经出现自伤或者自杀行为，对自身造成伤害者。

获知患者出现上述行为之一时，精神防治人员应立即协助家属联系公安机关、村（居）民委员会及上级精神卫生医疗机构，由家属和（或）民警协助将患者送至精神卫生医疗机构或有抢救能力的医院进行紧急处置，如系服药自杀，应将药瓶等线索资料一同带至医院，协助判断所用药物名称及剂量。

2．危害公共安全或他人安全的行为或危险的处置　发现患者有危害公共安全或他人安全的行为或危险时，精神防治人员或其他相关人员应立刻通知公安民警，并协助其进行处置。精神防治人员应及时联系上级精神卫生医疗机构开放绿色通道，协助民警、家属或监护人将患者送至精神卫生医疗机构门急诊留观或住院。必要时，精神卫生医疗机构可派出精神科医师和护士前往现场进行快速药物干预等应急医疗处置。

3．病情复发且精神状况明显恶化的处置　得知患者病情复发且精神状况明显恶化时，精神防治人员在进行言语安抚等一般处置的同时，应立即联系上级精神卫生医疗机构进行现场医疗处置。必要时，协助家属（监护人）将患者送至精神卫生医疗机构门急诊留观或住院。

4．与精神疾病药物相关的急性不良反应的处置　发现患者出现急性或严重药物不良反应时，精神防治人员应及时联系上级精神卫生医疗机构的精神科医师，在精神科医师指导下进行相关处置或转诊至精神卫生医疗机构进行处置。

（二）常用处置措施

1．心理危机干预　在保证现场人员及自身安全的前提下，使用安抚性言语，缓解患者紧张、恐惧和愤怒情绪；避免给患者过度的刺激，尊重、认可患者的感受；同时对现场其他人的焦虑、紧张、恐惧情绪给予必要的安慰性疏导。

2．保护性约束　当患者严重危害公共安全或者他人人身安全时，精神防治人员或其他相关人员协助民警使用有效的保护性约束手段对患者进行约束，对其所持危险物品及时全部搜缴、登记、暂存，将患者限制于相对安全的场所。

3．快速药物干预　精神科医师可根据患者病情采用药物进行紧急干预。用药后，注意观察药物不良反应。

4．急性药物不良反应对症处理　根据药物不良反应的具体表现采取对症处理。

（三）处置记录

对患者实施应急处置前或应急处置过程中，参加处置人员应与患者家属（监护人）签署严重精神障碍应急处置知情同意书。患者家属（监护人）无法及时赶到现场时，应由现场履行公务的民警或其他工作人员签字证实。

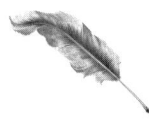

执行应急处置任务的精神防治人员或精神卫生专业人员,应在应急处置完成后24小时内填写严重精神障碍患者应急处置记录单,该记录单一式三份,一份交本级精防机构,一份留存在基层医疗卫生机构,一份留存在应急医疗处置机构。

六、精神康复

精神康复是改善精神障碍患者社会功能,帮助患者回归家庭和社会的重要环节,包括医院康复和社区康复。医院康复由精神卫生医疗机构承担,精神科医师对患者进行药物治疗同时应制定康复计划。社区康复由民政、残联等设立的社区康复机构(如日间康复中心、中途宿舍、职业康复机构等)承担,两者应有机衔接。

七、健康教育

通过开展多种形式的科普宣传和健康教育,提高大众尤其是重点人群对精神卫生、心理健康的重视程度,对精神障碍的识别能力和就医意识,普及"精神障碍可防可治"的知识与理念,营造接纳、理解和关爱精神障碍患者的社会氛围。

第二节 严重精神障碍患者管理服务规范

一、服务对象

辖区内常住居民中诊断明确、在家居住的严重精神障碍患者。主要包括精神分裂症、分裂情感性障碍、妄想性障碍、双相情感障碍、癫痫所致精神障碍、精神发育迟滞伴发精神障碍。

> 考点:严重精神障碍患者管理的服务对象。

二、服务内容

(一)患者信息管理

在将严重精神障碍患者纳入管理时,需由家属提供或直接转自原承担治疗任务的专业医疗卫生机构的疾病诊疗相关信息,同时为患者进行一次全面评估,为其建立居民健康档案,并按照要求填写《严重精神障碍患者个人信息补充表》(表10-1)。

> 考点:严重精神障碍患者的信息管理。

表10-1 严重精神障碍患者个人信息补充表

姓　名：　　　　　　　　　　　　　　　　　　　　　　　　编号□□□-□□□□□

监护人姓名		与患者关系	
监护人住址		监护人电话	
辖区村(居)委会联系人、电话			
户别	1 城镇　2 农村		□
就业情况	1 在岗个人　2 在岗管理者　3 农民　4 下岗或无业　5 在校学生 6 退休　7 专业技术人员　8 其他　9 不详		□

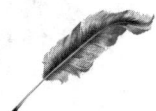

续表

知情同意	1 同意参加管理　0 不同意参加管理 签字： 签字时间____年____月____日	□
初次发病时间	____年____月____日	
既往主要症状	1 幻觉　2 交流困难　3 猜疑　4 喜怒无常　5 行为怪异　6 兴奋话多　7 伤人毁物 8 悲观厌世　9 无故外走　10 自语自笑　11 孤僻懒散　12 其他 □/□/□/□/□/□/□/□/□/□/□/□	
既往关锁情况	1 无关锁　2 关锁　3 关锁已解除　　□	
既往治疗情况	门诊	1 未治　2 间断门诊治疗　3 连续门诊治疗　　□ 首次抗精神病药治疗时间____年____月____日
	住院	曾住精神专科医院/综合医院精神专科_____次
目前诊断情况	诊断确诊医院确诊日期	
最近一次治疗效果	1 临床痊愈　2 好转　3 无变化　4 加重　　□	
危险行为	1 轻度滋事__次　2 肇事__次　3 肇祸__次　4 其他危害行为__次　5 自伤__次 6 自杀未遂__次　7 无 □/□/□/□/□/□/□	
经济状况	1 贫困，在当地贫困线标准以下　2 非贫困　　□	
专科医生的意见 （如果有请记录）		
填表日期	____年____月____日	医生签字	

（二）随访评估

对应管理的严重精神障碍患者每年至少随访4次，每次随访应对患者进行危险性评估；检查患者的精神状况，包括感觉、知觉、思维、情感和意志行为、自知力等；询问和评估患者的躯体疾病、社会功能情况、用药情况及各项实验室检查结果等。把随访评估结果记录于《严重精神障碍患者随访服务记录表》（表10-2）。

危险性评估分为6级。

0级：不符合以下1～5级中的任何行为。

1级：口头威胁，喊叫，但没有打砸行为。

2级：打砸行为，局限在家里，针对财物，能被劝说制止。

3级：明显打砸行为，不分场合，针对财物，不能接受劝说而停止。

4级：持续的打砸行为，不分场合，针对财物或人，不能接受劝说而停止（包括自伤、自杀）。

5级：持械针对人的任何暴力行为，或者纵火、爆炸等行为，无论在家里还是公共场合。

> 考点：严重精神障碍患者的随访评估、危险性评估分级。

表10-2　严重精神障碍患者随访服务记录表

姓　名：_____　　　　　　　　　　　　　　　　　　　　　编号□□□-□□□□□

随访日期	____年____月____日
本次随访形式	1 门诊　2 家庭访视　3 电话　□
本次随访对象	1 患者本人　2 患者家属、监护人　3 其他知情人　□/□/□
若失访，原因	1 外出务工　2 迁居他处　3 走失　4 连续3次未访到　5 其他　□

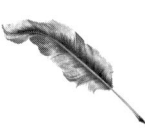

续表

项目			
如死亡，日期和原因	死亡日期	____年____月____日	
	死亡原因	1 躯体疾病 ①传染病和寄生虫病　②肿瘤　③心脏病　④脑血管病 ⑤呼吸系统疾病　⑥消化系统疾病　⑦其他疾病　⑧不详　□ 2 自杀　3 他杀　4 意外　5 精神疾病相关并发症　6 其他　□	
危险性评估	0（0级）　1（1级）　2（2级）　3（3级）　4（4级）　5（5级）		□
目前症状	1 幻觉　2 交流困难　3 猜疑　4 喜怒无常　5 行为怪异　6 兴奋话多　7 伤人毁物 8 悲观厌世　9 无故外走　10 自语自笑　11 孤僻懒散　12 其他 □/□/□/□/□/□/□/□		
自知力	1 自知力完全　2 自知力不全　3 自知力缺失		□
睡眠情况	1 良好　2 一般　3 较差		□
饮食情况	1 良好　2 一般　3 较差		□
社会功能情况	个人生活料理	1 良好　2 一般　3 较差	□
	家务劳动	1 良好　2 一般　3 较差	□
	生产劳动及工作	1 良好　2 一般　3 较差　9 此项不适用	□
	学习能力	1 良好　2 一般　3 较差	□
	社会人际交往	1 良好　2 一般　3 较差	□
危险行为	1 轻度滋事　次　2 肇事　次　3 肇祸　次　4 其他危害行为　次 5 自伤　次　6 自杀未遂　次　7 无　□/□/□/□/□/□/□		
两次随访期间关锁情况	1 无关锁　2 关锁　3 关锁已解除		□
两次随访期间住院情况	0 未住院　1 目前正在住院　2 曾住院，现未住院　□ 末次出院时间：____年____月____日		
实验室检查	1 无　2 有		□
用药依从性	1 按医嘱规律用药　2 间断用药　3 不用药　4 医嘱勿需用药		□
药物不良反应	1 无　2 有　9 此项不适用		□
治疗效果	1 痊愈　2 好转　3 无变化　4 加重　9 此项不适用		□
转诊情况	是否建议转诊：1 否　2 是，需转诊原因： 是否已转诊：1 否　2 是，转诊的机构及科室		□ □
用药情况	药物1：	每日（月）剂量_____mg	
	药物2：	每日（月）剂量_____mg	
	药物3：	每日（月）剂量_____mg	
用药指导	药物1：	用法：早_____mg；中_____mg；晚_____mg 长效药：每_____周一次；每次_____mg	
	药物2：	用法：早_____mg；中_____mg；晚_____mg 长效药：每_____周一次；每次_____mg	
	药物3：	用法：早_____mg；中_____mg；晚_____mg 长效药：每_____周一次；每次_____mg	
康复措施	1 生活劳动能力　2 职业训练　3 学习能力　4 社会交往　5 其他 □/□/□/□/□		
本次随访分类	1 不稳定　2 基本稳定　3 稳定		□
下次随访日期	____年____月____日	随访医生签名	

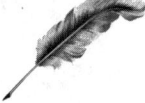

（三）分类干预

根据患者的危险性评估分级、社会功能状况、精神症状评估、自知力判断，以及患者是否存在药物不良反应或躯体疾病情况对患者进行分类干预。

1. **病情不稳定患者** 若危险性为3～5级或精神症状明显、自知力缺乏、有严重药物不良反应或严重躯体疾病，对症处理后立即转诊到上级医院。必要时报告当地公安部门，2周内了解其治疗情况。对于未能住院或转诊的患者，联系精神专科医师进行相应处置，并在居委会人员、民警的共同协助下，2周内随访。

2. **病情基本稳定患者** 若危险性为1～2级，或精神症状、自知力、社会功能状况至少有一方面较差，首先应判断是病情波动或药物疗效不佳，还是伴有药物不良反应或躯体症状恶化，分别采取在规定剂量范围内调整用药物剂量和查找原因对症治疗的措施，2周时随访；若处理后病情趋于稳定者，可维持目前治疗方案，3个月时随访；未达到稳定者，应请精神专科医师进行技术指导，1个月时随访。

3. **病情稳定患者** 若危险性为0级，且精神症状基本消失，自知力基本恢复，社会功能处于一般或良好，无严重药物不良反应，躯体疾病稳定，无其他异常，继续执行上级医院制定的治疗方案，3个月时随访。

每次随访根据患者病情的控制情况，对患者及其家属进行有针对性的健康教育和生活技能训练等方面的康复指导，对家属提供心理支持和帮助。

> 考点：严重精神障碍患者的分类干预。

（四）健康体检

在患者病情许可的情况下，征得监护人与（或）患者本人同意后，每年进行1次健康检查，可与随访相结合。内容包括一般体格检查、血压、体重、血常规（含白细胞分类）、转氨酶、血糖、心电图。

> 考点：严重精神障碍患者的健康体检的频次和内容。

三、服务流程

严重精神障碍患者管理服务流程见图10-1。

四、服务要求和工作指标

（一）服务要求

1. 配备接受过严重精神障碍管理培训的专（兼）职人员，开展本规范规定的健康管理工作。
2. 与相关部门加强联系，及时为辖区内新发现的严重精神障碍患者建立健康档案并根据情况及时更新。
3. 随访包括预约患者到门诊就诊、电话追踪和家庭访视等方式。
4. 加强宣传，鼓励和帮助患者进行社会功能康复训练，指导患者参与社会活动，接受职业训练。

> 考点：严重精神障碍患者管理的服务要求。

第十章　严重精神障碍患者管理服务

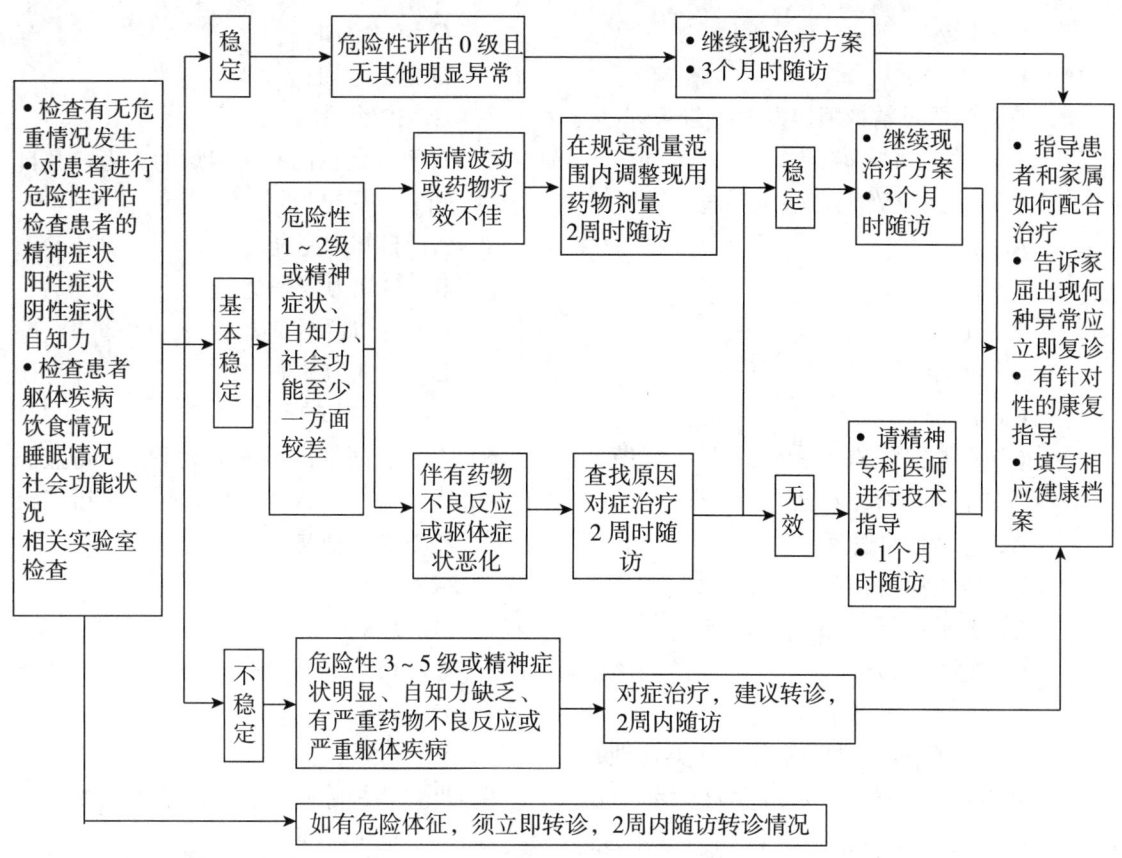

图 10-1　严重精神障碍患者管理服务流程

[引自：国家卫生计生委文件．国家基本公共卫生服务规范（第三版）．北京．2017]

（二）工作指标

严重精神障碍患者规范管理率＝年内辖区内按照规范要求进行管理的严重精神障碍患者人数/年内辖区内登记在册的确诊严重精神障碍患者人数 ×100％。

自测题

一、A 型选择题

1. 对于有口头威胁，喊叫，但没有打砸行为的患者，危险性评估为
   A．1 级
   B．2 级
   C．3 级
   D．4 级
   E．5 级

2. 精神防治医生随访患者时，对于出现危险体征的患者，处理措施是
   A．对症治疗，病情稳定后 3 个月时随访
   B．对症处理后，观察 2 周，若治疗无效，建议转诊上级医院
   C．对症处理，同时在规定范围内调整现用药物剂量，2 周时随访
   D．立即转诊，2 周内随访转诊情况
   E．对症治疗，病情稳定后 6 个月时随访

3. 患者出现明显打砸行为，不分场合，针对财物，不能接受劝说而停止，危险性评估为
   A．1 级
   B．2 级
   C．3 级

D. 4级
E. 5级

4. 符合《严重精神障碍发病报告管理办法》的患者入院后，填"出院信息单"，几个工作日内录入系统
   A. 10个
   B. 15个
   C. 20个
   D. 30个
   E. 45个

5. 《严重精神障碍患者管理服务规范》所列服务内容不包括
   A. 患者信息管理
   B. 随访评估
   C. 分类干预
   D. 健康体检
   E. 强制药物治疗

6. 对严重精神障碍患者进行分类管理，当患者病情稳定，危险性为0级，且精神症状基本消失，自知力基本恢复，社会功能处于一般或良好，无严重药物不良反应，躯体疾病稳定，无其他异常，随访时间点是
   A. 1个月时
   B. 3个月时
   C. 5个月时
   D. 6个月时
   E. 12个月时

7. 对于否认自己有精神病的患者，其自知力应评定为
   A. 自知力完全
   B. 自知力较完全
   C. 自知力不完全
   D. 自知力缺失
   E. 自知力较不完全

8. 在患者病情许可的情况下，征得监护人与患者本人同意后，每年进行健康检查的次数是
   A. 1次
   B. 2次
   C. 3次
   D. 4次
   E. 5次

9. 严重精神障碍患者的诊断由谁做出
   A. 全科医师
   B. 心理治疗人员
   C. 精神科执业医师
   D. 内科医师
   E. 基层医疗卫生服务人员

二、名词解释

严重精神障碍

三、问答题

1. 严重精神障碍患者主要包括几类？
2. 严重精神障碍危险性评估分为几级？

（林荣金）

第十一章

肺结核患者健康管理服务

第十一章数字资源

> **学习目标**
>
> 通过本章内容的学习,学生应该能够:
> 1. 说出结核病的定义和分类。
> 2. 说出结核病的诊断标准、治疗与社区预防。
> 3. 描述结核病的流行过程。
> 3. 描述肺结核患者健康管理服务流程。
> 4. 具备根据肺结核患者病情开展健康管理服务的能力。
> 5. 将人文关怀内化于为肺结核患者开展健康管理服务全过程。

结核病是一种慢性传染性疾病。世界卫生组织《2019年全球结核病报告》显示2018年全球新发结核病患者约1000万,虽然目前全球感染结核病的人数在不断下降,但是结核病仍是全球十大死因之一。我国目前结核病年发患者数约为130万,仅次于印度,居世界第二。在结核病的预防与治疗中,耐药结核病、艾滋病与结核病双重感染是目前全球结核病防控的两大主要问题。2016年我国新发肺结核患者中耐多药结核比例为7.1%,而复治肺结核患者中耐多药结核比例高达24%。

结核病既是严重的公共卫生问题,也是国际上公认的社会问题,结核病的防控任重而道远。

案例 11-1

小白,男,26岁,村民,2018年工作前体检时得知患上了结核病。其父亲因结核病去世,兄弟姐妹接受过治疗并得以治愈。小白完成了结核病药物标准治疗方案,但几个月后再次病倒。医生诊断为耐多药结核病,小白被送往医院接受第二轮治疗。

耐多药结核病是一种可能致命并且难以治疗的结核类型,对异烟肼和利福平这些最为有效的抗结核药物具有耐受性,当医生没有开具正确的治疗方案,或者当患者没有完成整个治疗时,就可能产生耐药性。预防耐多药结核病传播的较为有效方式之一,是充分发现药物敏感性结核病患者并加以治疗。

问题:如果你是社区医生,在社区中如何正确管理结核病患者?

第一节　肺结核基层诊疗概述

结核病是结核分枝杆菌引起的慢性感染性疾病，可累及全身多个脏器，以肺结核最为常见，占各器官结核病总数的80%～90%，是最主要的结核病类型。

一、定义与分型

（一）肺结核概念

1．概念　肺结核是指发生在肺组织、气管、支气管和胸膜的结核，包含肺实质的结核、气管支气管结核和结核性胸膜炎，占各器官结核病总数的80%～90%。

2．流行病学

（1）传染源：结核病的传染源主要是结核病患者，尤其是痰菌阳性者。

（2）传播途径：主要通过呼吸道传播。患者咳嗽、打喷嚏时把含有结核菌的微粒排到空气中进行飞沫传播。其他途径如经消化道、皮肤伤口和泌尿生殖系统极少见。

（3）易感人群：居住拥挤、营养不良等因素是社会经济落后地区人群结核病高发的原因，免疫抑制状态患者尤其好发结核病。

➤ 考点：肺结核的流行病学。

（二）结核病分类

目前我国肺结核有以下类型：

1．原发性肺结核　也称初染结核，为原发结核感染所致的临床病症，含原发复合征及胸内淋巴结结核。多见于儿童。

2．血行播散型肺结核　含急性血行播散型肺结核（急性粟粒型肺结核）及亚急性、慢性血行播散型肺结核。

3．继发型肺结核　是成人肺结核的最常见类型。含浸润性肺结核、纤维空洞型肺结核和干酪样肺炎等。

4．气管支气管结核　指发生在气管、支气管的黏膜、黏膜下层、平滑肌、软骨及外膜的结核病，是肺结核的特殊临床类型。

5．结核性胸膜炎　含结核性干性胸膜炎、结核性渗出性胸膜炎、结核性脓胸。

➤ 考点：结核病的分类。

二、肺结核主要临床表现

原发结核感染后免疫功能正常的宿主可将病灶局限在肺或其他单一的脏器，而免疫功能较弱的宿主结核菌可向全身传播，可累及肺、胸膜以及肺外器官，往往造成播散性结核病或者多脏器的受累。

1．全身症状　长期低热，午后或傍晚开始次晨降至正常，可伴有乏力、夜间盗汗，也可无明显自觉症状。女性患者于月经期前体温升高，月经后亦不能迅速恢复正常。

2．呼吸系统症状　合并支气管结核则咳嗽加剧，表现为刺激性呛咳，伴局限性哮鸣或喘鸣，部分患者可有咯血；浸润性肺结核咳嗽轻微、干咳或少量黏液痰；纤维空洞型肺结核痰较多；若伴继发感染，痰呈脓性。重度毒血症状和高热可引起气急、广泛肺组织破坏、胸膜增厚

和肺气肿时也常发生气急，严重者可并发肺心病和心肺功能不全。

3．体征　取决于病变性质、部位、范围或程度。

（1）粟粒性肺结核可并发急性呼吸窘迫综合征，表现严重呼吸困难和顽固性低氧血症。病灶以渗出型病变为主的肺实变且范围较广或干酪性肺炎时，叩诊浊音，听诊闻及支气管呼吸音和细湿啰音。

（2）纤维空洞型肺结核病变位置浅表而引流支气管通畅时有支气管呼吸音或伴湿啰音，巨大空洞可闻及带金属调空瓮音。慢性纤维空洞性肺结核患侧胸廓塌陷、叩诊音浊、气管和纵隔移位、听诊呼吸音降低或闻及湿啰音，以及肺气肿征象。

（3）支气管结核患者可闻及局限性哮鸣音，于呼气或咳嗽末较为明显。

三、诊断

1．诊断步骤　具有以下三种情况应考虑为肺结核可疑者，需进一步明确检查。

（1）具有结核中毒症状：低热、乏力、盗汗、食欲减退、体重减轻等。

（2）伴呼吸道症状者：咳嗽、咳痰 2 周以上，或伴咯血、痰中带血。

（3）健康体检：通过健康体检发现的肺部阴影疑似肺结核者。

2．诊断依据与方法

（1）危险因素：有痰涂片阳性肺结核患者密切接触史，存在生活贫困、居住拥挤、营养不良等因素，属于婴幼儿、老年人、HIV 感染者、糖皮质激素或免疫抑制剂使用者，或慢性基础疾病如糖尿病和肺尘埃沉着病等。

（2）临床症状：具有结核中毒症状，育龄期女性可有月经不调。咳嗽、咳痰 2 周以上，或伴咯血是肺结核的常见可疑症状。结核累及胸膜时可表现随呼吸运动和咳嗽加重的胸痛。呼吸困难多见于干酪样肺炎、大量胸腔积液和严重气管支气管结核患者。

（3）体征：体征多寡不一，取决于病变性质及范围。①病变范围较小时，可无任何体征。②渗出性病变范围较大或干酪样坏死时，可有肺实变体征。③当存在较大的空洞性病变时，可闻及支气管呼吸音。④当存在较大范围纤维条索时，可出现气管向患侧移位、患侧胸廓塌陷、叩诊浊音、听诊呼吸音减弱、闻及啰音。⑤结核性胸膜炎多数有胸腔积液体征，气管支气管结核可有局限性干啰音，气管狭窄严重者可出现三凹征。

3．辅助检查

（1）X 线胸片检查：是诊断肺结核的常规首选方法。病变多位于上叶尖后段、下叶背段和后基底段，呈多态性，即有渗出的片状或斑片状浸润影、有增殖的结节影、条索影和钙化影，密度不均匀，边缘较清楚，病灶变化慢，易形成空洞和播散灶。

（2）直接涂片抗酸杆菌镜检：是简单、快速、易行和较可靠的方法，但欠敏感，通常菌量 ≥ 104 条 / 毫升方能检测阳性。痰涂片阳性仅说明痰中存在抗酸杆菌，我国非结核分枝杆菌感染并不多见，故痰中检出抗酸杆菌对诊断肺结核有极重要的意义。一般至少检测 2 次。

（3）结核菌素皮肤试验（TST）：结核分枝杆菌素纯蛋白衍化物（PPD）皮内注射法是判断是否存在结核菌感染的主要检测方法。将 5 IU（0.1 ml）结核菌纯蛋白衍生物，注入左前臂内侧上中三分之一交界处皮内，使局部形成皮丘。48 ~ 96 小时（一般为 72 小时）观察反应，结果判断以局部硬结直径为依据：< 5 mm 为阴性反应，5 ~ 9 mm 一般为阳性反应，10 ~ 19 mm 为中度阳性反应，≥ 20 mm 或不足 20 mm 但有水疱或坏死为强阳性反应。PPD 与卡介苗（BCG）存在交叉反应，在接种卡介苗的人群中虽无结核感染亦可出现 PPD 皮试阳性，因此特异性低。在免疫缺陷患者中，特别是合并 HIV 感染患者、重症疾病者、年幼儿童及营养不良者，缺乏足够的灵敏度。

（4）病原学检查：直接涂片抗酸杆菌镜检是简单、快速和较可靠的方法，但欠敏感，至少

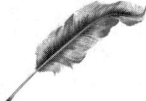

检测两次。没有病原学检查条件的基层医院，或抗酸染色阴性仍怀疑肺结核者，建议转至上级医院或结核病定点医院。

(5) 胸腔积液检查：存在胸腔积液者可行胸腔穿刺术抽取胸腔积液进行胸腔积液常规、生化、结核菌等相关检查。结核性胸膜炎的胸腔积液为渗出液，单核细胞为主，胸腔积液腺苷脱氨酶（ADA）常明显升高，通常≥40 U/L。

> 考点：结核病的诊断依据。

四、治疗原则

（一）结核病的治疗原则

化学治疗是现代结核病最主要的基础治疗，简称化疗。化疗的目标在于最终灭菌，防止和杜绝复发。结核病化学治疗的基本原则是早期、规律、全程、适量、联合。整个治疗方案分强化期和巩固期两个阶段。

（二）主要化疗药物

抗结核药物按效力和不良反应大小分为两类：

1. 一线（类）抗结核药物　疗效好，不良反应小，如链霉素（S）、异烟肼（H）、利福平（R）、吡嗪酰胺（Z）、乙胺丁醇（E）。

2. 二线（类）抗结核药物　效力或者安全性不如一线药物，在一线药物耐药或者不良反应不能耐受时被选用。包括卡那霉素、阿米卡星、对氨基水杨酸、左氧氟沙星、莫西沙星等。

（三）标准化的抗结核治疗

1. 初治方案　初治患者是既往未接受抗结核治疗或正在接受标准化疗方案用药而治疗短于疗程者以及不规则化疗不足1个月的患者。初治病例的标准化治疗方案分为两个阶段，即2个月的强化期和4个月的巩固期治疗。如新涂阳肺结核患者治疗到2个月末痰菌检查仍为阳性，则应延长1个月的强化期治疗，继续期化疗方案不变。标准方案为 $2H_3R_3Z_3E_3/4H_3R_3$（右下角阿拉伯数字代表每周服药次数，斜杠前的"2"代表强化期2个月，斜杠后的"4"代表巩固期继续治疗4个月，后同）或 2HRZE/4HR。

2. 复治方案　复治标准方案为 $2H_3R_3Z_3E_3S_3/1H_3R_3Z_3E_3/5H_3R_3E_3$ 或 2HRZES/1HRZE/5HRE。以下患者适用于复治方案：①初治失败的患者；②规则用药满疗程后痰菌又转阳的患者；③不规则化疗超过1个月的患者；④慢性排菌患者。

> 考点：结核病的治疗原则。

知识链接

　　结核病耐药率的攀升是目前全球结核病防控面临的重大挑战，我国耐多药结核病患者人数居全球首位。结核分枝杆菌主要通过其基因组中耐药相关基因发生点突变而获得耐药性。由于耐药相关基因通常具有重要的生理功能，其突变往往会导致结核分枝杆菌自身适应性下降，耐药结核分枝杆菌可通过进一步积累其他特定突变来回复其适应性，这种能使其适应性上升的突变称为"补偿性突变"。耐药结核分枝杆菌的补偿性进化被认为是耐药结核病广泛传播与流行的生物学基础。

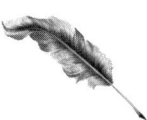

五、肺结核的管理与预防

（一）基层医疗机构在结核病管理中的职责

1．协助结核病定点医疗机构或结核病防治所对治疗效果进行判断

（1）治愈：痰涂片阳性肺结核患者完成规定疗程，连续2次痰涂片结果阴性，其中1次是治疗末。

（2）完成疗程：痰涂片阴性肺结核患者完成规定的6个月标准疗程，疗程末痰涂片检查结果阴性或未痰检者；痰涂片阳性肺结核患者完成规定的6～12个月疗程，最近一次痰检结果阴性，完成疗程时无痰检结果。

（3）结核死亡：活动性肺结核患者因病变进展或并发咯血、自发性气胸、肺心病、全身衰竭或肺外结核等原因死亡。

（4）非结核死亡：结核病患者因结核病以外的原因死亡。

（5）失败：痰涂片阳性肺结核患者治疗至第6个月末或疗程结束时痰涂片检查仍阳性。

（6）丢失：肺结核患者在治疗过程中中断治疗超过2个月，或由结核病防治机构转出后，虽经医生努力追访，2个月内仍无信息或已在其他地区重新登记。

2．宣传、教育与随访　对辖区内的居民进行结核病相关知识的宣传，包括讲座、发放宣传资料等。同时对结核病患者及家属的治疗、预防进行指导、监测与随访，指导患者规律用药，随访患者有无出现药品不良反应，并给予正确处置，如果出现严重并发症或不良反应（见转诊部分），应将患者转诊至有条件的上级医院。

3．疫情报告　根据《中华人民共和国传染病法》规定，凡在各级各类医疗机构诊断的肺结核（包括确诊病例、临床诊断病例）和疑似肺结核患者均为病例报告对象，应于24 h内进行网络报告；未实行网络直报的责任报告单位，应于24 h内向所属地疾病预防控制机构寄送"传染病报告卡"。

（二）结核病高危人群筛查

肺结核的高危人群包括有糖尿病、艾滋病、肺尘埃沉着病、肿瘤患者、老年人、器官移植、长期使用免疫抑制剂或糖皮质激素、营养不良及居住条件差的人群。对高危人群定期健康检查，每1～2年1次。可针对门诊病例开展重点线索调查，及时发现和诊断，避免漏诊和误诊。彻底治疗患者，才能降低传染源密度，有效降低感染率和减少发病。

（三）分级预防

1．第一级预防　采取健康促进及特殊的保护措施减少和控制肺结核的发生。①政策上的支持：落实政府及卫生行政职责，保持财政和人力资源持续支持。②健康教育：通过加强锻炼、调节饮食、改变不良行为方式和生活习惯来提高免疫力，不随地吐痰、咳嗽或打喷嚏时捂住口鼻，创造良好的居住和劳动环境。③接种卡介苗：是目前预防肺结核最好的策略。

2．第二级预防　主要通过普查、筛查、定期健康检查、高危人群重点项目检查及设立专科医院或专科门诊达到早发现、早诊断、早治疗的目的，对所有可疑症状患者进行相关检查。

3．第三级预防　通过采取积极有效的措施防止肺结核患者病情恶化，防止复发及病灶播散，预防并发症及多耐药结核病的产生。结核病患者在正确管理方式下使用标准化方案进行治疗，提高治疗成功率，减少耐药结核病患者的产生。对已经丧失劳动力的患者，采取康复治疗，促进身心康复，力求病而不残、残而不废，保存其创造精神价值和社会劳动价值的能力。

> ➢ 考点：结核病的社区预防。

第二节 肺结核患者健康管理服务规范

一、服务对象

辖区内确诊的肺结核患者。

二、服务内容

（一）筛查及推介转诊

对辖区内前来就诊的居民或患者，如发现有慢性咳嗽、咳痰≥2周，咯血、血痰，或发热、盗汗、胸痛或不明原因消瘦等肺结核可疑症状者，在鉴别诊断的基础上，填写"双向转诊单"。推荐其到结核病定点医疗机构进行结核病检查。1周内进行电话随访，了解是否前去就诊，督促其及时就医。流程见图11-1。

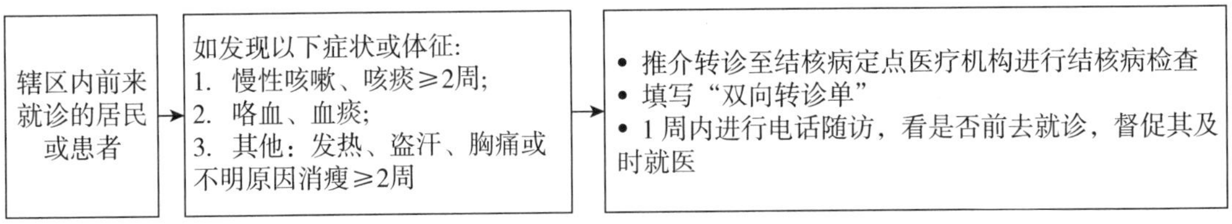

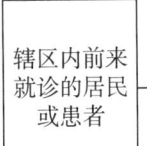

图 11-1 肺结核患者筛查与推介转诊流程图

[引自：国家卫生计生委文件．国家基本公共卫生服务规范（第三版）．北京．2017]

（二）第一次入户随访

乡镇卫生院、村卫生室、社区卫生服务中心（站）接到上级专业机构管理肺结核患者的通知单后，要在72小时内访视患者，并填写肺结核患者第一次入户随访记录表，见表11-1，肺结核患者第一次入户随访流程见图11-2，具体内容如下。

1．确定督导人员　督导人员优先为医务人员，也可为患者家属。若选择家属，则必须对家属进行培训。同时与患者确定服药地点和服药时间。按照化疗方案，告知督导人员患者的"肺结核患者治疗记录卡"或"耐多药肺结核患者服药卡"的填写方法、取药的时间和地点，提醒患者按时取药和复诊。

2．对患者的居住环境进行评估　告诉患者及家属做好防护工作，防止传染。

3．对患者及家属进行结核病防治知识宣传教育。

4．告诉患者出现病情加重、严重不良反应、并发症等异常情况时，要及时就诊。若72小时内两次访视均未见到患者，则将访视结果向上级专业机构报告。

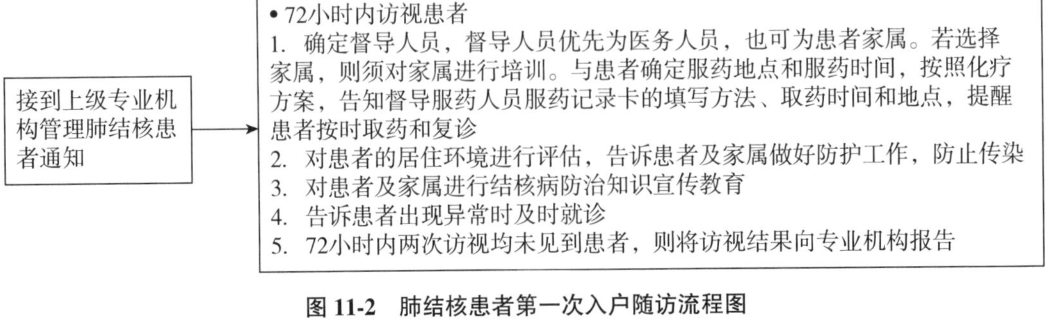

图 11-2 肺结核患者第一次入户随访流程图

[引自：国家卫生计生委文件．国家基本公共卫生服务规范（第三版）．北京．2017]

表 11-1　肺结核患者第一次入户随访记录表

姓名：＿＿＿＿＿＿　　　　　　　　　　　　　　　　　　编号□□□-□□□□□

随访时间	＿＿＿年＿＿＿月＿＿＿日	
随访方式	1 门诊　2 家庭　□	
患者类型	1 初治　2 复治　□	
痰菌情况	1 阳性　2 阴性　3 未查痰　□	
耐药情况	1 耐药　2 非耐药　3 未检测　□	
症状及体征： 0 没有症状　1 咳嗽咳痰 2 低热盗汗　3 咯血或血痰 4 胸痛消瘦　5 恶心纳差 6 头痛失眠　7 视物模糊 8 皮肤瘙痒、皮疹 9 耳鸣、听力下降	□/□/□/□/□/□ 其他：	
用药	化疗方案	
	用法	1 每日　2 间歇　□
	药品剂型	1 固定剂量复合制剂 □　2 散装药 □ 3 板式组合药 □　4 注射剂 □
督导人员选择	1 医生　2 家属　3 自服药　4 其他　□	
家庭居住环境评估	单独的居室	1 有　2 无　□
	通风情况	1 良好　2 一般　3 差　□
生活方式评估	吸　烟	／　支／天
	饮　酒	／　两／天
健康教育及培训	取药地点、时间	地点：＿＿＿＿＿＿ 时间：＿＿＿年＿＿＿月＿＿＿日
	服药记录卡的填写	1 掌握　2 未掌握　□
	服药方法及药品存放	1 掌握　2 未掌握　□
	肺结核治疗疗程	1 掌握　2 未掌握　□
	不规律服药危害	1 掌握　2 未掌握　□
	服药后不良反应及处理	1 掌握　2 未掌握　□
	治疗期间复诊查痰	1 掌握　2 未掌握　□
	外出期间如何坚持服药	1 掌握　2 未掌握　□
	生活习惯及注意事项	1 掌握　2 未掌握　□
	密切接触者检查	1 掌握　2 未掌握　□
下次随访时间	年　　月　　日	
评估医生签名		

填表说明：

1. 本表为医生在首次入户访视结核病患者时填写。同时查看患者的"肺结核患者治疗记录卡"、耐多药患者查看"耐多药肺结核患者服药卡"。

2. 督导人员选择：根据患者的情况，与其协商确定督导人员。家庭居住环境评估：入户后，了解患者的居所情况并记录。

3. 生活方式评估：在询问患者生活方式时，同时对患者进行生活方式指导，与患者共同

制定下次随访目标。

吸烟斜线前填写目前吸烟量，不吸烟填"0"，吸烟者写出每天的吸烟量"*支/天"，斜线后填写吸烟者下次随访目标吸烟量"*支/天"

饮酒情况"从不饮酒者"不必填写其他有关饮酒情况项目。"日饮酒量"应折合相当于白酒*两（啤酒/10=白酒量，红酒/4=白酒量，黄酒/5=白酒量）。

4．健康教育及培训的主要内容

（1）肺结核治疗疗程：服用抗结核药物1个月以后，传染性一般就会消失。一般初治肺结核患者的治疗疗程为6个月，复治肺结核患者为8个月，耐多药肺结核患者24个月。

（2）不规律服药危害：会导致初次治疗失败，严重者会发展为耐多药结核病。疗程延长，会降低治愈率甚至不愈。治疗费用也会大幅度增加。如果传染给其他人，被传染者一旦发病也是耐药结核病。

（3）服药方法及药品存放：抗结核药物宜采用空腹顿服的服药方式，一日的药量要在同一时间一次服用。应放在阴凉干燥、孩子接触不到的地方。夏天宜放在冰箱的冷藏室。

（4）服药后不良反应及处理：常见的不良反应有胃肠道不舒服、恶心、皮肤瘙痒、关节痛、手脚麻木等，严重者可能会呕吐、视物不清、皮疹、听力下降等；当出现上述任何情况时，应及时和医生联系，不要自行停药或更改治疗方案。服用利福平后出现尿液变红、红色眼泪现象为正常现象。每月到定点医疗机构进行血常规、肝肾功能复查。

（5）治疗期间复诊查痰：初治肺结核患者应在治疗满2、5、6个月时、复治肺结核患者在治疗满2、5、8个月时、耐多药肺结核患者注射期每个月、非注射期每两个月均需复查痰涂片和培养。

（6）外出期间如何坚持服药：如果患者需要短时间的外出，应告知医生，并带够足量的药品继续按时服药，同时要注意将药品低温、避光保存；如果改变居住地，应及时告知医生，以便能够延续治疗。

（7）生活习惯及注意事项：患者应注意保持良好的卫生习惯。住在光线充足的单间，经常开窗通风。不随地吐痰，把痰吐在纸中包好后焚烧，不要对着他人大声说话、咳嗽或打喷嚏；传染期内应尽量少去公共场所，如需外出应佩戴口罩。应严格戒烟、禁酒。要注意休息，避免重体力活动，加强营养，避免刺激性食物。

（8）密切接触者检查：建议密切接触者及时到定点医疗机构进行结核菌感染和肺结核筛查。

5．下次随访时间　确定下次随访日期，并告知患者。

6．评估医生签名　随访完毕，核查无误后随访医生签署其姓名。

（三）督导服药和随访管理

1．督导服药

（1）医务人员督导：患者服药日，患者在医务人员直接的面视下督导服药。

（2）家庭成员督导：患者每次服药要在家属的面视下进行。

2．随访评估

对于由医务人员督导的患者，医务人员至少每月记录1次对患者的随访评估结果。对于由家庭成员督导的患者，基层医疗卫生机构要在患者的强化期或注射期内每10天随访1次，继续期或非注射期内每个月随访1次。

（1）评估是否存在危急情况，如有则紧急转诊，2周内主动随访转诊情况。

（2）对无需紧急转诊的，了解患者服药情况（包括服药是否规律，是否有不良反应），询问上次随访至此次随访期间的症状，询问其他疾病状况、用药史和生活方式。

3．分类干预

（1）对于能够按时服药、无不良反应的患者，则继续督导服药，并预约下一次随访时间。

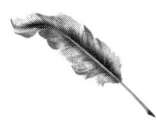

（2）患者未按定点医疗机构的医嘱服药，要查明原因。若是不良反应引起的，则转诊；若是其他原因，则要对患者强化健康教育。若患者漏服药次数超过1周及以上，要及时向上级专业机构进行报告。

（3）对出现药物不良反应、并发症或合并症的患者，要立即转诊，2周内随访。

（4）提醒并督促患者按时到定点医疗机构进行复诊。

（四）结案评估

1. 评估　当患者停止抗结核治疗后，要对其进行结案评估，包括：记录患者停止治疗的时间及原因；对其全程服药管理情况进行评估。

2. 收集和上报　收集和上报患者的"肺结核患者治疗记录卡"或"耐多药肺结核患者服药卡"。

3. 随访　同时将患者转诊至结核病定点医疗机构进行治疗转归评估，2周内进行电话随访，了解是否前去就诊及确诊结果。肺结核患者随访服务记录表见表11-2。

表 11-2　肺结核患者随访服务记录表

随访时间		年　月　日	年　月　日	年　月　日	年　月　日
治疗月序		第　月	第　月	第　月	第　月
督导人员		1 医生　2 家属 3 自服药　4 其他	1 医生　2 家属 3 自服药　4 其他	1 医生　2 家属 3 自服药　4 其他	1 医生　2 家属 3 自服药　4 其他
随访方式		1 门诊　2 家庭 3 电话□	1 门诊　2 家庭 3 电话□	1 门诊　2 家庭 3 电话□	1 门诊　2 家庭 3 电话□
症状及体征： 0 没有症状　1 咳嗽咳痰 2 低热盗汗　3 咯血或血痰 4 胸痛消瘦　5 恶心纳差 6 关节疼痛　7 头痛失眠 8 视物模糊 9 皮肤瘙痒、皮疹 10 耳鸣、听力下降		□/□/□/□ □/□/□ 其他：	□/□/□/□ □/□/□ 其他：	□/□/□/□ □/□/□ 其他：	□/□/□/□ □/□/□ 其他：
生活方式指导	吸烟	／　支／天	／　支／天	／　支／天	／　支／天
	饮酒	／　两／天	／　两／天	／　两／天	／　两／天
用药	化疗方案				
	用法	1 每日　2 间歇□	1 每日　2 间歇□	1 每日　2 间歇□	1 每日　2 间□
	药品剂型	1 固定剂量复合制剂　□ 2 散装药　□ 3 板式组合药　□ 4 注射剂　□	1 固定剂量复合制剂　□ 2 散装药　□ 3 板式组合药　□ 4 注射剂　□	1 固定剂量复合制剂　□ 2 散装药　□ 3 板式组合药　□ 4 注射剂　□	1 固定剂量复合制剂　□ 2 散装药　□ 3 板式组合药　□ 4 注射剂　□
	漏服药次数	次	次	次	次
药物不良反应		1 无　□ 2 有_____	1 无　□ 2 有_____	1 无　□ 2 有_____	1 无　□ 2 有_____
并发症或合并症		1 无　□ 2 有	1 无　□ 2 有	1 无　□ 2 有	1 无　□ 2 有

续表

转诊	科别				
	原因				
	2周内访，随访结果				
处理意见					
下次随访时间					
随访医生签名					
停止治疗及原因	1 出现停止治疗时间　　年　　月　　日 2 停止治疗原因：完成疗程□　死亡□　丢失□　转入耐多药治疗□				
全程管理情况	应访视患者 ____ 次，实际访视 ____ 次； 患者在疗程中，应服药 ____ 次，实际服药 ___ 次，服药率 ___ %				
	评估医生签名：_____				

填表说明：

1．本表为结核病患者在接受随访服务时由医生填写。同时查看患者的"肺结核患者治疗记录卡"、耐多药患者查看"耐多药肺结核患者服药卡"。

2．生活方式指导：在询问患者生活方式时，同时对患者进行生活方式指导，与患者共同制定下次随访目标。

吸烟：斜线前填写目前吸烟量，不吸烟填"0"，吸烟者写出每天的吸烟量"** 支 / 天"，斜线后填写吸烟者下次随访目标吸烟量"** 支 / 天"

饮酒情况："从不饮酒者"不必填写其他有关饮酒情况项目。"日饮酒量"应折合相当于白酒"××两"（啤酒 /10= 白酒量，红酒 /4= 白酒量，黄酒 /5= 白酒量）。

3．漏服药次数：上次随访至本次随访期间漏服药次数。

4．药物不良反应：如果患者服用抗结核有明显的药物不良反应，具体描述何种不良反应或症状。

5．合并症 / 并发症：如果患者出现了合并症或并发症，则具体记录。

6．转诊：如果转诊要写明转诊的医疗机构及科室类别，如 ×× 市人民医院结核科，并在原因一栏写明转诊原因。

7．2 周内随访，随访结果：转诊 2 周后，对患者进行随访，并记录随访结果。

8．处理：根据患者服药情况，对患者督导服药进行分类干预。

9．下次随访日期：根据患者此次随访分类，确定下次随访日期，并告知患者。

10．评估医生签名：随访完毕，核查无误后随访医生签署其姓名。

11．全程服药管理情况：肺结核患者治疗结案时填写。

三、服务流程

1．对辖区内前来就诊的居民或患者，如发现有慢性咳嗽、咳痰 ≥ 2 周、咯血、血痰，或发热、盗汗、胸痛或不明原因消瘦等肺结核可疑症状者，推荐其到结核病定点医疗机构进行结核病检查，肺结核患者筛查与推介转诊流程如图 11-1 所示。

2．接到上级专业机构管理肺结核患者的通知单后，要在 72 小时内访视患者，肺结核患者第一次入户随访，随访流程如图 11-2 所示。

3．患者出现病情加重、严重不良反应、并发症等不能处理的异常情况时，根据评估情况进行分类干预，提醒并督促患者服药及按时到定点医疗机构进行复诊，肺结核患者督导服药与

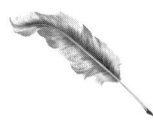

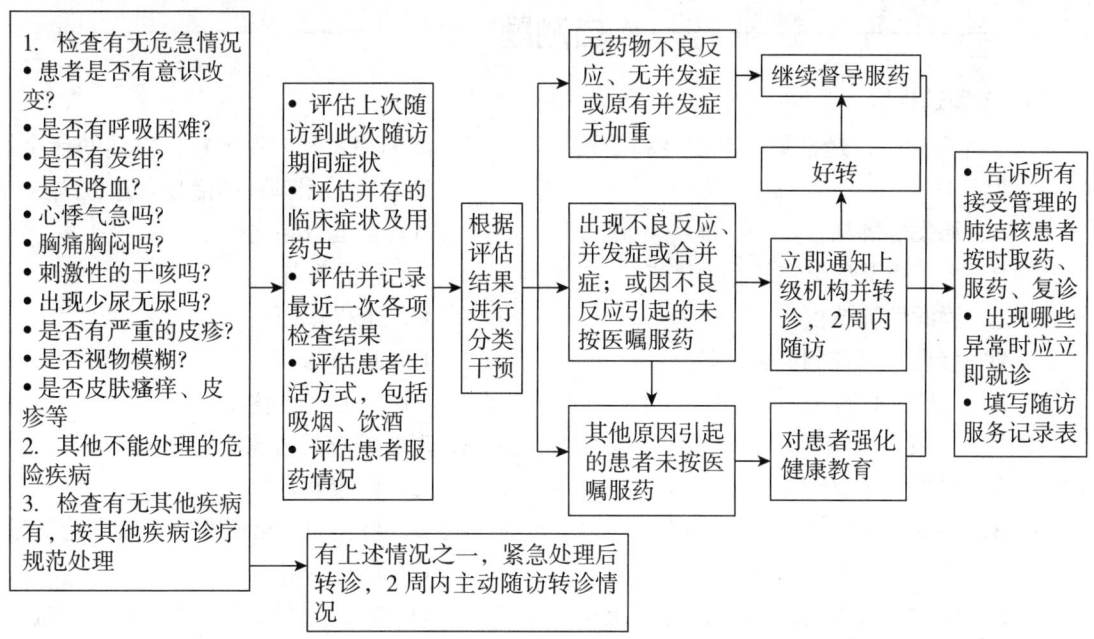

图 11-3　肺结核患者督导服药与随访管理流程

[引自：国家卫生计生委文件．国家基本公共卫生服务规范（第三版）．北京．2017]

随访管理流程见图 11-3。

四、服务要求与工作指标

（一）服务要求

1．在农村地区，主要由村医开展肺结核患者的健康管理服务。

2．肺结核患者健康管理医务人员需接受上级专业机构的培训和技术指导。

3．患者服药后，督导人员按上级专业机构的要求，在患者服完药后在"肺结核患者治疗记录卡"/"耐多药肺结核患者服药卡"中记录服药情况。患者完成疗程后，要将"肺结核患者治疗记录卡"/"耐多药肺结核患者服药卡"交上级专业机构留存。

4．提供服务后及时将相关信息记入"肺结核患者随访服务记录表"，每月记入 1 次，存入患者的健康档案，并将该信息与上级专业机构共享。

5．管理期间如发现患者从本辖区居住地迁出，要及时向上级专业机构报告。

（二）工作指标

1．肺结核患者管理率＝已管理的肺结核患者人数 / 辖区同期内经上级定点医疗机构确诊并通知基层医疗卫生机构管理的肺结核患者人数 ×100％。

2．肺结核患者规则服药率＝按照要求规则服药的肺结核患者人数 / 同期辖区内已完成治疗的肺结核患者人数 ×100％。

规则服药：在整个疗程中，患者在规定的服药时间实际服药次数占应服药次数的 90％ 以上。

➢ 考点：结核病患者健康管理服务规范及说明。

自测题

一、A 型选择题

1. 下列类型中，最常见的继发性肺结核为
   A．原发性肺结核
   B．血行播散型肺结核
   C．浸润性肺结核
   D．慢性纤维空洞型肺结核
   E．结核性胸膜炎

2. 关于原发性肺结核，下列哪项正确
   A．好发生于双肺锁骨上下
   B．多发生明显结核中毒症状
   C．极少发生血行播散
   D．原发灶及淋巴结不会发生干酪样坏死
   E．肺门或纵隔淋巴结结核较原发综合征更为常见

3. 结核病的主要社会传染源是
   A．排菌的患者
   B．所有活动性肺结核患者
   C．肺内有空洞性病变的患者
   D．血行播散型肺结核患者
   E．对抗结核化疗效果不明显的患者

4. 发现早期肺结核的主要方法是
   A．查痰抗酸杆菌
   B．胸 X 线检查
   C．胸 CT
   D．红细胞沉降率
   E．血清特异性抗体的检查

5. 为降低结核病的传播，不提倡患者
   A．将痰吐在水池中冲净
   B．将痰吐在纸上直接烧掉
   C．经常用 5%～10% 的来苏尔刷洗痰盂
   D．烈日曝晒被褥
   E．尽量不要到公共场所

6. 结核杆菌感染人体的主要途径是
   A．皮肤接触
   B．消化道
   C．呼吸道
   D．泌尿道
   E．淋巴道

7. 涂阳患者和含有栗粒、空洞的新涂阳患者应采用哪种的治疗管理方式
   A．全程督导化疗
   B．强化督导化疗
   C．全程管理
   D．自服药
   E．以上均是答案

8. 对肺结核患者家庭访视的内容包括
   A．健康教育
   B．核实服药情况及核查剩余药品量
   C．抽查尿液
   D．督促患者按期门诊取药和复查
   E．以上均是答案

9. 参与肺结核患者督导治疗管理人员包括
   A．医护人员
   B．家庭成员
   C．患者
   D．A+B
   E．A+C

10. 现场督导包括
    A．介绍督导的目的和方法
    B．听取工作汇报
    C．收集资料和信息
    D．与被督导人员的沟通、交流
    E．以上均是答案

11. 切断肺结核传染链的最有效方法是
    A．增强所有公民的免疫力
    B．在全民范围内进行科普宣传
    C．发现并治愈涂阳患者
    D．经常进行集体肺部 X 线检查
    E．给所有应种卡介苗者进行预防接种

12. 预防肺结核的最主要措施是
    A．禁止随地吐痰
    B．健全防痨组织
    C．隔离和有效治疗排菌患者
    D．加强登记管理
    E．接种卡介苗，化疗

13. 在我国传染病疫情网络报告中，报

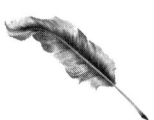

告发病和报告死亡数位居甲、乙类
传染病前列的是
A．肺结核
B．细菌性痢疾
C．手足口病
D．流行性感冒
E．腮腺炎

14．诊断耐药结核病以及指导结核病治疗的有效手段是
A．直接痰涂片检查
B．萋-尼氏染色法
C．药物敏感性试验
D．结核杆菌培养试验
E．结核菌素试验

15．肺结核患者治疗管理对象是
A．非活动性肺结核者
B．活动性肺结核者
C．痰涂阴者
D．未痰检者
E．结核菌素试验者

二、问答题

1．结核病分为哪几种类型？
2．简述原发性肺结核的诊断标准。

（余艳妮）

第十二章

中医药健康管理服务

学习目标

通过本章内容的学习，学生应该能够：
1. 说出中医药健康管理服务纳入基本公共卫生服务的年份。
2. 记忆中医药健康管理服务的类别及内容。
3. 描述中医药健康管理的服务流程。
4. 能够对目标人群开展中医体质辨识；初步具备开展中医药健康管理的能力。
5. 在开展中医药健康管理服务全过程中，自觉传承和发扬中医药传统文化。

中医药强调从整体把握人的健康状态，注重个体化分析，突出治未病的特色，且临床疗效确切，养生保健作用突出，是我国独具特色的健康服务资源。

中医历来重视预防保健，几千年来通过实践逐步构成的"未病先防、已病防变、病后防复"的理论体系，与公共卫生服务以"预防为主"的核心理念十分契合。开展中医药健康管理服务，充分发挥中医药在基本公共卫生服务中的优势和作用，是促进基本公共卫生服务逐步均等化的重要内容，也是传播中医"治未病"理念、传授中医药养生保健知识和技术方法、传承中医药文化的有效途径，对于提高人民健康水平具有十分重要的意义。

案例 12-1

为进一步鼓励村卫生室、服务站使用中医药，提升基层中医药服务能力，发挥中医药在基本公共卫生服务中的特色优势，某社区卫生服务中心于8月10日，组织全办事处、5个村卫生室、1个服务站及中心公卫科共计19人进行了为期一下午的"中医药健康管理服务规范暨技术规范"知识培训学习。

本次培训共安排了中医体质辨识、老年人中医健康管理技术规范、0~6岁儿童中医健康管理技术规范、高血压中医健康管理技术规范、糖尿病中医健康管理技术规范、孕产妇中医健康管理技术规范六个专题内容。

通过本次培训，促进了基层医务人员对基本中医药健康管理服务总体要求、基本方法、工作流程、实施步骤、目标考核等内容的了解，为规范基本公共卫生中医药健康管理服务起到了良好的推动作用。

思考题：
1.《中医药健康管理服务规范》对社区65岁以上老人开展中医药健康管理服务的内容主要是什么？
2.《中医药健康管理服务规范》对0~36个月的儿童开展中医药健康管理服务的

主要内容是什么?

第一节　中医药健康管理服务概述

2013年7月31日，国家卫生和计划生育委员会、国家中医药管理局联合印发了《中医药健康管理服务规范》，要求自2013年起，在基本公共卫生服务项目中增加中医药健康管理服务项目，每年为老年人提供中医药健康管理服务，同时在儿童不同月龄段对家长进行儿童中医药健康指导。

根据要求，开展中医药健康管理服务的乡镇卫生院、村卫生室和社区卫生服务中心（站）每年应为65岁及以上老年人提供一次中医药健康管理服务，在中医体质辨识的基础上对不同体质老年人从情志调摄、饮食调养、起居调摄、运动保健、穴位保健等方面进行相应的中医药保健指导；对辖区内居住的0~36个月龄儿童，应向家长提供儿童中医饮食调养、起居活动指导，并在儿童6、12月龄时给家长传授摩腹和捏脊方法，在18、24月龄时传授按揉迎香穴、足三里穴的方法，在30、36月龄时传授按揉四神聪穴的方法。通过实施中医药健康管理，对老年人健康状况进行中医体质分类，并根据不同体质给予中医药保健指导，可以有效改善其健康状况；通过对家长进行儿童中医饮食调养、起居生活等指导，传授常用穴位按揉、摩腹、捏脊等中医保健方法，可以改善儿童健康状况、促进儿童生长发育，更好地发挥中医药在维护健康、预防疾病中的作用。

一、中医药健康管理服务的概念

中医药健康管理服务是运用中医药理念、方法、技术维护和增进人民群众身心健康的活动，主要包括中医药养生、保健、医疗、康复服务等。

二、开展中医药健康管理服务的意义

中医药健康管理服务作为国家基本公共卫生服务项目，是贯彻落实医药卫生体制改革"保基本、强基层、建机制"的重要内容，是实施基本公共卫生服务逐步均等化的重要举措，是国家关爱民生、彰显政府责任的重要体现。开展中医药健康管理服务，是我国公共卫生服务领域中的一项长期的、基础的制度性安排，以充分发挥中医药在基本公共卫生服务中的优势和作用，是促进基层中医药服务体系建设，提升基层中医药服务能力，普及中医药知识，推动中医药进农村、进社区、进家庭的有效途径，对于深化医药卫生体制改革，提高人民健康水平，促进中医药事业发展都具有十分重要的意义。

三、中医药健康管理服务应用范围

社区65岁以上老人和0~36个月儿童是中医药健康管理服务的主要服务对象，实际上，中医药健康管理服务不仅限于以上人群，其应用范围更广。

（一）社区健康教育中融入中医药健康管理服务

健康教育被世界卫生组织认为是效价比最高的公共卫生策略之一，中医自古便有养生之说，在我国具有深厚的文化和社会基础，在社区开展中医健康教育具有得天独厚的条件。依据体质辨识情况，运用中医理论知识，在饮食起居、情志调摄、食疗药膳、运动锻炼等方面，对居民开展中医健康教育，在健康教育的讲座、咨询活动和各类宣传资料中融入一定比例的中医药内容。

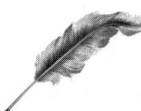

（二）儿童健康管理服务中引入中医药健康管理

积极应用中医药方法，为儿童提供生长发育与疾病预防等健康指导。

（三）孕产妇健康管理服务中融入中医药健康管理

积极运用中医药方法（如饮食起居、情志调摄、食疗药膳、产后康复等），开展孕期、产褥期、哺乳期保健服务。

（四）老年人健康管理服务中融入中医药健康管理服务

积极应用中医药方法为老年人提供养生保健、疾病防治等健康指导。

（五）慢性非传染性疾病防治过程运用中医药健康管理服务

中医药可改善慢性非传染性疾病的临床症状，防治并发症，提高生活质量，针对高血压、糖尿病、慢性肾病开展防治的过程中，可积极应用中医药健康管理服务。

> ➢ 考点：中医药健康管理服务的服务对象。

四、中医药健康管理服务的现状和发展趋势

自2013年中医药健康管理服务纳入基本公共卫生服务规范以来，各地陆续开展了相关服务，中医药资源丰富的地方如北京市东城区，创建了中医药健康管理特色社区，但从全国而言，中医药健康管理服务从开展到普及，从服务数量到服务质量，还有很长的路。根据2017年全国性调研数据显示，中医药健康管理服务在全国各地基层医疗卫生服务机构中的有效开展程度还不高，其主要制约因素是各乡镇卫生院中医药人才缺乏，尚不能满足辖区内中医药健康管理服务的需求。

我国在应对2019年底突如其来的新型冠状病毒肺炎疫情中，取得了举世瞩目的战略性胜利，中西医结合、中西药并用是这次疫情防控的一大特点，也是中医药传承精华、守正创新的生动实践。中医药健康管理服务作为我国基本公共卫生服务领域的项目之一，必将在实践探索中逐步规范化、更加科学化，不断加强信息化管理水平，更加注重服务实效。为此，中医药人才队伍建设和中医药服务体系建设势在必行。当前，加强中医药健康管理服务人才队伍建设的途径之一，就是发挥医学类高职院校的专业优势，培养适当规模的中医药专业高素质技能型人才，充实到基层医疗卫生服务机构，并对乡镇卫生院相关工作人员积极开展中医药健康管理服务专业化培训，培训内容包括中医药政策、中医"治未病"理念、老年人、0~36个月儿童中医药健康管理服务规范及中医药健康管理服务技术规范等，提高基层医疗卫生服务技术人员的中医药健康知识的知晓率，能够施行中医药诊疗，熟练运用中医药养生、健康教育、预防保健、康复等服务技能。

 知识链接

中医药在新冠肺炎疫情防控中的作用

充分发挥中医药特色优势。坚持中西医结合、中西药并用，发挥中医药治未病、辨证施治、多靶点干预的独特优势，全程参与深度介入疫情防控，从中医角度研究确定病因病机、治则治法，形成了覆盖医学观察期、轻型、普通型、重型、危重型、恢复期发病全过程的中医诊疗规范和技术方案，在全国范围内全面推广使用。中医药参与救治确诊病例的占比达到92%。湖北省确诊病例中医药使用率和总有效率超过90%。筛选金花清感颗粒、连花清瘟胶囊/颗粒、血必净注射液和清肺排毒汤、化湿败毒方、宣肺败毒

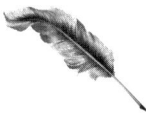

方等"三药三方"为代表的针对不同类型新冠肺炎的治疗中成药和方药,临床疗效确切,有效降低了发病率、转重率、病亡率,促进了核酸转阴,提高了治愈率,加快了恢复期康复。

——《抗击新冠肺炎疫情的中国行动》白皮书(2020年6月)

第二节　老年人中医药健康管理服务规范

一、服务对象

辖区内65岁及以上常住居民。

二、服务内容

每年为65岁及以上老年人提供1次中医药健康管理服务,内容包括中医体质辨识和中医药保健指导。

(一) 中医体质辨识

按照老年人中医药健康管理服务记录表,见表12-1,前33项问题采集信息,根据体质判定标准表,见表12-2,进行体质辨识,并将辨识结果告知服务对象。

(二) 中医药保健指导

根据不同体质从情志调摄、饮食调养、起居调摄、运动保健、穴位保健等方面进行相应的中医药保健指导。

表12-1　老年人中医药健康管理服务记录表

姓名：　　　　　　　　　　　　　　　　　　　　　　　　　　　编号：□□□-□□□□□

请根据近一年的体验和感觉，回答以下问题	没有（根本不/从来没有）	很少（有一点/偶尔）	有时（有些/少数时间）	经常（相当/多数时间）	总是（非常/每天）
(1) 您精力充沛吗？（指精神头足，乐于做事）	1	2	3	4	5
(2) 您容易疲乏吗？（指体力如何，是否稍微活动一下或做一点家务劳动就感到累）	1	2	3	4	5
(3) 您容易气短，呼吸短促，接不上气吗？	1	2	3	4	5
(4) 您说话声音低弱无力吗？（指说话没有力气）	1	2	3	4	5
(5) 您感到闷闷不乐、情绪低沉吗？（指心情不愉快，情绪低落）	1	2	3	4	5
(6) 您容易精神紧张、焦虑不安吗？（指遇事是否心情紧张）	1	2	3	4	5
(7) 您因为生活状态改变而感到孤独、失落吗？	1	2	3	4	5

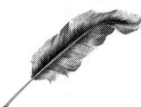

续表

请根据近一年的体验和感觉，回答以下问题	没有（根本不/从来没有）	很少（有一点/偶尔）	有时（有些/少数时间）	经常（相当/多数时间）	总是（非常/每天）
（8）您容易感到害怕或受到惊吓吗？	1	2	3	4	5
（9）您感到身体超重不轻松吗？（感觉身体沉重）[BMI指数=体重（kg）/身高^2（m）]	1（BMI<24）	2（24≤BMI<25）	3（25≤BMI<26）	4（26≤BMI<28）	5（BMI≥28）
（10）您眼睛干涩吗？	1	2	3	4	5
（11）您手脚发凉吗？（不包含周围温度低或穿的少导致的手脚发冷）	1	2	3	4	5
（12）您胃脘部、背部或腰膝部怕冷吗？（指上腹部、背部、腰部或膝关节等，有一处或多处怕冷）	1	2	3	4	5
（13）您比一般人耐受不了寒冷吗？（指比别人容易害怕冬天或是夏天的冷空调、电扇等）	1	2	3	4	5
（14）您容易患感冒吗？（指每年感冒的次数）	1 一年<2次	2 一年感冒2~4次	3 一年感冒5~6次	4 一年8次以上	5 几乎每个月都感冒
（15）您没有感冒时也会鼻塞、流鼻涕吗？	1	2	3	4	5
（16）您有口黏口腻，或睡眠打鼾吗？	1	2	3	4	5
（17）您容易过敏（对药物、食物、气味、花粉或在季节交替、气候变化时）吗？	1 从来没有	2 一年1、2次	3 一年3、4次	4 一年5、6次	5 每次遇到上述原因都过敏
（18）您的皮肤容易起荨麻疹吗？（包括风团、风疹块、风疙瘩）	1	2	3	4	5
（19）您的皮肤在不知不觉中会出现青紫瘀斑、皮下出血吗？（指皮肤在没有外伤的情况下出现青一块紫一块的情况）	1	2	3	4	5
（20）您的皮肤一抓就红，并出现抓痕吗？（指被指甲或钝物划过后皮肤的反应）	1	2	3	4	5
（21）您皮肤或口唇干吗？	1	2	3	4	5
（22）您有肢体麻或固定部位疼痛的感觉吗？	1	2	3	4	5
（23）您面部或鼻部有油腻感或者油亮发光吗？（指脸上或鼻子）	1	2	3	4	5
（24）您面色或目眶晦黯，或出现褐色斑块/斑点吗？	1	2	3	4	5
（25）您有皮肤湿疹、疮疖吗？	1	2	3	4	5
（26）您感到口干咽燥、总想喝水吗？	1	2	3	4	5
（27）您感到口苦或嘴里有异味吗？（指口苦或口臭）	1	2	3	4	5

续表

请根据近一年的体验和感觉，回答以下问题	没有（根本不/从来没有）	很少（有一点/偶尔）	有时（有些/少数时间）	经常（相当/多数时间）	总是（非常/每天）
(28) 您腹部肥大吗？（指腹部脂肪肥厚）	1（腹围<80 cm，相当于2.4尺）	2（腹围80~85 cm，2.4~2.55尺）	3（腹围86~90 cm，2.56~2.7尺）	4（腹围91~105 cm，2.71~3.15尺）	5（腹围>105 cm，3.15尺）
(29) 您吃（喝）凉的东西会感到不舒服或者怕吃（喝）凉的东西吗？（指不喜欢吃凉的食物，或吃了凉的食物后会不舒服）	1	2	3	4	5
(30) 您有大便黏滞不爽、解不尽的感觉吗？（大便容易粘在马桶上）	1	2	3	4	5
(31) 您容易大便干燥吗？	1	2	3	4	5
(32) 您舌苔厚腻或有舌苔厚厚的感觉吗？（如果自我感觉不清楚可由调查员观察后填写）	1	2	3	4	5
(33) 您舌下静脉瘀紫或增粗吗？（可由调查员辅助观察后填写）	1	2	3	4	5

体质类型	气虚质	阳虚质	阴虚质	痰湿质	湿热质	血瘀质	气郁质	特禀质	平和质
体质辨识	1. 得分 2. 是 3. 倾向是	1. 得分 2. 是 3. 倾向是	1. 得分 2. 是 3. 倾向是	1. 得分 2. 是 3. 倾向是	1. 得分 2. 是 3. 倾向是	1. 得分 2. 是 3. 倾向是	1. 得分 2. 是 3. 倾向是	1. 得分 2. 是 3. 倾向是	1. 得分 2. 是 3. 基本是
中医药保健指导	1. 情志调摄 2. 饮食调养 3. 起居调摄 4. 运动保健 5. 穴位保健	1. 情志调摄 2. 饮食调养 3. 起居调摄 4. 运动保健 5. 穴位保健	1. 情志调摄 2. 饮食调养 3. 起居调摄 4. 运动保健 5. 穴位保健	1. 情志调摄 2. 饮食调养 3. 起居调摄 4. 运动保健 5. 穴位保健	1. 情志调摄 2. 饮食调养 3. 起居调摄 4. 运动保健 5. 穴位保健	1. 情志调摄 2. 饮食调养 3. 起居调摄 4. 运动保健 5. 穴位保健	1. 情志调摄 2. 饮食调养 3. 起居调摄 4. 运动保健 5. 穴位保健	1. 情志调摄 2. 饮食调养 3. 起居调摄 4. 运动保健 5. 穴位保健	1. 情志调摄 2. 饮食调养 3. 起居调摄 4. 运动保健 5. 穴位保健

填表日期　　　年　　月　　日　　　　医生签名

表 12-2　体质判定标准表

体质类型及对应条目	条件	判定结果
气虚质 (2)(3)(4)(14)	各条目得分相加之和 ≥ 11 分	是
阳虚质 (11)(12)(13)(29)	各条目得分相加之和为 9～10 分	倾向是
阴虚质 (10)(21)(26)(31)		
痰湿质 (9)(16)(28)(32)		
湿热质 (23)(25)(27)(30)		
血瘀质 (19)(22)(24)(33)	各条目得分相加之和 ≤ 8 分	否
气郁质 (5)(6)(7)(8)		
特禀质 (15)(17)(18)(20)		
平和质 (1)(2)(4)(5)(13)（其中，(2)(4)(5)(13) 反向计分，即 1→5，2→4，3→3，4→2，5→1）	各条目得分相加之和 ≥ 17 分，同时其他 8 种体质得分均 ≤ 8 分	是
	各条目得分相加之和 ≥ 17 分，同时其他 8 种体质得分均 ≤ 10 分	基本是
	不满足上述条件者	否

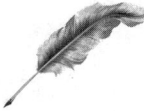

注意事项：

（1）信息采集：提醒受试者以一年内的感受与体验为判断依据，而非即时感受。参照括号内的描述向受试者解释其不能理解的条目，但不能主观引导受试者的选择。

（2）表格填写：逐条逐项填写，杜绝漏填。每一个问题只能选一个选项，在最符合的选项上划"√"。如出现规律性选项等情况，需要核实。

（3）体质判定：偏颇体质正向计分，平和质有4个条目反向计分（即1→5,2→4,3→3,4→2,5→1）。判定平和质时，除了达到得分条件外，同时其他8种体质得分均≤10分。当每种体质得分相加均≤8分，出现无法判断体质类型等情况，则需2周后重新填写。

三、服务流程

根据国家卫生计生委文件，老年人中医药健康管理服务流程应按照一定规范进行，见图12-1。

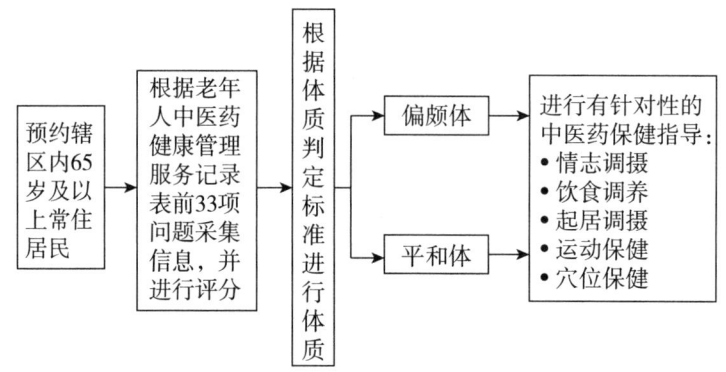

图 12-1　老年人中医药健康管理服务流程图

[引自：国家卫生计生委文件．《国家基本公共卫生服务规范》（第三版）．北京．2017]

（一）中医体质信息采集

按照老年人中医药健康管理服务记录表前33项问题，逐项询问居民近一年的体验、感觉，查看舌苔和舌下静脉及皮肤情况等，将信息在相应分值内划"√"。

（二）中医体质辨识

按照体质判定标准表计算出该居民的具体得分，将计算得分填写在老年人中医药健康管理服务记录表体质辨识栏内。根据得分，判断该居民的体质类型是平和体质抑或偏颇体质，并将体质辨识结果及时告知居民。

（三）中医药保健指导

针对老年人不同体质特点，从情志调摄、饮食调养、起居调摄、运动保健、穴位保健等方面进行中医药保健指导。

四、服务要求和工作指标

1．开展老年人中医药健康管理服务，可结合老年人健康体检和慢性病患者管理及日常诊疗时间。

2．开展老年人中医药健康管理服务的乡镇卫生院、村卫生室和社区卫生服务中心（站），应当具备相应的设备和条件。有条件的地区应利用信息化手段开展预约服务。

3．开展老年人中医体质辨识工作的人员，应当为接受过老年人中医药知识和技能培训的卫生技术人员。开展老年人中医药保健指导工作的人员应当为中医类别执业（助理）医师或接受过中医药知识和技能专门培训能够提供上述服务的其他类别医师（含乡村医生）。

4．医疗卫生服务机构要加强与村（居）委会、派出所等相关部门的联系，掌握辖区内老年人口信息变化。

5．服务机构要加强宣传，告知服务内容，使更多的老年人愿意接受服务。

6．每次服务后要及时、完整记录相关信息，纳入老年人健康档案。

7．工作指标：老年人中医药健康管理率＝年内接受中医药健康管理服务的 65 岁及以上居民数/年内辖区内 65 岁及以上常住居民数 ×100%。判定接受中医药健康管理服务的居民数标准为：接受中医药健康管理是指建立了健康档案、接受了中医体质辨识、中医药保健指导、服务记录表填写完整。

第三节　0～36个月儿童中医药健康管理服务规范

一、服务对象

辖区内居住的 0～36 个月儿童。

二、服务内容

小儿具有生机旺盛而又稚嫩柔软的生理特点，一方面生机蓬勃，发育旺盛；另一方面脏腑娇嫩，形气未充。其"发病容易，传变迅速"而又"脏气清灵，易趋康复"。

0～36 个月儿童中医药健康管理服务主要是针对小儿的生理病理特点和主要健康问题，通过对家长开展中医饮食起居指导、传授中医穴位按揉方法，改善儿童健康状况，促进儿童生长发育。每次随访填写儿童中医药健康管理服务记录表，见表 12-3、表 12-4。

表 12-3　1 岁以内儿童中医药健康管理服务记录表

姓名：　　　　　　　　　　　　　　　　　　　　　　　　　　　编号□□□-□□□□□

月龄	满月	3 月龄	6 月龄	8 月龄
随访日期				
中医药健康管理服务			1．中医饮食调养指导 2．中医起居调摄指导 3．传授摩腹、捏脊方法 4．其他：	
下次随访日期				
随访医生签名				

表 12-4　1～3 岁儿童中医药健康管理服务记录表

姓名：　　　　　　　　　　　　　　　　　　　　　　　　　　　编号□□□-□□□□□

月龄	12 月龄	18 月龄	24 月龄	36 月龄
随访日期				
中医药健康管理服务	1．中医饮食调养指导 2．中医起居调摄指导 3．传授摩腹、捏脊方法 4．其他：	1．中医饮食调养指导 2．中医起居调摄指导 3．传授按揉迎香穴、足三里穴方法 4．其他：	1．中医饮食调养指导 2．中医起居调摄指导 3．传授按揉迎香穴、足三里穴方法 4．其他：	1．中医饮食调养指导 2．中医起居调摄指导 3．传授按揉四神聪穴方法 4．其他：
下次随访日期				
随访医生签名				

填表说明:

1．印制新表格时可在原《0～6岁儿童健康管理服务规范》所列儿童健康检查记录表基础上增加"中医药健康管理服务"内容。

2．中医药健康管理服务:请在所提供服务对应的选项上划"√",可多选。其他服务请注明。

三、服务流程

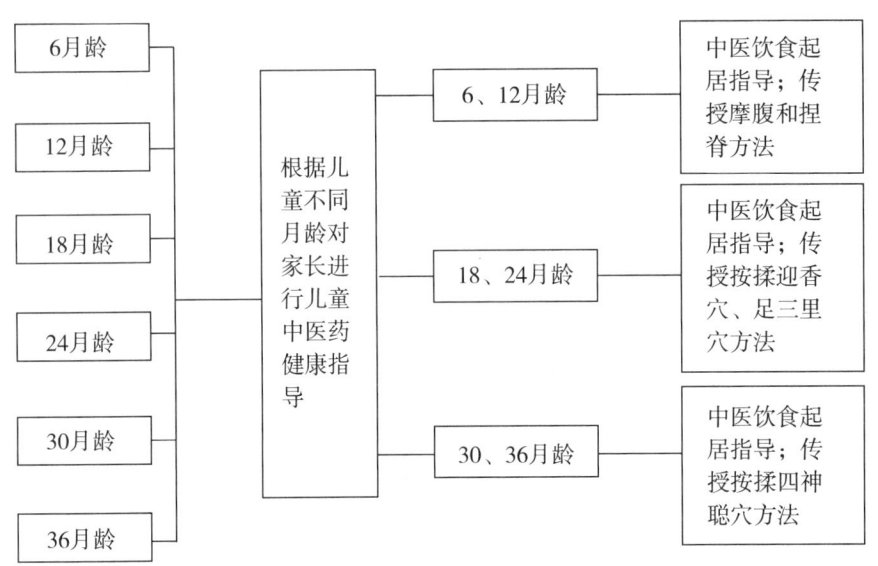

图 12-2　0～36个月儿童中医药健康管理服务流程图
[引自:国家卫生计生委文件.《国家基本公共卫生服务规范》(第三版).北京.2017]

根据国家卫生计生委文件,0～36个月儿童中医药健康管理服务流程应按照一定规范进行,见图12-2。

(一)预约儿童家长

在儿童6、12、18、24、30、36月龄时,结合儿童健康体检和预防接种的时间,预约儿童家长来基层医疗卫生机构接受儿童中医药健康指导。

(二)儿童中医饮食起居指导

根据不同月龄儿童的特点,向家长提供儿童中医饮食调养、起居活动指导。

(三)传授中医穴位按揉方法

在儿童6、12月龄时,向家长传授摩腹和捏脊的方法;在18、24月龄时,向家长传授按揉迎香穴、足三里穴的方法;在30、36月龄时,向家长传授按揉四神聪穴的方法。

四、服务要求和工作指标

0～36个月龄儿童中医药健康管理服务的要求和工作指标如下所述:

1．开展儿童中医药健康管理服务应当结合儿童健康体检和预防接种的时间。

2．开展儿童中医药健康管理服务的乡镇卫生院、村卫生室和社区卫生服务中心(站)应当具备相应的设备和条件。

3．开展儿童中医药健康管理服务的人员应当为中医类别执业(助理)医师,或接受过儿童中医药保健知识和技能培训能够提供上述服务的其他类别医师(含乡村医生)。

4．服务机构要加强宣传,告知服务内容,提高服务质量,使更多的儿童家长愿意接受服务。

5．每次服务后要及时记录相关信息，纳入儿童健康档案。根据儿童不同月龄对家长进行儿童中医药健康指导。

6．工作指标：0～36个月儿童中医药健康管理服务率 = 年度辖区内按照月龄接受中医药健康管理服务的0～36月儿童数 / 年度辖区内应管理的0～36个月儿童数 ×100%。

自测题

一、A 型选择题

1. 开展中医药健康管理服务的乡镇卫生院、村卫生室和社区卫生服务中心（站）每年应为多少岁及以上老年人提供一次中医药健康管理服务
   A．60
   B．65
   C．70
   D．75
   E．80

2. 以下哪项不是针对老年人不同体质特点的中医药保健指导
   A．情志调摄
   B．饮食调养
   C．起居调摄
   D．服用保健偏方
   E．穴位保健

3. 每年为65岁及以上老年人提供中医药健康管理服务最少为
   A．1次
   B．2次
   C．3次
   D．4次
   E．5次

4. 根据老年人中医药健康管理服务记录表前多少项问题采集信息，并进行评分
   A．13
   B．23
   C．24
   D．33
   E．34

5. 中医药健康管理服务是运用中医药理念、方法、技术维护和增进人民群众身心健康的活动，以下哪项不是中医药健康管理的主要方面
   A．中医药养生
   B．保健
   C．信奉神灵
   D．医疗
   E．康复服务

6. 6～12月的儿童宜采用的中医药健康管理方法为
   A．针刺
   B．艾灸
   C．拔罐
   D．按揉穴位
   E．摩腹和捏脊

7. 18～24月的儿童宜采用的中医药健康管理方法为
   A．按揉迎香穴和足三里
   B．艾灸
   C．拔罐
   D．摩腹和捏脊
   E．针刺

8. 在30～36月龄时，宜采用的中医药健康管理方法为
   A．按揉迎香穴和足三里穴
   B．摩腹和捏脊
   C．按揉四神聪穴
   D．针刺
   E．艾灸

9. 以下不是小儿的生理病理特点的是
   A．发病容易
   B．病势缠绵
   C．传变迅速
   D．脏气清灵
   E．易趋康复

10. 根据儿童哪方面的特点，向家长提供

儿童中医饮食调养、起居活动指导　　　　C．体重
A．身高　　　　　　　　　　　　　　　D．年龄
B．月龄　　　　　　　　　　　　　　　E．脉搏

二、问答题

1．简述老年人中医药健康管理的服务流程。
2．简述0～36个月龄儿童中医药健康管理服务的要求。

（代爱英　李翠云）

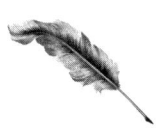

第十三章

传染病及突发公共卫生事件报告和处理服务

第十三章数字资源

学习目标

通过本章内容的学习，学生应该能够：
1. 说出传染病的定义、流行过程的三个基本环节、预防控制措施、报告时限等；突发公共卫生事件的定义、特点、分级分类。
2. 记忆传染病及突发公共卫生事件报告与处置的服务内容。
3. 描述传染病及突发公共卫生事件报告与处置服务流程。
4. 根据传染病及突发公共卫生事件报告与处置的要求，初步具有传染病与突发公共卫生事件报告与管理的能力。
5. 将人文关怀融合在传染病与突发公共卫生事件处置服务全过程。

案例 13-1

新型冠状病毒肺炎（COVID-19）

高某某，女，68岁，退休人员，WZ区珊瑚街道申明大道，2019年10月8日到湖北省武汉市江汉区儿子家照顾孙女，2020年1月12日出现咳嗽、乏力、发热等病症，自行服药后症状无缓解。2020年1月14日回到WZ区，15、16日分别到两个不同的私人诊所就诊，17、18日到WZ区第一人民医院就诊，18日以"2型糖尿病"收治入院，1月19日由于呼吸困难，转入该院呼吸科住院治疗，医院向疾病预防控制中心报告为不明原因肺炎，21日确诊为新型冠状病毒肺炎。其从发病到确诊经历10天，传染源及潜伏期不明，属于带病返WZ区，密切接触者无一感染。

问题：
1. 医院发现新发传染病时，向疾病预防控制中心报告的主要内容有哪些？
2. 简述传染病的主要诊断依据。

第一节 传染病概述

一、传染病的定义

传染病是由病原体（细菌、病毒和寄生虫等）引起的，能在人与人、动物与动物、人与动物之间相互传播的多种危害人群健康的疾病的总称。

二、传染病流行过程的三个基本环节

传染病的流行是指传染病在人群中发生、蔓延的过程，表现为群体发病的特点。传染病在人群中的流行必须具备传染源、传播途径和易感人群三个基本环节。这三个基本环节同时存在、相互连结并协同作用，就会造成传染病的发生与蔓延。只要采取有效措施，控制其中任一环节，传染病的流行过程即告终止。影响传染病流行的因素为人类在生产和生活中所处的条件因素，包括自然因素和社会因素，这些因素相互联系，不断变化，使流行过程表现得更加错综复杂。

> 考点：传染病的定义及流行过程的三个基本环节。

（一）传染源

传染源是体内有病原体生长、繁殖，并能排出病原体的人和动物。具体说，传染源就是传染病患者、病原携带者、受感染的动物。

1. 患者　患者是重要的传染源，因为患者体内存在大量的病原微生物，而患者的某些症状有利于病原体从体内排出，如咳嗽、喷嚏、呕吐、腹泻等，都增加了传播病原体的机会。

传染病的病程一般分为潜伏期、临床症状期、恢复期，各期患者作为传染源作用的大小，主要取决于他们是否排出病原体及排出的数量和频率。

（1）潜伏期：是病原体侵入机体至最早出现临床症状的这段时间。各种传染病潜伏期长短不一，短至数小时，长至数月，甚至数十年。受到病原体数量、毒力、侵入途径和机体状态的影响。潜伏期的流行病学意义：①根据潜伏期可判断患者的感染时间，以便追踪传染源和确定传播途径。②根据潜伏期长短确定接触者的留验、检疫或医学观察期限。③根据潜伏期长短确定免疫接种的时间。④根据潜伏期评价预防措施的效果。⑤潜伏期的长短可以影响疾病的流行特征。

（2）临床症状期：是出现疾病特异性症状和体征的时期。此期是病原体在体内繁殖最多、传染性最强的时期。

（3）恢复期：病情逐渐好转，主要症状消失，免疫力开始出现，绝大多数传染病的传染性在恢复期逐步消失。有些传染病患者如水痘，恢复期已不再作为传染源，但有的传染病如伤寒，在恢复期仍可排出病原体，具有传染性。

2. 病原携带者　病原携带者是指没有任何临床症状，但能排出病原体的人。根据病原体不同，病原携带者可分为带菌者、带毒者、带虫者。根据病原携带状态和疾病分期，病原携带者可分为潜伏期病原携带者、恢复期病原携带者及健康病原携带者三种。

（1）潜伏期病原携带者：是指潜伏期内携带病原体并可向体外排出病原体的人。只有少数传染病存在这种携带者，如麻疹、白喉、痢疾、霍乱等。这类携带者多在潜伏期末即可排出病原体。因此，这类传染病患者如能及时发现并加以控制，对防止疫情的发展与蔓延具有重要意义。

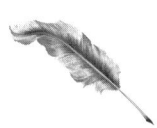

(2) 恢复期病原携带者：是指在临床症状消失后，仍能在一定时间内继续向体外排出病原体的人。如伤寒、霍乱、白喉、乙型病毒性肝炎等传染病存在这种携带状况。一般情况下，恢复期病原携带状态持续时间较短，但个别携带者可维持较长时间，甚至终身。通常将临床症状消失后 3 个月内仍能排出病原体的人称为暂时性病原携带者，超过 3 个月者称为慢性病原携带者。慢性病原携带者常有间隙性排出病原体的现象，因此一般连续 3 次检查阴性时，才能确定病原携带状态解除。

(3) 健康病原携带者：是指未曾患过传染病，但能排出病原体的人。这种病原携带者通常只能靠实验室检查才能被证实。一般健康病原携带者排出病原体的数量较少，时间短，故认为其作为传染源的流行病学意义不大。但对于某些传染病，如乙脑、流行性脑脊髓膜炎、乙型肝炎等，健康病原携带者排出病原体数量较多，则是非常重要的传染源。

病原携带者作为传染源的意义，取决于携带者类型、排出病原体的多少、携带时间长短、个人职业、个人卫生、社会活动范围和卫生防疫措施等。

3. 受感染的动物　动物作为传染源造成人类感染的疾病称人畜共患病。这些疾病的病原体可不依赖于人而在自然界中的动物间传播。在一定条件下可以传染给人，如牛型结核、布鲁氏菌病、炭疽、狂犬病、森林脑炎、钩端螺旋体病等。动物作为传染源的流行病学意义主要取决于人和动物的接触机会与密切程度，且与动物的种类和密度有关。

> 考点：潜伏期的概念及其流行病学意义。

(二) 传播途径

传播途径是指病原体从传染源排出后，侵入新的易感宿主前，在外界环境中所经历的全部过程。传染病可通过一种或多种途径传播。常见的传播途径有：

1. 经空气传播　是呼吸道传染病的重要传播途径，主要有以下三种：病原体以飞沫、飞沫核和尘埃三种形式传播。①经飞沫传播：病原体存在于呼吸道黏膜表面的黏液中或纤毛上皮细胞的碎片里，当患者呼气、大声说话、嚎哭、打鼾、咳嗽、打喷嚏时，可从鼻咽部喷出大量含有病原体的黏液飞沫。飞沫的体积较小（15～100 μm），在空气中悬浮的时间较短（通常不超过几秒钟）。飞沫传播的范围仅限于患者或病原携带者的密切接触者。②经飞沫核传播：飞沫核是飞沫层水分蒸发后剩下的蛋白质和病原体组成的核。直径约 1 μm 的飞沫核可以气溶胶的形式漂流至远处。结核分枝杆菌、白喉杆菌等可经飞沫核传播。③经尘埃传播：病原体的分泌物以较大的飞沫散落在地上，干燥后成为尘埃，落在衣服、床单、手帕或地板上。当整理衣服或清扫地面时，带有病原体的尘埃飞扬，造成呼吸道传播。此种方式传播的病原体多耐干燥，如结核分枝杆菌和炭疽杆菌的芽孢等。

2. 经水传播　是肠道传染病的重要传播途径之一，分为经饮用水传播（如伤寒、霍乱、痢疾等）和经疫水传播（如血吸虫、钩端螺旋体病等）。流行特征：发病者无年龄、性别和职业差别；患者的分布与供水范围一致；停用被污染的水或水经消毒净化后，暴发或流行即可平息；流行强度取决于污染水源的类型、供水范围、水受污染的程度和频度、病原体在水中存活时间、饮水卫生管理以及居民的卫生、生活习惯等。

3. 经接触传播　包括两类传播方式：

(1) 直接接触传播：是指易感者和传染源不经外界因素参与而直接接触所引起的传播，如性病、艾滋病、某些被动物咬伤而引起的传染病和一些皮肤病。

(2) 间接接触传播：又称日常生活接触传播，是指通过接触传染源的排泄物和分泌物所污染的日常生活用品所造成的传播。

4. 经食物传播　经食物传播的病原体多见于肠道传染病、某些寄生虫病及少数呼吸道传

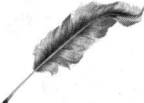

染病（如结核病、白喉等）。食物传播的作用与病原体的特性、食物的性质、污染的程度、食用方式及饮食习惯等因素有关。引起食物传播有两种情况：一种是食物本身含有病原体，另一种是食物在不同条件下被污染。流行特征是：①发病者食用过污染的食物，未食用者不发病；②易形成暴发，累及人数与食用污染食物的人数有关；③停止供应污染食物后，暴发即可平息；④一般潜伏期较短，临床症状较重，通常不形成慢性流行。

5．经土壤传播　传染源的排泄物、分泌物可以直接和间接方式污染土壤；其作用大小取决于病原体在土壤中的存活力、人体与土壤接触的机会及个人卫生习惯。

6．经媒介节肢动物传播　即虫媒传播，可分两种：

（1）机械性传播：是节肢动物接触或吞食病原体后病原体在其体表和体内均不繁殖，当它们再次觅食时，通过接触、反吐或随粪便排出病原体而污染食物、食器。

（2）经吸血节肢动物传播：是指病原体在吸血节肢动物体内繁殖，然后通过吸血活动将病原体传递给易感体，引起感染。

7．垂直传播　在产前期内孕妇将病原体传给其后代，称为垂直传播，包括下列几种方式：经胎盘传播、上行性传播和分娩引起的传播。受感染的孕妇经胎盘血液使胎儿受感染，称为经胎盘传播。常见的疾病有风疹、乙型肝炎、流行性腮腺炎、麻疹、水痘、巨细胞病毒感染及虫媒病毒感染、梅毒等。上行性传播指病原体经孕妇阴道通过子宫颈口到达绒毛膜或胎盘引起的胎儿感染，如葡萄球菌、链球菌、大肠埃希菌、肺炎球菌及白色念珠菌等。分娩引起的传播指胎儿从无菌的羊膜腔出来后，暴露于母亲严重污染的产道内，如产道内存在淋球菌、结膜炎包涵体、疱疹病毒等病原体，即可经胎儿的皮肤、呼吸道、肠道感染胎儿。

8．医源性感染　指在医院实施手术、治疗、诊断、预防等技术措施（如静脉内插管、导尿管、注射针剂、输血、吸入疗法、烧伤治疗等过程中），滥用抗生素以及应用免疫制剂等而引起的感染。引起此类感染常见的微生物有葡萄球菌、变形杆菌、绿脓杆菌等。在医疗机构中获得的感染，如某患者进入某个医院或其他卫生保健机构时未患某病也不处于该病的潜伏期，但却在该院或机构中新感染了这种疾病，即为医源性感染。医院感染既包括在医院获得的但出院后才显示的感染，也包括医务人员中的这种感染。

医源性感染不仅限于患者，也包括医护人员，如SARS、新冠肺炎的传染。

（三）易感人群

易感人群是指对某种传染病缺乏特异性免疫力而普遍易感的人群，易感人群中的个体称为易感者。人群作为一个整体对某种传染病容易感染的程度称为人群易感性。

1．影响人群易感性升高的因素

（1）新生儿增加：如6个月以上的新生儿未经人工免疫者，由于体内缺乏特异性免疫力，对许多传染病都易感。个别传染病如百日咳，6个月以内的婴儿也易感。

（2）易感人口的迁入：常会导致某些地方病或自然疫源性疾病如疟疾、乙型脑炎感染的增加。长期居住在流行区的居民，因既往患病或隐性感染，体内具备特异的免疫力。而非流行区居民迁入流行区后，因缺乏免疫力，使流行区的人群易感性升高。

（3）免疫人口免疫力的自然消退：许多传染病（包括隐性感染）或人工免疫后经一段时间，其免疫力逐渐降低，再度成为易感人口，使人群易感性升高。

（4）免疫人口死亡：免疫人口的死亡比例增加时，可使人群易感性相对升高。

2．影响人群易感性降低的因素

（1）预防接种：采取计划免疫对易感人群按免疫程序实施计划免疫和必要时强化免疫接种，是降低人群易感性最重要的措施。

（2）传染病流行：一次传染病流行后，有相当数量的易感者获得免疫力，使人群的易感性降低。

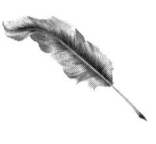

（3）通过隐性感染可以获得免疫力，使人群易感性降低。

（四）影响传染病流行过程的因素

流行因素是指影响传染病流行的外界因素，主要包括自然因素和社会因素。它们通过对传染源、传播途径、易感人群三个环节的作用，可以促进或抑制传染病的流行过程。

1．自然因素　影响传染病流行过程的自然因素很多，包括气象、地理、土壤、植物等，其中最明显的是气候因素与地理因素。近年来全球气候变暖，使媒介昆虫和动物宿主的迁徙方式发生了改变。如伊蚊历来只能生活在海拔 1000 米以下地区，但由于气候变暖，在南美的一些国家，可在海拔 1350 至 2200 米高度发现伊蚊。

2．社会因素　社会因素包括人类的一切活动，如人们的卫生习惯、卫生条件、医疗卫生状况、生活条件、居住环境、人口流动、风俗习惯、宗教信仰、社会动荡等。近年来新发、再发传染病的流行，很大程度上受到了社会因素的影响。

> 考点：影响传染病流行过程的因素。

三、法定传染病

法定传染病是指政府在传染病防治法规内列出，按法定要求报告的传染病。法定传染病发生时，医师或医疗机构需填报传染病报告卡，在中国疾病预防控制信息系统报告，并依照法律的规定接受治疗甚至隔离等措施。法定传染病通常具有传播速度快、病情严重、致死率高等特性。

（一）法定传染病分类

1955 年 6 月，第一部《传染病管理办法》由中央卫生部颁布施行，建立全国疫情报告系统，传染病管理的病种定为两类 18 种。1978 年 9 月，1989 年 2 月 21 日，2004 年 12 月 1 修订后的《传染病防治法》施行，2008 年 5 月 2 日，2009 年 4 月 30 日，2013 年 10 月 28 日，2020 年 1 月 20 日国家根据实际情况对传染病的种类进行了增减，目前法定传染病共计 40 种，其中甲类传染病 2 种，乙类传染病 27 种，丙类传染病 11 种。

1．甲类　甲类传染病也称为强制管理传染病，包括鼠疫、霍乱，共 2 种。

2．乙类　乙类传染病也称为严格管理传染病，包括新型冠状病毒肺炎、布鲁氏菌病、艾滋病、狂犬病、结核病、百日咳、炭疽、病毒性肝炎、登革热、新生儿破伤风、流行性乙型脑炎、人感染 H7N9 禽流感、血吸虫病、钩端螺旋体病、梅毒、淋病、猩红热、流行性脑脊髓膜炎、伤寒和副伤寒、疟疾、流行性出血热、麻疹、人感染高致病性禽流感、脊髓灰质炎、传染性非典型肺炎、细菌性和阿米巴性痢疾、白喉，共 27 种。

3．丙类　丙类传染病也称为监测管理传染病，包括感染性腹泻病、丝虫病、麻风病、黑热病、包虫病、流行性和地方性斑疹伤寒、急性出血性结膜炎、风疹、流行性腮腺炎、流行性感冒、手足口病，共 11 种。

> 考点：法定传染病的分类。

（二）预防措施

预防性措施是指在尚未出现疫情之前，针对可能存在病原体的实体和可能受病原体威胁的易感人群所采取的措施。

1．改善卫生条件　消除外环境中可能存在的病原体或使其无害化，是预防传染病的根本措施。因此，必须改善城市卫生状况，保持饮水卫生，加强食品卫生监督，实施粪便、垃圾管

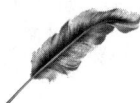

理和无害化，做好消毒、杀虫、灭鼠工作。

2．开展健康教育　面向全社会，动员群众自觉改善不利于健康的行为和习惯，讲究公共卫生公德，建立起科学、卫生的生活方式，提高自我保健意识。健康教育与健康促进对控制和预防传染病是一种重要的方法，是国内外公认的一种低投入、高效益的方法。

3．做好免疫规划工作　计划免疫是通过预防接种的方法来提高人体免疫水平的一种特异性预防措施，可以有效预防相应的传染病，是控制和消灭传染病的重要手段之一。

（三）控制措施

防疫控制措施是指疫情出现后，防止扩散，尽快平息疫情的措施。

1．疫情报告　对所发生的每一例传染病患者及疑似患者都应按规定及时报告。传染病疫情报告是发现传染病的主要来源，是控制和消除传染病的重要措施。

> ➤ 考点：传染病的预防控制措施。

2．疫情防控

（1）控制传染源：针对患者应做到早发现、早诊断、早报告、早隔离、早治疗，防止传染病在人群中蔓延。①早发现，大多数传染病在发病早期传染性最强，因此发现越早，就越能迅速采取有效措施控制传染源。②早诊断，早期诊断能够及时发现传染病，在第一时间内采取有效预防措施，有助于防止传染病的传播。传染病的诊断要综合分析三方面的资料：临床资料：全面而准确的临床资料来源于详尽的病史询问和细致的体格检查；流行病学资料：流行病学资料在传染病的诊断中占重要地位；实验室及其他检查资料：病原体的检出或被分离培养，可直接确定诊断，而免疫学检查也可提供重要依据。③早报告，根据我国《传染病防治法》的规定，一旦发现传染病必须按照有关规定尽早报告。④早隔离，尽早隔离传染病患者是防止疫情扩大的有效方法，隔离期限应根据各种传染病的最长潜伏期实施。⑤早治疗，对传染病患者进行早期治疗不仅可减少传染源、防止进一步传播、扩散，还可以防止患者转变为病原携带者。

（2）切断传播途径：最常用的卫生措施是消毒，依据不同的传播途径采取不同的防疫措施，如肠道传染病由于病原体从肠道排出，应对粪便、垃圾、污水等进行处理，饮水消毒，饭前便后洗手，养成良好卫生习惯；经昆虫媒介传播的疾病，可根据不同媒介昆虫的生态习性采取不同的杀虫法；呼吸道传染病则可通过消毒空气、戴口罩、通风等措施进行预防。

本章节重点讲解消毒方法。传染病消毒是用物理或化学方法消灭停留在不同的传播媒介物上的病原体，以切断传播途径，阻止和控制传染病的传播。消毒分预防性消毒和疫源地消毒两种。

预防性消毒是指未发现传染源情况下，对可能被病原体污染的物品、场所和人体进行消毒措施。

疫源地消毒是指对有传染源（患者或病原携带者）存在的地区进行消毒，目的是消灭传染源排出的致病性微生物。疫源地消毒又分为随时消毒和终末消毒。随时消毒是指及时杀灭并消除由污染源排出的病原微生物而进行的随时的消毒工作。终末消毒是指传染源住院隔离、痊愈或死亡后，对其原居住地点进行的彻底消毒，以期将传染病所遗留的病原微生物彻底消灭。

为使消毒工作顺利进行，取得较好效果，须根据病原体的种类、消毒对象的性质、消毒场所的特点、卫生防疫方面要求等不同情况，选择适当方法。

（3）保护易感人群：①免疫预防，传染病的免疫预防包括主动免疫和被动免疫。其中计划免疫是预防传染病流行的重要措施，属于主动免疫，免疫接种是预防传染病最经济、有效的手段，被认为是20世纪最伟大的公共卫生成就之一，专家认为免疫接种是预防传染病保持健康的关键，具体如何接种见第四章"预防接种服务"。此外，当传染病流行时，被动免疫可以为

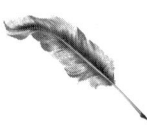

易感者提供及时的保护抗体。②药物预防，药物预防也可以作为一种应急措施来预防传染病的扩散。但药物预防作用时间短、效果不巩固，易产生耐药性，因此其应用具有较大的局限性，一般情况下不提倡使用药物预防。③个人防护，采取戴口罩、勤洗手、勤通风、不接触患者的有效预防保护措施，改善营养、锻炼身体等措施提高机体非特异性免疫力，增强抗病能力。

四、传染病报告与管理

（一）传染病的发现与登记

门诊部、住院部等有关科室接诊传染病患者时，首先进行登记，填写传染病报告卡，然后做好处置工作。检验科、放射科等部门发现与传染病诊断有关的异常检验报告结果应及时反馈给临床医生，以便及时做出诊断并报告。

（二）传染病的报告和公布

1．传染病的报告　各级各类医疗机构、疾病预防控制机构、采供血机构均为责任报告单位；其执行任务的人员和乡村医生、个体医生均为责任传染病报告人，必须按照《传染病防治法》的规定进行报告，履行法律规定的义务。

（1）报告种类：国家规定的甲类、乙类、丙类传染病及省（直辖市、自治区）卫生健康委员会规定要报告的传染病。

（2）报告时间：①责任报告人发现甲类传染病和乙类传染病中的新型冠状病毒肺炎、肺炭疽、传染性非典型肺炎、脊髓灰质炎的患者、高致病性禽流感的患者、疑似患者或病原携带者时，应于2小时内以最快方式向属地疾病预防控制中心报告。发现其他传染病和不明原因疾病暴发时也应及时报告。同时，通过传染病疫情监测信息系统进行报告。②对其他乙、丙类传染病患者、疑似患者和伤寒副伤寒、痢疾、梅毒、淋病、白喉、疟疾等的病原携带者在诊断后24小时内通过传染病疫情监测信息系统进行报告。③对其他符合突发公共卫生事件报告标准的传染病暴发疫情，按规定要求进行报告。

（3）报告程序与方式：传染病报告实行属地化管理。实行首诊医生负责制，医院内诊断的传染病病例的报告卡由首诊医生负责填写，由医院预防保健科的专业人员负责进行网络直报。暴发疫情现场调查的院外传染病病例报告卡由属地疾病预防控制机构的现场调查人员填写，并由疾控机构进行报告。村卫生室与社区卫生服务站负责收集和报告本行政区域内传染病信息，有条件的实行网络直报，没有条件实行网络直报的，应按照规定时限以最快方式将传染病报告卡报告当地卫生院或社区卫生服务中心，由其按规定报告。

（4）传染病报告卡填写：根据《传染病防治法》《突发公共卫生事件与传染病疫情监测信息报告管理办法》《突发公共卫生事件应急条例》《传染病信息报告工作管理规范》《传染病监测信息网络直报工作技术指南》的规定，各级各类医疗机构、疾病预防控制机构、采供血机构、卫生检疫机构、学校、托幼机构、农场、林场、煤矿、劳教及其所有执行职务的医护人员、医学检验人员、卫生检疫人员、疾病预防控制人员、社区卫生服务人员、乡村医生、个体开业医生等疫情责任报告人，在发现法定传染病时必须填写传染病报告卡并及时报告。

2．传染病的公布　《传染病防治法》规定：国家建立传染病疫情信息公布制度。国家卫生健康委员会定期公布全国传染病疫情信息。省、自治区、直辖市人民政府卫生健康委员会定期公布本行政区域的传染病疫情信息。传染病报告个人和单位无权向社会公布传染病疫情。

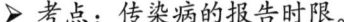

➤ 考点：传染病的报告时限。

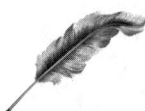

第二节 突发公共卫生事件

突发公共卫生事件由于缺乏先兆，突然发生，直接威胁公众身心健康与生命安全。随着全球人口的不断增长和资源的逐渐耗竭，交通不断发展，"地球村"的形成，突发公共卫生事件的全球性危害日益突出。当前，许多国家已将突发公共卫生事件列为重要的公共卫生问题，探索突发公共卫生事件的发生、发展规律，消除事件危害的对策与措施。

一、突发公共卫生事件的定义

突发公共卫生事件，是指突然发生，造成或者可能造成社会公众健康严重损害的重大传染病疫情、群体性不明原因疾病、重大食物和职业中毒以及其他严重影响公众健康的事件。

> 考点：突发公共卫生事件的定义。

二、突发公共卫生事件的分类

（一）重大传染病疫情

重大传染病疫情，是指某种传染病在短时间内发生，波及范围广泛，出现大量的患者或死亡病例。其发病率远远超过常年的发病水平。如1988年在上海发生的甲型肝炎暴发，2003年非典，2020年新型冠状病毒肺炎疫情等。

> 考点：突发公共卫生事件的分类。

（二）群体性不明原因疾病

群体性不明原因疾病指在短时间内，某个相对集中的区域内同时或者相继出现具有共同临床表现的多位患者，且病例不断增加，范围不断扩大，又暂时不能明确原因的疾病。群体性不明原因疾病具有临床表现相似性、发病人群聚集性、流行病学关联性、健康损害严重性的特点。这类疾病可能是传染病（包括新发传染病）、中毒或其他未知因素引起的疾病。

（三）重大中毒事件

由于食物污染或职业危害的原因，造成人数众多或者伤亡较重的中毒事件。

（四）其他严重影响公众健康的事件

主要包括医源性感染暴发，药品或免疫接种引起的群体性反应或死亡事件，严重威胁或危害公众健康的水、环境、食品污染和放射性、有毒有害化学物质丢失、泄漏等事件，生物、化学、核辐射等恐怖袭击事件，有毒有害化学品生物毒素等引起的集体性急性中毒事件，有潜在威胁的传染病宿主、媒介生物发生异常，学生因意外事故自杀或他杀出现1例以上的死亡，以及上级卫生健康行政部门临时规定的其他重大公共卫生事件。

> 考点：群体性不明原因疾病。

三、突发公共卫生事件的分级

根据突发公共卫生事件性质、危害程度、涉及范围，突发公共卫生事件划分为特别重大（Ⅰ级）、重大（Ⅱ级）、较大（Ⅲ级）和一般（Ⅳ级）四级。

（一）有下列情形之一的为特别重大突发公共卫生事件（Ⅰ级）

1．肺鼠疫、肺炭疽在大、中城市发生并有扩散趋势，或肺鼠疫、肺炭疽疫情波及2个以上省份，并有进一步扩散趋势。

2．发生传染性非典型肺炎、人感染高致病性禽流感病例，并有扩散趋势。

3．涉及多个省份的群体性不明原因疾病，并有扩散趋势。

4．发生新传染病或我国尚未发现的传染病发生或传入，并有扩散趋势，或发现我国已消灭的传染病重新流行。

5．发生烈性病菌株、毒株、致病因子等丢失事件。

6．周边以及与我国通航的国家和地区发生特大传染病疫情，并出现输入性病例，严重危及我国公共卫生安全的事件。

7．国务院卫生健康行政部门认定的其他特别重大突发公共卫生事件。

（二）有下列情形之一的为重大突发公共卫生事件（Ⅱ级）

1．在一个县（市）行政区域内，一个平均潜伏期内（6天）发生5例以上肺鼠疫、肺炭疽病例，或者相关联的疫情波及2个以上的县（市）。

2．发生传染性非典型肺炎、人感染高致病性禽流感疑似病例。

3．腺鼠疫发生流行，在一个市（地）行政区域内，一个平均潜伏期内多点连续发病20例以上，或流行范围波及2个以上市（地）。

4．霍乱在一个市（地）行政区域内流行，1周内发病30例以上，或波及2个以上市（地），有扩散趋势。

5．乙类、丙类传染病波及2个以上县（市），1周内发病水平超过前5年同期平均发病水平2倍以上。

6．我国尚未发现的传染病发生或传入，尚未造成扩散。

7．发生群体性不明原因疾病，扩散到县（市）以外的地区。

8．发生重大医源性感染事件。

9．预防接种或群体性预防性服药出现人员死亡。

10．一次食物中毒人数超过100人并出现死亡病例，或出现10例以上死亡病例。

11．一次发生急性职业中毒50人以上，或死亡5人以上。

12．境内外隐匿运输、邮寄烈性生物病原体、生物毒素造成我境内人员感染或死亡的。

13．省级以上人民政府卫生健康行政部门认定的其他重大突发公共卫生事件。

（三）有下列情形之一的为较大突发公共卫生事件（Ⅲ级）

1．发生肺鼠疫、肺炭疽病例，一个平均潜伏期内病例数未超过5例，流行范围在一个县（市）行政区域以内。

2．腺鼠疫发生流行，在一个县（市）行政区域内，一个平均潜伏期内连续发病10例以上，或波及2个以上县（市）。

3．霍乱在一个县（市）行政区域内发生，1周内发病10～29例或波及2个以上县（市），或市（地）级以上城市的市区首次发生。

4．一周内在一个县（市）行政区域内，乙、丙类传染病发病水平超过前5年同期平均发病水平1倍以上。

5．在一个县（市）行政区域内发现群体性不明原因疾病。

6．一次食物中毒人数超过100人，或出现死亡病例。

7．预防接种或群体性预防性服药出现群体心因性反应或不良反应。

8．一次发生急性职业中毒10～49人，或死亡4人以下。

9．市（地）级以上人民政府卫生健康行政部门认定的其他较大突发公共卫生事件。

（四）有下列情形之一的为一般突发公共卫生事件（Ⅳ级）

1．腺鼠疫在一个县（市）行政区域内发生，一个平均潜伏期内病例数未超过10例。

2．霍乱在一个县（市）行政区域内发生，1周内发病9例以下。

3．一次食物中毒人数30～99人，未出现死亡病例。

4．一次发生急性职业中毒9人以下，未出现死亡病例。

5．县级以上人民政府卫生健康行政部门认定的其他一般突发公共卫生事件。

四、突发公共卫生事件的特点

（一）突发性和不确定性

突发公共卫生事件往往突如其来、不易预测，因此需要人们进行各种能力和物质的储备和准备。

（二）群体性和公共卫生属性

在公共卫生领域发生，具有公共卫生属性，发生时常常同时波及多人甚至整个工作或生活的群体和社区。

（三）紧急性

突发公共卫生事件一旦出现就会是一种紧急状态，一种迫在眉睫的危机或危险局势，影响全体公民，对整个社会的正常生活构成威胁。

（四）危害性

突发公共卫生事件关系国民的生命和健康安全以及人类的生存和发展，与人们的利益息息相关。处理不当便会造成人们的身心和健康损害，甚至也会影响社会稳定、破坏经济建设、危及正常的生活和工作秩序。

（五）复杂性

造成突发公共卫生事件的原因复杂，如自然因素、人为因素、社会因素等多种原因均可造成突发公共卫生事件，还指其后果的复杂性，常常会引发多米诺骨牌效应。

（六）处理的综合性和系统性

由于突发公共卫生事件发生突然，对公众健康威胁严重，造成的社会负面影响大，其控制、现场抢救和救治、原因调查和善后处理涉及多系统，多部门合作，必须在政府的统一领导下才能综合协调解决。

（七）决策的时效性

突发公共卫生事件事发突然、情况紧急、危害严重、有效应对和现场救治的机会稍纵即逝，要在尽可能短的时间内作出果断决策。

（八）全球性

当前我们正处在全球化的时代，某一种疾病可以通过现代交通工具跨国流动，而一旦造成传播，就会成为全球性的传播。另外，传染病一旦具备了三个基本环节，即传染源、传播途径以及易感人群，它就可能在毫无国界、不分种族、民族和社会群众的情况下广泛传播。

➢ 考点：突发公共卫生事件的特点。

五、突发公共卫生事件的报告与信息发布

（一）报告

1．报告内容 当基层医疗卫生单位发现突发公共卫生事件时，应向当地卫生健康委员会报告。其主要内容为事件名称、事件类别、发生时间、地点、涉及的地域范围、人数、主要症

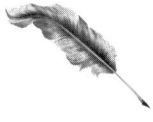

状与体征、可能的原因、已采取的措施、事件发展趋势、下一步工作计划、报告单位、报告人、联系电话等。

2．报告主体及时限

（1）突发事件监测机构、医疗卫生机构和有关单位发现有突发公共卫生事件，应当在2小时内向所在地卫生健康委员会报告。

（2）任何单位和个人对突发事件，不得隐瞒、缓报、谎报或者授意他人隐瞒、缓报、谎报。

3．核实报告　接到报告的卫生健康委员会依照《突发公共卫生事件应急条例》规定报告的同时，应当立即组织力量对报告事项调查核实、确证，采取必要的控制措施，并及时报告调查情况。

4．信息通报　基层医疗卫生单位无权通报突发公共卫生事件信息，应由当地卫生健康委员会按规定向其他单位或部门通报。

5．举报制度

（1）国家建立突发事件举报制度，公布统一的突发事件报告、举报电话。

（2）任何单位和个人有权向人民政府及其有关部门报告突发事件隐患，有权向上级人民政府及其有关部门举报地方人民政府及其有关部门不履行突发事件应急处理职责，或者不按照规定履行职责的情况。接到报告、举报的有关人民政府及其有关部门，应当立即组织对突发事件隐患、不履行或者不按照规定履行突发事件应急处理职责的情况进行调查处理。

（3）对举报突发事件有功的单位和个人，县级以上各级人民政府及其有关部门应当予以奖励。

（二）信息公布

1．基层医疗卫生单位无权公布突发公共卫生事件信息。

2．国家卫生健康委员会负责向社会发布突发事件的信息。必要时，可以授权省、自治区、直辖市卫生健康委员会向社会发布本行政区域内突发事件的信息。

3．信息发布应当及时、准确、全面。

六、突发公共卫生事件的应急处理

（一）突发公共卫生事件的预防与应急准备

1．制定突发公共卫生事件应急预案　基层医疗卫生单位应根据所承担的职能职责制定相应的应急预案，预案应该包括目的，应急组织体系及职责，事件的监测、预警与报告，事件的应急反应和终止，善后处理，应急设施、设备、救治药品和医疗器械以及其他物资和技术的储备与调度等应急处置的保障；应急处理专业队伍的建设和培训；预案管理与更新和附则。

应急预案应根据其系统性、针对性、可操作性的变化及时进行修订，原则上每2年要修订更新一次。

2．健康教育与健康促进　基层医疗卫生单位结合预防和处置突发公共卫生事件的需要，对辖区的居民开展健康教育与健康促进，对公众开展突发事件应急知识的专门教育，增强全社会对突发事件的防范意识和应对能力。做好传染病预防和其他公共卫生工作，防范突发事件的发生。

3．组织培训、建立专业性应急处理队伍、对应急预案进行演练　县医疗卫生机构及其人员开展突发事件应急处理相关知识、技能的培训，定期进行突发事件应急演练，推广最新知识和先进技术。

4．确立突发公共卫生事件应对保障制度　基层医疗卫生单位应配备相应的医疗救治药物、技术、设备和人员，提高医疗卫生机构应对各类突发事件的救治能力。

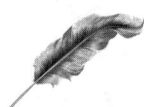

> **知识链接**
>
> 应急演练是应急管理的重要环节，在应急管理工作中有着十分重要的作用。通过开展应急演练，可以实现评估应急准备状态，发现并及时修改应急预案、执行程序等相关工作的缺陷和不足；评估突发公共事件应急能力，识别资源需求，澄清相关机构、组织和人员的职责，改善不同机构、组织和人员之间的协调问题；检验应急响应人员对应急预案、执行程序的了解程度和实际操作技能，评估应急培训效果，分析培训需求。同时，作为一种培训手段，通过调整演练难度，可以进一步提高应急响应人员的业务素质和能力；促进公众、媒体对应急预案的理解，争取他们对应急工作的支持。

（二）应急处理

1. 报告　当基层医疗卫生单位发现突发公共卫生事件时，应在 2 小时内向当地疾病预防控制中心和卫生健康委员会报告。

2. 启动应急预案　当突发公共卫生事件达到应急预案里规定的标准时，应立即启动相应级别的应急预案。

3. 应急处置措施

（1）患者医疗救治和管理：按照有关规范要求，对传染病患者、疑似患者采取隔离、医学观察等措施，对突发公共卫生事件患者进行急救，及时转诊，书写医学记录及其他有关资料并妥善保管，尤其是要按规定做好个人防护和感染控制，严防疫情传播。

（2）传染病密切接触者和健康危害暴露人员的管理：协助开展传染病接触者或其他健康危害暴露人员的追踪、查找，对集中或居家医学观察者提供必要的基本医疗和预防服务。

（3）流行病学调查及样品采集：协助对本辖区患者、疑似患者和突发公共卫生事件开展流行病学调查，收集和提供患者、密切接触者、其他健康危害暴露人员的相关信息。按传染病的诊断需要采集样品。

（4）疫点疫区处理：做好医疗机构内现场控制、消毒隔离、个人防护、医疗垃圾和污水的处理工作。协助对被污染的场所进行卫生处理，开展杀虫、灭鼠等工作。

（5）应急接种和预防性服药：协助开展应急接种、预防性服药、应急药品和防护用品分发等工作，并提供指导。

（6）宣传教育：根据辖区传染病和突发公共卫生事件的性质和特点，开展相关知识技能和法律法规的宣传教育。

➢ 考点：突发公共卫生事件的应急处理。

第三节　传染病及突发公共卫生事件报告和处理服务规范

一、服务对象

辖区内服务人口。

二、服务内容

（一）传染病疫情和突发公共卫生事件风险管理

在疾病预防控制机构和其他专业机构指导下，乡镇卫生院、村卫生室和社区卫生服务中心

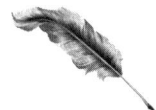

（站）协助开展传染病疫情和突发公共卫生事件风险排查、收集和提供风险信息，参与风险评估和应急预案制（修）订。

（二）传染病和突发公共卫生事件的登记、发现

乡镇卫生院、村卫生室和社区卫生服务中心（站）应规范填写分诊记录、门诊日志、入/出院登记本、X线检查和实验室检测结果登记本或由电子病历、电子健康档案自动生成规范的分诊记录、门诊日志、入/出院登记、检测检验和放射登记。首诊医生在诊疗过程中发现传染病患者及疑似患者后，按要求填写《中华人民共和国传染病报告卡》或通过电子病历、电子健康档案自动抽取符合交换文档标准的电子传染病报告卡。如发现或怀疑为突发公共卫生事件时，按要求填写《突发公共卫生事件相关信息报告卡》。

（三）传染病和突发公共卫生事件相关信息报告

1. 报告程序与方式　具备网络直报条件的机构，在规定时间内进行传染病和（或）突发公共卫生事件相关信息的网络直报；不具备网络直报条件的，按相关要求通过电话、传真等方式进行报告，同时向辖区县级疾病预防控制机构报送《传染病报告卡》和（或）《突发公共卫生事件相关信息报告卡》。

2. 报告时限　发现甲类传染病和乙类传染病中的新型冠状病毒肺炎、肺炭疽、传染性非典型肺炎、脊髓灰质炎、人感染高致病性禽流感，以及埃博拉出血热、寨卡病毒病、黄热病等输入性突发急性传染病患者或疑似患者，或发现其他传染病、不明原因疾病暴发和突发公共卫生事件相关信息时，应按有关要求于2小时内报告。发现其他乙、丙类传染病患者、疑似患者和规定报告的传染病病原携带者，应于24小时内报告。

3. 订正报告和补报　发现报告错误，或报告病例转归或诊断情况发生变化时，应及时对《传染病报告卡》和（或）《突发公共卫生事件相关信息报告卡》等进行订正；对漏报的传染病病例和突发公共卫生事件，应及时进行补报。

（四）传染病和突发公共卫生事件的处理

开展患者医疗救治和管理，传染病密切接触者和健康危害暴露人员的管理，流行病学调查，疫点疫区处理，应急接种和预防性服药，宣传教育等。

（五）协助宣传

上级专业防治机构做好结核病和艾滋病患者的宣传、指导服务以及非住院患者的治疗管理工作，相关技术要求参照有关规定。

> ➢ 考点：传染病和突发公共卫生事件报告及处理服务规范。

三、服务流程

传染病及突发公共卫生事件报告和处理服务流程见图13-1。

1. 风险管理　协助进行风险排查，收集和提供风险信息，参与风险评估和应急预案的制订。

2. 发现、登记　首诊医生在诊疗过程发现传染病患者或疑似患者，发现或怀疑为突发公共卫生事件时，要按规定填写《中华人民共和国传染病报告卡》或《突发公共卫生事件相关信息报告卡》。

3. 报告程序和方式　报告时限、订正报告和补报，均需要按传染病、突发公共卫生事件的报告与管理规定的程序进行，不得瞒报、漏报、迟报。

4. 处理　主要开展患者医疗救治和管理，传染病密切接触者和健康危害暴露人员的管理。开展流行病学调查，疫点疫区处理，应急接种和预防服药、健康教育宣传等工作。

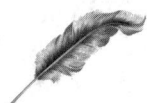

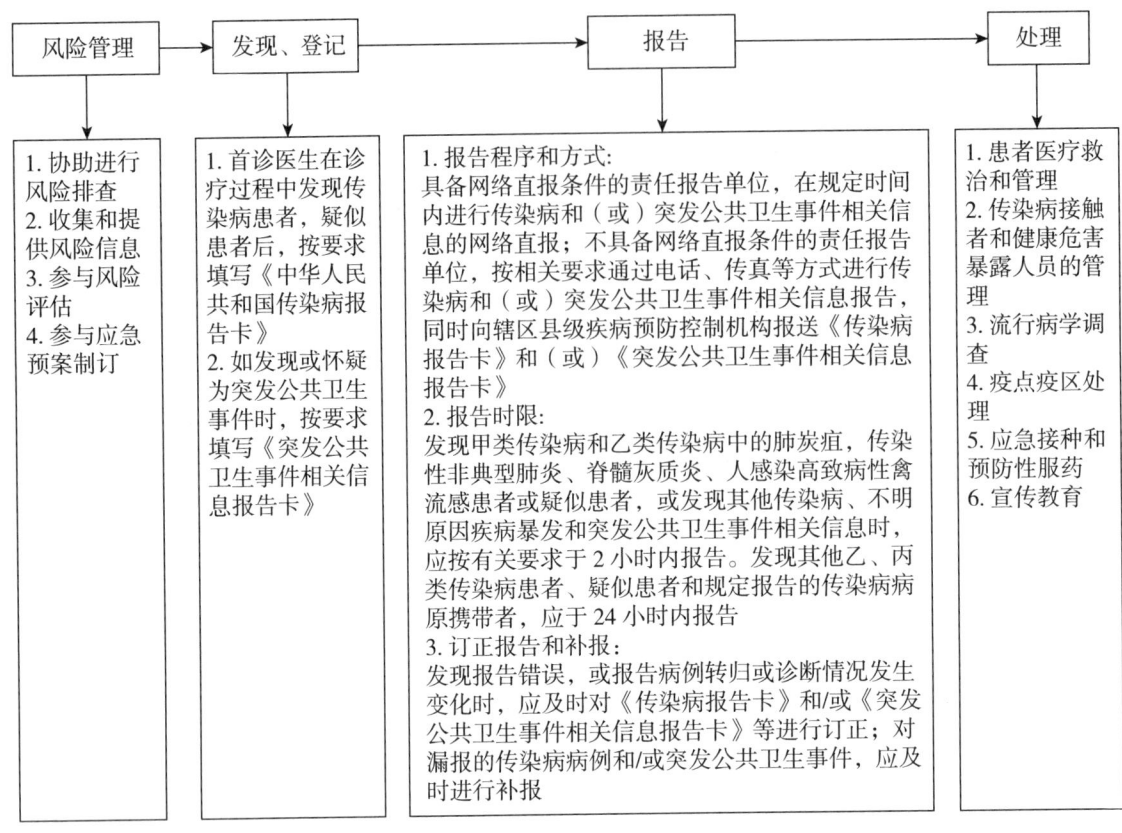

图 13-1　传染病及突发公共卫生事件报告和处理服务流程
[引自：国家卫生计生委文件. 国家基本公共卫生服务规范（第三版）. 北京. 2017]

四、服务要求和工作指标

（一）服务要求

1. 乡镇卫生院、村卫生室和社区卫生服务中心（站）应按照《中华人民共和国传染病防治法》《突发公共卫生事件应急条例》《国家突发公共卫生事件应急预案》等法律法规要求，建立健全传染病和突发公共卫生事件报告管理制度，协助开展传染病和突发公共卫生事件的报告和处置。

2. 乡镇卫生院、村卫生室和社区卫生服务中心（站）要配备专（兼）职人员负责传染病疫情及突发公共卫生报告管理工作，定期对工作人员进行相关知识和技能的培训。

3. 乡镇卫生院、村卫生室和社区卫生服务中心（站）要做好相关服务记录，《传染病报告卡》和《突发公共卫生事件相关信息报告卡》应至少保留 3 年。

（二）工作指标

1. 传染病疫情报告率 = 网络报告的传染病病例数/登记传染病病例数 ×100%。

2. 传染病疫情报告及时率 = 报告及时的病例数/报告传染病病例数 ×100%。

3. 突发公共卫生事件相关信息报告率 = 及时报告的突发公共卫生事件相关信息数/报告的突发公共卫生事件相关信息数 ×100%。

自测题

一、A 型选择题

1. 责任报告单位和责任报告人发现丙类及按丙类管理的传染病患者时，应在几小时内将

传染病报告卡进行网络报告
- A．2小时
- B．6小时
- C．12小时
- D．18小时
- E．24小时

2. 一位晚期胃癌患者，继发性贫血，结核杆菌阳性，检查乙肝表面抗原阳性，肝功能正常，应填报几张传染病报告卡
   - A．五张
   - B．四张
   - C．三张
   - D．两张
   - E．一张

3. 下列哪组传染病须分急性或慢性
   - A．肺结核、乙肝、丙肝
   - B．乙肝、痢疾、戊肝
   - C．乙肝、丙肝、血吸虫病
   - D．血吸虫病、肺结核、戊肝
   - E．流感、艾滋病、手足口

4. 修订后的《中华人民共和国传染病防治法》自何时起施行
   - A．2004年8月28日
   - B．2004年12月1日
   - C．2005年1月1日
   - D．2004年12月31日
   - E．2005年12月1日

5. 甲类传染病是指
   - A．鼠疫、炭疽
   - B．鼠疫、艾滋病
   - C．霍乱、炭疽
   - D．鼠疫、霍乱
   - E．新冠肺炎、霍乱

6. 采取甲类传染病的预防、控制措施的乙类传染病有
   - A．传染性非典型肺炎、艾滋病、脊髓灰质炎
   - B．传染性非典型肺炎、肺炭疽、人感染高致病性禽流感、甲型H1N1流感
   - C．艾滋病、脊髓灰质炎、人感染高致病性禽流感
   - D．传染性非典型肺炎、艾滋病、人感染高致病性禽流感
   - E．传染性非典型肺炎、肺炭疽、人感染高致病性禽流感、新冠肺炎

7. 发生突发公共卫生事件初次报告时，非必须报告的信息是
   - A．波及人群
   - B．原因
   - C．发生地点
   - D．潜在的威胁和影响
   - E．发生的时间

8. 发现或怀疑有食物中毒、食源性疾病、食品污染等对人体健康造成危害或可能造成危害的线索和事件，应当及时报告并协助调查的机构是
   - A．卫生监督综合执法局
   - B．卫生健康委
   - C．疾病预防控制中心
   - D．辖区镇乡卫生院
   - E．辖区社区卫生服务中心

9. 流行性感冒属于
   - A．自然疫源性传染病
   - B．呼吸道传染病
   - C．消化道传染病
   - D．虫媒传染病
   - E．血液传染病

10. 突发公共卫生事件中达到Ⅳ级报告标准的是一次发生急性职业中毒几人以下，未出现死亡病例
    - A．2人
    - B．4人
    - C．6人
    - D．8人
    - E．9人

（郑代坤）

第十四章

卫生计生监督协管服务

学习目标

通过本章内容的学习,学生应该能够:
1. 说出卫生计生监督、卫生计生监督协管服务的定义及两者主要内容。
2. 记忆卫生计生监督协管服务内容。
3. 描述卫生计生监督协管服务流程。
4. 根据卫生计生监督协管服务要求和工作指标开展卫生计生监督协管服务。
5. 将执行国家法律法规贯穿卫生计生监督协管服务全过程。

案例 14-1

2019年4月8日福建清流县里田乡卫生监督协管员巡查时发现在里田乡街上(墟日)有一男子开展口腔诊疗活动,涉嫌非法行医。里田乡卫生监督协管员向县卫生监督所作了巡查报告。

问题:
1. 卫生监督协管员巡查报告制度,对非法行医如何处理?
2. 卫生计生监督协管服务的重要性有哪些?

第一节 概 述

一、基本概念

1. **卫生计生监督** 是国家卫生行政机关或法律、法规授权的组织及其工作人员,依据卫生计生法律、法规的授权,按照卫生法律、法规和规章的规定,对公民、法人和其他组织贯彻卫生法规的情况进行督促检查,对违反卫生计生法律、法规的行为追究法律责任的一种卫生计生行政执法行为。

2. **卫生计生监督协管服务** 是地方各级卫生计生行政部门授权的协管单位对辖区内居民实施信息报告、安全巡查及相关服务工作的统称。协管单位一般是指乡镇卫生院、村卫生室和社区卫生服务中心(站)等基层医疗卫生机构,地方各级卫生计生行政部门授权的其他医疗卫生机构也可作为协管单位。

二、意义与目的

卫生计生监督协管服务直接关系人民群众食品安全、医疗安全、职业安全与饮用水安全等方面，是向基层有效延伸卫生监督体系的重要保障，是一项惠及全体居民的基本公共卫生服务政策。卫生监督协管服务是卫生监督在基层的重要网底，依托基本公共卫生服务体系，在各乡镇、社区建立卫生计生监督协管制度，是建立健全基层卫生监督网络，解决基层特别是农村卫生监督相对薄弱问题的重要措施。

通过日常巡查（访）、信息收集报告、卫生知识宣传教育、接受群众举报等卫生计生监督协管服务，及时发现违法违规行为，不断提高卫生监督覆盖面，采取多种方式将卫生监督末梢延伸到乡镇（社区）和广大农村地区，建立县（区）—乡（社区）—村（街道）卫生计生监督协管服务联动工作机制，从而有效发挥基层医疗卫生机构的卫生监督网络前哨作用，促进监督执法工作重心下移，使卫生监督服务更加贴近百姓，贴近农民和流动人口，真正做到惠及全体人群，实现人人享有卫生计生监督服务。

三、主要内容

其主要内容是卫生行政机关，法律法规授权组织贯彻卫生法律规范、实施卫生监督过程中所采取的措施和方法。

1. 卫生法制宣传教育　是把卫生法律规范的基本原则、内容向社会做广泛的传播，使人们能够得到充分的理解、认识和受到教育，从而自觉地遵守卫生法律规范的一种活动。卫生法制宣传教育已作为卫生行政部门或法律授权的卫生监督机构普遍采取的手段。

2. 卫生行政许可　是卫生行政部门根据公民、法人或者其他组织的申请，按照卫生法律、法规、规章和卫生标准、规范进行审查，准予其从事与卫生管理有关的特定活动的行为。实施卫生行政许可，应当遵循公开、公平、公正、便民原则，提高办事效率，提供优质服务。

3. 卫生监督检查　是指卫生行政部门依据法定的卫生监督职权，为了保障卫生法律、法规、规章以及所作出的卫生行政处理或处罚决定得到遵守和执行，依法对公民、法人或者其他组织守法和履行法定义务的情况实施的检查、了解和监督的行政行为。卫生监督检查是日常性卫生知识指导和督导，告诉经营单位应当做什么，怎么做，需要具备的营业条件及违法后果，卫生监督执法就是对故意违法的单位经营者进行行政处罚或者行政控制措施。

4. 卫生行政奖励　是指国家行政机关或法律、法规授权的组织依法对符合法定条件的公民、法人或其他组织给予物质或精神奖励。

5. 卫生行政处罚　是指县级以上卫生行政机关依据卫生法律、法规、规章，对应受制裁的违法行为作出的警告、罚款、没收违法所得、责令停产停业、吊销许可证，以及卫生法律、行政法规规定的其他行政处罚。

6. 卫生行政强制　是指卫生行政机关为了预防或制止正在发生或可能发生的违法行为、危险状态以及其他不利后果，对违法卫生法规的行政相对人的人身或财产予以强行限制的一种具体行政行为。

四、主要任务和目标

卫生计生监督协管服务是政府免费提供的公共产品。

1. 主要任务　是由各乡镇卫生医疗卫生机构对基层卫生计生监督执法机构进行食品安全、饮用水卫生、学校卫生、计划生育、非法行医和非法采供血等方面的巡查、信息收集、信息报告并协助调查。

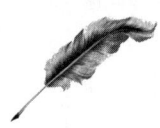

2．主要目标

（1）在基层医疗卫生机构开展卫生计生监督协管服务，充分利用三级公共卫生网络和基层医疗机构的前哨作用，解决基层卫生监督相对薄弱的问题，从而进一步建成横向到边、纵向到底，覆盖城乡的卫生计生监督网络体系，及时发现违反卫生法律法规的行为，保证广大群众的公共卫生安全。

（2）摸清辖区内被监督对象（包括医疗机构、生活饮用水、学校、公共场所等）基本情况，建立被监督单位信息卡；开展辖区内被监督单位巡查，每半年一次。开展职业病防治法宣传活动等相关法律法规宣传；收集上报可能会引起食物中毒等情况的食品安全信息；上报报表总结等；协助上级卫生监督机构开展相关工作。

（3）通过对广大居民的宣传、教育，不断提高城乡基础层群众健康知识水平和卫生法律政策的知晓率，提升人们群众食品安全风险和疾病防控意识，切实为广大群众提供卫生健康保障。

第二节 卫生计生监督协管服务内容

一、服务对象

1．服务对象 辖区内的居民。

2．工作涉及 各类学校、二次供水小区（水箱）、农村集中式供水设施、非法行医、非法采供血、非法计划生育服务提供者。

3．直接对象 县级（含）以上卫生计生执法监督机构明确要求基层进行协管的对象和《卫生计生监督协管服务规范》写明的协管对象。

二、服务内容

（一）食源性疾病及相关信息报告

发现或怀疑有食源性疾病、食品污染等对人体健康造成危害或可能造成危害的线索和事件，及时报告给当地卫生计生监督执法机构。

1．食源性疾病及相关信息来源

（1）诊疗医生接诊报告的信息。

（2）食品安全事故发生单位与生产经营单位报告信息。

（3）公众举报信息。

（4）媒体披露与报道信息。

2．信息记录

（1）发生食品安全事故的单位、地址。

（2）事故发生或中毒患者发病时间、中毒人数、死亡人数。

（3）可疑中毒食品及进食时间、进食人数。

（4）患者中毒表现、就诊或所处地点。

（5）通讯的联系方式。

3．信息报告程序和时限

（1）电话报告：对事故进行初步核实后，应及时将事故信息通过电话等报告给属地的卫生行政部门，同时填写《卫生监督协管信息报告登记表》，见表14-1。

表 14-1　卫生计生监督协管信息报告登记表

机构名称：

序号	发现时间	信息类别	信息内容	报告时间	报告人

注：1. 信息类别：食源性疾病、饮水卫生、学校卫生、非法行医（采供血）、计划生育。2. 信息内容：注明发现问题（隐患）的地点、内容等有关情况简单描述。

（2）对需紧急报告的要求如下：紧急报告范围、标准及方式：①凡中毒人数超过 30 人及以上或死亡人数 1 人及以上的；②凡中毒事件发生在学校、幼儿园、建筑工地等集体单位及地区性或全国性重要活动期间且一次中毒人数 5 人以上的。

（3）报告的方式及时限：在对事件初步核实后，立即采用电话和传真形式报告辖区卫生行政部门。

（4）报告内容：发生事件、发生地点、暴露人数、发病人数、死亡人数、主要的临床症状及严重程度、可能原因、已采取的措施、报告单位、报告人员及联系方式等。

4．协助调查内容和方法

（1）通知事发相关单位和医疗机构保护事故现场、留存患者粪便和呕吐物及可疑中毒食物以备取样送检。

（2）帮助食品安全事故调查处理部门查找涉及食品安全事故的相关人员及可疑肇事单位地理位置。

（3）协助开展事故现场流行病学调查。

（4）协助对可疑食品生产经营情况开展现场卫生学调查。

（5）协助实施临时控制措施。

（二）饮用水卫生安全巡查

协助卫生计生监督执法机构对农村集中式供水、城市二次供水和学校供水进行巡查，协助开展饮用水水质抽检服务，发现异常情况及时报告；协助有关专业机构对供水单位从业人员开展业务培训。

1．饮用水卫生安全检查

（1）了解掌握辖区内农村集中式供水单位，城市二次供水单位和城乡学校基本情况（数量、位置、许可证情况），做好登记。

（2）每年协助卫生监督机构对辖区内农村集中式供水单位，城市二次供水单位和城乡学校供水设施开展 2 次巡查。

注意：采样时应先打开取水口龙头放水 1～3 分钟至水质变清后采样。

2．饮用水卫生现场监测

（1）水质检测采样点：集中式供水取水点；二次供水取水点；居民家庭龙头水取水点和学校龙头水取水点。

（2）检测方法：①肉眼可见物：用采样瓶接取 100 ml 以上水样，将水摇匀在亮处迎光观察，有无肉眼可见物（如泥沙、悬浮物、藻类、线虫等）。②嗅和味：直接从瓶口闻水的气味、用适当文字描述（如无异味、腥味、土臭味、铁锈味等）。③pH：用 pH 试纸蘸取水样显色后用比色卡比色读取。④游离氯：取 10 ml 水样置于比色管中，加入 DPD 试剂，反应充分后放

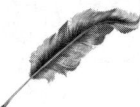

入分光度计比色管中读取数据。

（3）结果判断：①肉眼可见物：不得有肉眼可见物。②臭和味：不得有异味。③pH：城镇 6.5～8.5，农村 6.5～9.5。④游离氯：集中供水设施出口水≥0.3 mg/L，龙头水≥0.050.3 mg/L。

（4）采样制度：每年每个供水设施检测不少于一件，每季度对 5 户社区居民家庭龙头水水质进行检测。

3．异常情况报告

（1）现场水质检测过程中，发现任意一件水样的任何指标出现不合格，及时报告卫生监督机构。

（2）日常巡查中或街道群众反映水质感官出现异常报告时，应立即电话报告卫生监督机构。

（3）社区卫生服务中心、乡镇卫生院接诊，在 24 小时内有 3 例以上有共同饮水史的集中病历时，立即电话报告卫生监督机构。

（三）学校卫生服务

协助卫生计生监督执法机构定期对学校传染病防控开展巡访，发现问题隐患及时报告；指导学校设立卫生宣传栏；协助开展学生健康教育；协助有关专业机构对校医（保健教师）开展业务培训。

1．主要工作

（1）协助卫生计生监督执法机构定期对学校传染病防控开展巡访。

（2）指导学校设立卫生宣传栏，协助开展学生健康教育。

（3）协助专业机构对校医（保健教师）开展业务培训。

（4）学校生活饮用水参照饮用水卫生协管技术规范。

2．学校传染病防控工作主要巡访内容。

（1）卫生防病管理组织设立。

（2）传染病管理制度建立。

（3）突发公共卫生事件应急预案建立。

（4）专人负责传染病疫情等突发性公共卫生事件工作的落实。

（5）疫情信息上报。

（6）晨检情况登记。

（7）学生病假与患病情况登记。

（8）小学新生入学预防接种证（卡）查验登记。

3．信息收集工作内容

（1）基本信息、基本情况、校内教学环境及卫生设施。

（2）现场寻访信息，填写《卫生监督协管巡查登记表》，见表 14-2。

表 14-2　卫生计生监督协管巡查登记表

机构名称：

序号	巡查地点与内容	发现的主要问题	巡查日期	巡查人	备注

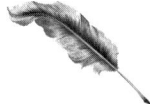

注：对食源性疾病、饮水卫生、学校卫生、非法行医（采供血）、计划生育开展巡查，填写本表。备注栏填写发现问题后的处置方式（如报告卫生计生监督执法机构或帮助整改等内容）。

4．学校卫生工作宣传与培训工作
（1）协助学校开展传染病防控、饮用水安全等学校卫生相关知识宣传。
（2）协助卫生监督机构给学校发放卫生相关知识宣传品。
（3）在传染病高发季节协助卫生监督机构及学校开展有针对性的传染病预防知识宣传。
（4）协助学校开设学校卫生相关知识宣传。
（5）协助卫生监督机构开展学校卫生工作培训。

（四）非法行医和非法采供血信息报告

协助定期对辖区内非法行医、非法采供血开展巡访，发现相关信息及时向卫生计生监督执法机构报告。

1．主要工作
（1）参与卫生监督机构开展非法行医、非法采供血的监督检查方案制定。
（2）配合卫生监督机构对非法行医、非法采供血的现场监督检查，对查处的医疗器械、药品等物品的保存；对不予配合或拒绝签字的非法行医、非法采供血者，协管员作为旁证人对现场检查情况予以证明。
（3）协助卫生监督机构对非法行医、非法采供血的违法行为调查取证，巡访就医患者。
（4）协助卫生监督机构对非法行医、非法采供血的违法行为查处后的文书送达，对不予配合或拒绝签字的非法行医、非法采供血者，协管员作为旁证人对送达情况予以证明。

2．信息收集工作
（1）信息来源：①定期对辖区内非法行医非法采供血开展巡访；②提供其他公共卫生服务工作中发现非法行医、非法采供血行为，收集相关信息；③可以通过与患者交流，获得非法行医，非法采供血违法行为线索，或街道社区服务居民反映的非法行医，非法采供血行为线索，根据线索收集相关信息。
（2）信息判定：非法行医信息的判定：①任何单位和个人未取得《医疗机构执业许可证》擅自开展诊疗活动；②未取得或者以非法手段取得医师资格人员从事医疗活动；③被依法吊销医师执业证书期间从事医疗活动；④家庭接生员实施家庭接生以外的医疗行为。
（3）表现形式：①黑诊所没有规范的机构名称；②在人流物流集散地摆摊设点，看病、拔牙、镶牙；③在社区农村以"义诊"名义，借以推销保健品和药品；④在药店内使用仪器进行诊断，抽血化验。

（五）计划生育相关信息报告

协助卫生计生监督执法机构定期对辖区内计划生育机构计划生育工作进行巡查，协助对辖区内与计划生育相关的活动开展巡访，发现相关信息及时报告。巡查的主要内容：
1．协助卫生计生监督执法机构定期对辖区内计划生育工作进行巡查。
2．协助对辖区内非医学需要的胎儿性别鉴定和非医学需要的选择性别的人工终止妊娠等计划生育相关活动开展巡视，发现相关信息及时报告。

➢ 考点：卫生计生监督协管服务的主要内容。

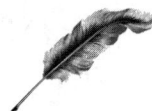

第三节 卫生计生监督协管服务流程及工作指标

一、服务流程

卫生计生监督协管服务流程：协助专业机构培训相关人员，确定辖区内协管服务对象，制订协管服务计划；卫生计生监督机构进行指导评估，如发现问题隐患进行信息报告；社区及家庭学校农村集中供水、城市二次供水点协助开展巡访，做好登记记录；就诊居民食源性疾病、非法行医（采供血）、计划生育等线索开展宣传教育。

> 考点：卫生计生监督协管服务的主要流程。

1．卫生计生监督协管服务流程　见图14-1。

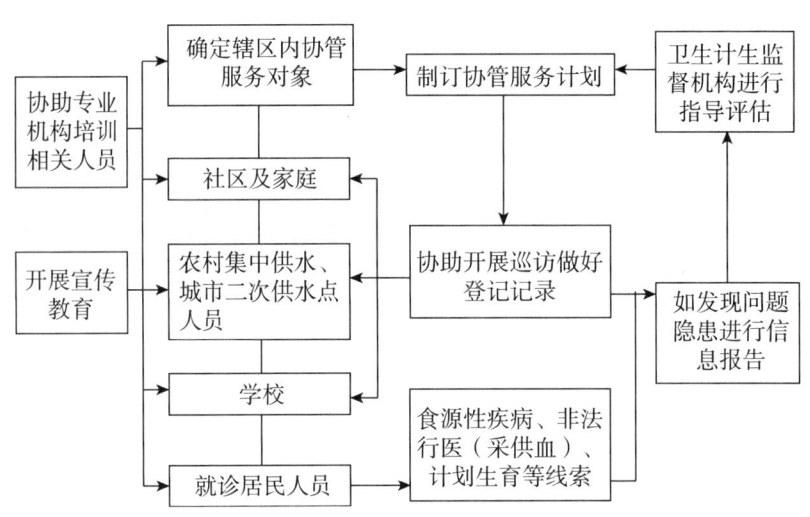

图14-1　卫生计生监督协管服务流程

2．饮用水卫生监督协管服务流程　见图14-2。
3．学校卫生监督协管服务流程　见图14-3。
4．非法行医和非法采供血信息服务流程　见图14-4。

二、服务要求和工作指标

（一）服务要求

1．卫生监督协管服务职能定位　卫生监督协管服务是广大城乡居民充分享有卫生监督服务的有力保障，其功能主要是协助县（区）卫生监督机构对相关机构和场所开展巡查（访）、报告等工作，及时发现公共卫生方面的安全隐患和问题，做到"早发现、早报告、早消除"，一切实保证辖区内居民的健康权益。

2．卫生监督协管服务要求

（1）县（区）级卫生计生行政部门要建立健全各项协管工作制度和管理规定，为基层医疗卫生机构开展卫生计生监督协管工作创造良好的条件。

（2）县（区）卫生计生监督执法机构要采用在乡镇、社区设派出机构或派出人员等多种方式，加强对基层医疗卫生机构开展卫生计生监督协管的指导、培训，并参与考核评估。

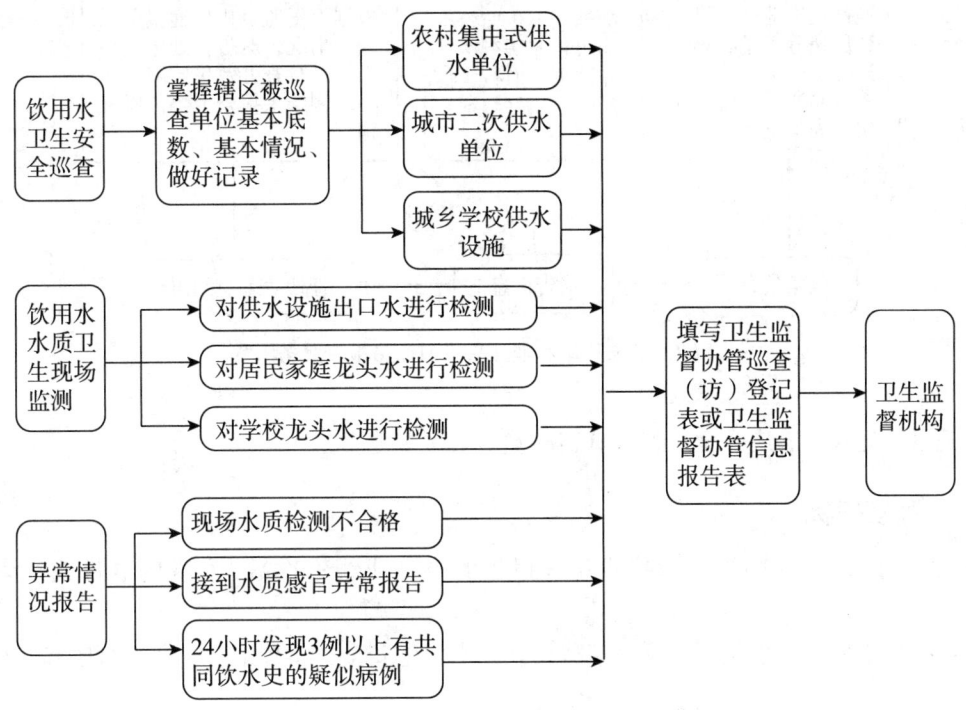

图 14-2　饮用水卫生监督协管服务流程

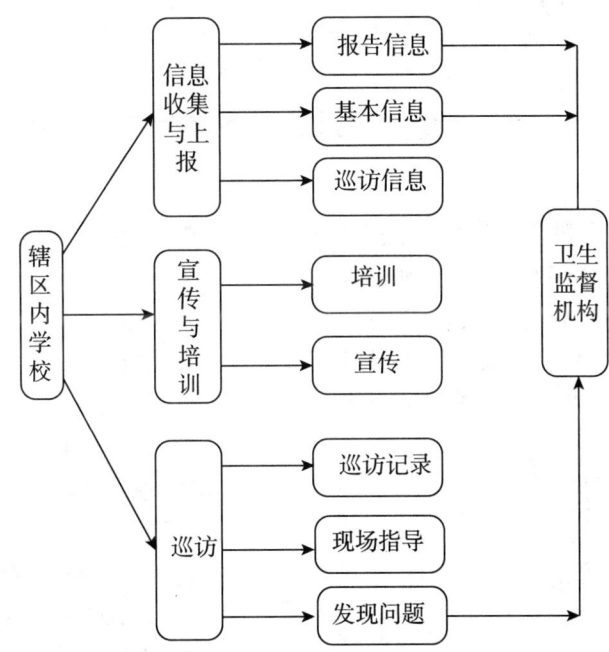

图 14-3　学校卫生监督协管服务流程

（3）乡镇卫生院、社区卫生服务中心要建立健全卫生计生监督协管服务有关工作制度，配备专（兼）职人员负责卫生计生监督协管服务工作，明确责任分工。有条件的地区可以实行零报告制度。

（4）按照国家法律、法规及有关管理规范的要求提供卫生计生监督协管服务，及时做好相

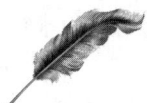

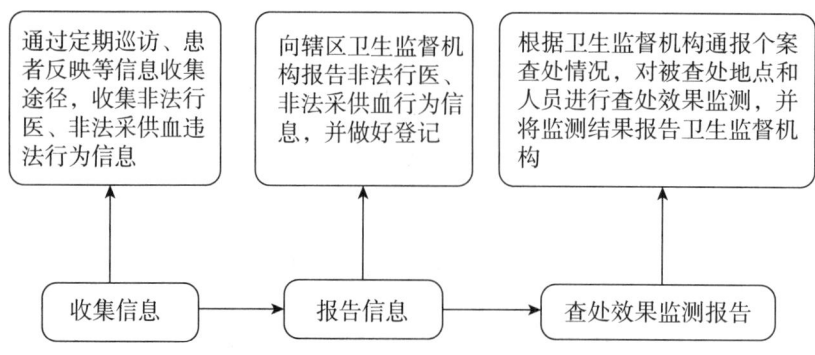

图 14-4　非法行医和非法采供血信息报告服务流程

关工作记录，记录内容应齐全完整、真实准确、书写规范。

二、考核指标

1. 卫生计生监督协管信息报告率＝报告的事件或线索次数/发现的事件或线索次数×100%。

注：报告事件或线索包括食源性疾病、饮用水卫生安全、学校卫生、非法行医和非法采供血、计划生育。

2. 协助开展的食源性疾病、饮用水卫生安全、学校卫生、非法行医和非法采供血、计划生育实地巡查次数。

> 考点：卫生协管服务考核指标。

自测题

一、A 型选择题

1. 卫生监督是哪个机构执行国家法律、法规，维护公共卫生和医疗服务秩序，保护人民群众健康及其相关权益，对特定的公民、法人和其他组织所采取的能直接产生法律效果的卫生行政执法行为
   A. 卫生执法机构
   B. 卫生行政部门
   C. 卫生事业单位
   D. 司法机关
   E. 检察机关

2. 卫生计生监督协管服务的对象是
   A. 基层居民
   B. 乡镇居民
   C. 辖区内居民
   D. 城乡居民
   E. 基层干部

3. 卫生计生监督协管人员业务培训不得少于
   A. 15 学时
   B. 20 学时
   C. 25 学时
   D. 30 学时
   E. 60 学时

4. 下列选项中，不属于卫生计生监督协管服务工作依据的是
   A.《中华人民共和国食品安全法》
   B.《中华人民共和国母婴保健法》
   C.《中华人民共和国环境保护法》
   D.《学校卫生工作条例》
   E.《中华人民共和国传染病防治法》

5. 在进行卫生计生监督协管服务中的非法行医巡访时，行医场所必须具有的资质是

A．工商营业执照
B．执业医师证
C．采供血许可证
D．医疗机构执业许可证
E．卫生许可证

6．学校卫生服务需要协助卫生监督机构定期对学校开展巡访的内容是
A．食品安全
B．人生安全
C．传染病
D．公共卫生安全
E．政治安全

7．学校卫生服务要求协助有关专业机构对哪些人员开展业务培训
A．教师
B．校医（保健教师）
C．食堂工作人员
D．安全保卫人员
E．食堂管理干部

8．协助开展的饮用水卫生安全、学校卫生、非法行医和非法采供血实地巡查次数每季度的次数是
A．1次
B．2次
C．3次
D．4次
E．5次

9．卫生计生监督协管服务由何机构承担组织保障和行政协调等职能
A．县级人民政府
B．县级卫生监督机构
C．县级卫健局
D．乡镇政府
E．村卫生室

10．饮用水安全巡查内容要求协助开展以下哪项抽检服务
A．水源地
B．集中供水
C．二次供水
D．水质
E．商品桶装水

11．卫生计生监督协管巡查登记表备注栏要求填写以下哪个项目
A．巡查过程中的特殊情况
B．巡查时间
C．发现问题后的处置方式
D．被巡查机构负责人签名
E．巡查项目

12．饮用水卫生安全巡查要求每年巡查次数不少于
A．1次
B．2次
C．3次
D．4次
E．5次

13．饮用水卫生计生监督协管服务要求定期巡查，每个供水设施检测不少于
A．1件
B．2件
C．3件
D．4件
E．5件

14．一旦发现24小时内出现多少以上可能有共同饮水史有关的疑似病例，需立即报告辖区卫生监督机构
A．1例
B．2例
C．3例
D．4例
E．5例

15．卫生计生监督协管服务中，县级卫生计生行政部门的职责是
A．建立健全各项协管工作制度和管理规定
B．对基层医疗卫生机构开展指导、培训并参与考核评估
C．配备专（兼）职人员负责卫生计生监督协管服务工作
D．开展卫生计生监督协管信息报告
E．开展定期检查

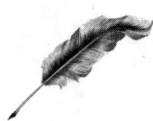

二、问答题

1. 卫生计生监督协管服务的工作目标是什么?
2. 学校传染病防控工作的主要巡访内容是什么?
3. 简述非法行医及非法采供血的定义。
4. 卫生计生监督协管服务的考核指标是什么?

(沈必成)

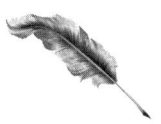

第十五章

重大疾病与健康危害因素监测工作规范

第十五章数字资源

学习目标

通过本章内容的学习，学生应该能够：
1. 记忆公共卫生监测和疾病监测的定义。
2. 描述公共卫生监测的目的、种类、主要的疾病监测系统。
3. 描述重大疾病与健康危害因素监测工作和全国医疗成本价格监测网络。
4. 描述中国居民健康素养监测工作的工作目标、监测范围和监测内容。
5. 说明重大疾病与健康危害因素监测工作的考核方法。
6. 运用疾病监测的主要方法。

 案例 15-1

法定传染病监测

2019年（2019年1月1日0时至12月31日24时），全国（不含香港、澳门特别行政区和台湾地区，下同）共报告法定传染病10 244 507例，死亡25 285人，报告发病率为733.57/10万，报告死亡率为1.81/10万。

2019年全国法定传染病按类别统计：一是甲类传染病共报告发病21例，死亡1人，其中鼠疫报告发病5例，死亡1人；霍乱报告发病16例，无死亡。报告发病率、死亡率分别为0.0015/10万、0.0001/10万，报告发病数较2018年减少7例，报告死亡数增加1例。二是乙类传染病中传染性非典型肺炎、脊髓灰质炎、人感染高致病性禽流感和白喉无发病、死亡报告外，其他共报告发病3 072 317例，死亡24 980人，报告发病率为220.00/10万，较2018年下降0.2%；报告死亡率为1.79/10万，较2018年上升7.2%。报告发病数居前5位的病种依次为病毒性肝炎、肺结核、梅毒、淋病和猩红热，占乙类传染病报告发病总数的91.1%；报告死亡数居前5位的病种依次为艾滋病、肺结核、病毒性肝炎、狂犬病和流行性出血热，占乙类传染病报告死亡总数的99.6%。三是丙类传染病中除丝虫病无发病、死亡报告外，其余共报告发病7 172 169例，死亡304人，报告发病率为513.57/10万，报告死亡率为0.022/10万。报告发病数居前5位的病种依次为流行性感冒、手足口病、其他感染性腹泻病、流行性腮腺炎和急性出血性结膜炎，占丙类传染病报告总数的99.5%；报告死亡数的病种依次为流行性感冒、手足口病、其他感染性腹泻病和包虫病，占丙类传染病报告死亡总数的100%。

问题：
1. 我国公共卫生监测系统有哪些？
2. 我国传染病监测的主要方法有哪些？
3. 传染病监测的内容有哪些？

第一节 概 述

公共卫生监测是公共卫生实践的重要组成部分，是制定、完善和评价疾病预防控制及其他公共卫生措施与策略的科学依据。随着公共卫生实践的发展，公共卫生监测内容得以不断丰富，监测方法亦得到不断完善。疾病监测是公共卫生监测的一部分，是现代疾病预防控制工作中最基本和最为重要的内容之一，是制定与完善疾病预防控制措施和策略的科学依据和基础。在2019年新划入19项基本公共卫生服务相关工作中，地方病防治、职业病防治和重大疾病及危害因素监测3项工作为每年确保完成的工作。

一、公共卫生监测

（一）定义

公共卫生监测是指长期、连续、系统地收集有关健康事件、卫生问题的资料，经过科学分析和解释后获得重要的公共卫生信息，并及时反馈给需要这些信息的人或机构，用以指导制定、完善和评价公共卫生干预措施与策略的过程。其目的是为决策者提供决策依据，并评价决策效果。简单地说，公共卫生监测就是长期、连续、系统地收集、分析、解释、反馈及利用公共卫生信息的过程。

➢ 考点：公共卫生监测的定义。

（二）目的

1. 描述与健康相关事件的分布特征和变化趋势　通过连续、系统的公共卫生监测，可以全面了解一定地区或一定人群中健康相关事件的分布特征以及变化趋势，从而有助于解决以下问题：

（1）定量评估公共卫生问题的严重性，确定主要公共卫生问题。

（2）发现健康相关事件分布中的异常情况，及时调查原因并采取干预措施，有效遏制不良健康事件的发展和蔓延。

（3）预测健康相关事件的发展趋势，正确估计卫生服务需求。

（4）研究疾病的影响因素，确定高危人群。

2. 评价公共卫生干预策略和措施效果　公共卫生监测是连续、系统地进行观察，因此疾病或相关事件的变化趋势可以为干预策略和措施的效果评价提供最真实和最可靠的依据。例如，始建于1995年的全国碘缺乏病防治监测系统，通过对碘盐和碘缺乏病的监测，一方面证实碘盐的供给对减少和消除碘缺乏病有了显著效果，同时还能评价不同地区干预措施的执行情况；另一方面为进一步合理调整碘盐含量及供给范围提供了科学依据。

➢ 考点：公共卫生监测的目的。

（三）种类

随着公共卫生活动的发展，公共卫生监测的种类和内容不断丰富。目前，公共卫生监测的种类主要包括疾病监测和死因监测、症状监测、行为及行为危险因素监测，以及环境、食品与营养、药物不良反应等其他公共卫生监测。

1．疾病监测和死因监测　从流行病学研究健康问题的视角而言，此类监测属于针对结果的监测，在监测中需要对相应的疾病以及死亡有明确的诊断结果。包括传染病监测、慢性非传染病监测、医院感染监测和死因监测。详见本节相关部分。

2．症状监测　又称为综合征监测或症候群监测，是指通过长期、连续、系统地收集特定临床症候群或与疾病相关现象的发生频率，从而对某类疾病的发生或流行进行早期探查、预警和做出快速反应的监测方法。常用的症状监测主要有流感样症状（咳嗽、喷嚏等）监测、发热监测、腹泻病监测等。

症状监测不依赖特定的诊断，是强调非特异症状为基础的监测，症状的分类和对症状的诊断是症状监测系统的基本组成部分，其监测内容不仅有临床症状（如发热、腹泻、呼吸道症状等），还包括许多与疾病相关的现象，主要有：①医院急诊室或门诊患者就医情况；②药店非处方药（如维生素C、感冒药、止泻药等）的销售情况；③医疗相关用品（如医用口罩、卫生纸等）的销售量；④学校或单位的缺勤率；⑤动物患病或死亡情况等。

由于症状或综合征本身并不具有特异性，不同疾病可出现相似的症状，这可能导致过高估计某种疾病的疫情，从而造成不必要的恐慌和经济损失。但是，由于各种症状的出现总是先于疾病的诊断，通过症状监测可提高监测系统的敏感性，尤其在应对食源性疾病、生物恐怖等公共卫生事件中，症状监测发挥了较为重要的作用，因此受到越来越多的重视。

3．行为及行为危险因素监测　是针对公共卫生事件原因的监测。一般的行为，在没有确定与特定疾病存在因果关联时，只是些非特异性的行为或现象，对这些行为的监测，往往是为了探寻病因。而针对明确的行为危险因素监测，能对相关疾病成为公共卫生事件的发生进行一定程度的预测。

随着疾病谱模式的改变，慢性病、伤害和性传播疾病逐渐成为影响人类健康的主要公共卫生问题，而这些疾病的发生和个人行为有着极为密切的关系，所以预防控制这些疾病的主要策略是促进行为的改变。包括中国在内的越来越多的国家意识到行为危险因素监测的重要性，建立了本国的行为危险因素监测系统。如美国疾病预防控制中心（CDC）在1984年建立了行为危险因素监测系统，以计算机辅助电话调查系统为依托，按月收集与慢性病、伤害和可预防传染病有关的行为资料，包括吸烟、酗酒、使用汽车安全带、不良饮食习惯、体力活动、利用疾病筛检服务等。在中国居民慢性病与营养监测中，主要对不同地区、不同年龄及不同性别居民烟草使用、饮酒、身体活动不足等慢性病行为危险因素流行现况和变化趋势进行监测。

4．其他公共卫生监测　包括环境监测（包括大气、水、土壤、生活居住环境、生产环境等）、食品卫生监测、营养监测、学校卫生监测、药品不良反应监测、计划生育药具使用及不良反应监测等。为了解决不同的卫生问题，达到特定的卫生目标，可以有选择地开展各种内容的公共卫生监测。

此外，WHO、欧盟CDC近年来倾向于将公共卫生监测系统分为基于指标的监测和基于事件的监测。基于指标的监测系统包括各种可以收集到定量数据的监测系统，如传染病监测信息系统、哨点监测系统、症状监测系统、行为监测系统等，可以为暴发/流行预警机制提供定量数据。基于事件的监测系统主要是指媒体检索、新闻分析、市民报告、咨询等，可以为暴发/流行预警机制提供事件信息，但目前在大多数国家尚未建立。

> 考点：公共卫生监测的种类。

（四）程序

公共卫生监测的基本程序包括：资料收集、资料整理与分析、信息交流与反馈和信息利用4个过程。

1．系统收集资料　根据不同监测的特定目的，系统全面地收集相关监测资料，同时在资料收集中要有统一的标准和方法以及规范的工作程序。监测资料主要包括：①人口学资料；②人群疾病发病或死亡的资料；③实验室检测的病原学和血清学资料；④危险因素调查资料；⑤干预措施记录资料；⑥专题调查报告；⑦其他有关资料，如气象资料等。

2．整理与分析资料　资料整理是指对收集的原始资料认真核对、整理，同时了解其来源和收集方法，以保证资料的完整性和准确性。资料分析是指利用统计学技术把各种数据转换为有关的指标并加以解释，进而揭示出所监测公共卫生问题的分布特征、变化规律及趋势、影响因素等。在资料分析过程中，一方面要注意根据资料的性质正确选择统计学方法，如显著性检验、标准化法、相关性分析等，对数据资料进行充分的挖掘和利用；另一方面要考虑各种事件对监测结果的影响，从而对统计分析结果做出正确、合理的解释。

3．信息的交流与反馈　监测信息可以定期发放。例如我国由中国疾病预防控制中心出版的公开发行期刊《疾病监测》，比较及时地反映全国传染病的发病和死亡情况及疫情动态，并交流各地疾病监测工作的经验。此外，我国已有专门的监测日报、周报、月报、年报制度，专业人员可实时获得，卫生健康行政部门亦会定期向社会公开。利用互联网发布信息，则是近年来公共卫生监测的新发展。

信息反馈是把公共卫生监测和公共卫生干预连接起来的桥梁，监测系统必须建立反馈信息的渠道，使所有应该了解信息的单位和个人都能及时获得，以便迅速对公共卫生问题做出反应。信息反馈分为纵向和横向两个方向，纵向包括向上反馈给卫生健康行政部门及其领导，向下反馈给下级监测机构及其工作人员；横向包括反馈给有关的医疗卫生机构及其专家以及反馈给相关社区及其居民。信息反馈的内容应视对象不同而异。

4．信息的利用　通过监测获得的信息可以用来描述公共卫生问题的分布特征、确定流行的存在、预测流行的趋势、评价干预的效果，为开展公共卫生活动提供决策依据。充分利用监测信息，及时制定公共卫生策略，并采取有效的干预措施是公共卫生监测的最终目的。

> 考点：公共卫生监测的基本程序。

（五）评价

为了提高公共卫生监测系统的有效性，更好地为公共卫生活动服务，需要对公共卫生监测系统的质量及效益等定期进行评价，进一步改进和完善监测系统。

1．监测系统的质量评价　对公共卫生监测系统的质量评价，包括完整性、敏感性、特异性、及时性、代表性、简单性、灵活性等多个方面。

（1）完整性：是指监测系统所包含的监测内容或指标的多样性，包括报告哨点与监测形式的完整性、病例报告的完整性以及监测数据的完整性。

（2）敏感性：是指监测系统发现和确认公共卫生事件的能力。它主要包括两个方面：一是监测系统报告的病例占实际病例的比例；二是指监测系统判断疾病或其他公共卫生事件暴发或流行的能力。

（3）特异性：是指监测系统的排除公共卫生问题的能力，即监测系统能够正确识别疾病群体现象的随机性波动，从而避免发生预警误报的能力。

（4）及时性：是指从某公共卫生事件发生到监测系统发现并反馈给有关部门的时间间隔，它反映了监测系统的信息上报和反馈速度。及时性对急性传染病暴发和突发公共卫生事件尤为

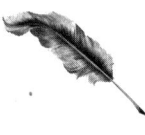

重要，它直接影响干预的效果和效率。

（5）代表性：是指监测系统发现的公共卫生问题能在多大程度上代表目标人群的实际发生情况。缺乏代表性的监测信息可能导致卫生决策的失误和卫生资源的浪费。

（6）简单性：是指监测系统的资料收集、监测方法和系统运作简便易行，具有较高工作效率，省时且节约卫生资源。

（7）灵活性：是指监测系统能针对新的公共卫生问题，操作程序或技术要求进行及时调整或改造的能力，以适应新的需要。

2．监测系统的效益评价 对监测系统的效益评价，除了卫生经济学的成本-效益、成本-效用与成本-效果分析外，还有阳性预测值、可接受性以及监测系统的互联与共享功能等指标。

上述各评价指标的重要性，随着监测目的、监测病种和监测信息预期应用的不同而有所改变。

> 考点：公共卫生监测系统的评价。

二、疾病监测

（一）定义

疾病监测是指长期、连续、系统地收集疾病的动态分布及其影响因素的资料，经过分析将信息上报和反馈，传达给所有应当知道的人，以便及时采取预防措施并评价其效果。定义强调要长期、连续、系统地收集资料，这样才能发现疾病的分布规律、发展趋势及其影响因素的变化；同时又强调信息的利用和反馈，疾病监测的最终目的是为控制疾病服务。

> 考点：疾病监测的定义。

（二）我国主要的疾病监测方法

在监测过程中正确利用监测方法与技术，有助于提高监测的质量和效率。

1．被动监测与主动监测 被动监测是指下级单位常规地向上级机构报告监测资料，而上级单位被动地接受。我国的法定传染病监测信息系统、突发公共卫生事件报告系统、药品不良反应监测报告系统等多属于被动监测范畴。主动监测是指根据特殊需要，上级单位专门组织调查收集资料。如为修正传染病报告监测数据所开展的传染病漏报调查，以及对某些重点疾病（如不明原因发热）或某些行为因素（如吸烟、吸毒）的监测活动，则多属于主动监测范畴。

2．常规报告与哨点监测 常规报告是指针对卫生健康行政部门所规定的基本或各种健康相关问题进行常规监测报告，如我国的传染病报告系统，明确规定了报告病种、报告范围、主要由法定责任报告机构和报告人执行。哨点监测是为了更清楚地了解某些疾病在不同地区、不同人群的分布以及相应的影响因素等，根据被监测疾病的流行特点，选择若干有代表性的地区和（或）人群，按统一的监测方案连续地开展监测。如我国的艾滋病哨点监测系统，有近四百个国家级和省级监测哨点。

3．监测的直接指标与间接指标 监测病例的统计数字和指标，如发病数、死亡数、发病率、死亡率等监测是直接指标。当监测的直接指标不易获得，如流感死亡与肺炎死亡难以分清，则可用"流感和肺炎的死亡数"作为联测流感疫情的间接指标。

4．无关联匿名监测 当监测的目的仅仅是了解人群中某病的流行状况，而不是要发现具体的病例，此时可利用其他研究所收集的资料，在不识别个体的情况下开展监测，称为无关联

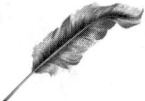

匿名监测。例如，收集医院检验科血样或某个人群健康体检血样，在不识别个人身份的情况下进行 HIV 抗体检测，可以了解该人群中 HIV 的感染率，这样的监测可在一定程度上减少伦理学问题。

5. 记录连接　把两个不同来源的资料连接起来，组成一个新的数据库，进行相关的统计分析，以此获得更多有价值的监测信息，这种分析技术称为记录连接。例如，在出生资料中没有关于未来发病或死亡的记录，而在婴儿死亡资料中没有关于出生体重的记录，但把单个资料联结起来分析，可以获得不同出生体重婴儿死亡率的信息。

 知识链接

现代信息技术在公共卫生监测中的应用

公共卫生监测中越来越多地应用了计算机网络技术、地理信息系统等现代信息技术，这使监测信息的收集、整理、分析、传递、反馈等更加便捷，从而大大提高了监测系统的工作效率，使公共卫生策略的制定和干预措施的实施更加及时。现代信息技术的应用主要有以下几方面：

1. 公共卫生监测中的网络直报系统　目前，我国的突发公共卫生事件和传染病监测信息系统，在县、乡级已基本实现了网络直报，大大缩短了信息传递的时间，也为数据的快速处理奠定了基础。

2. 在线收集监测信息　利用计算机辅助电话调查系统和网络调查，使调查者可以更短的时间和更少的费用，得到更加优质的访问数据，而且所得数据可被各种统计软件直接使用。

3. 自动预警系统　指的是利用数学模型和计算机信息技术，通过特定的算法确定预警阈值，自动探测发现可能的异常信息，从而发出预警信号。值得注意的是，预警阈值的高低直接影响预警信号的灵敏度和特异度，对预警信号所提示的可疑事件需要进一步分析、核实。

4. 地理信息系统　使监测数据在地区上更加形象化，有助于分析地理环境及气候因素对公共卫生问题的影响。

> 考点：疾病监测的方法。

（三）我国的疾病监测体系

我国的疾病监测系统主要有以下三种：

1. 传染病监测系统　2005 年世界卫生大会审议通过了《国际卫生条例》(International Health Regulations, IHR (2005))，2007 年 6 月 15 日开始执行。根据 IHR (2005)，WHO 规定了 4 种在任何情况下都必须通报的疾病及其相应的病例定义，这 4 种疾病是天花、由野毒株引起的脊髓灰质炎、新亚型病毒引起的人类流感和严重急性呼吸综合征（SARS）；还规定了 20 种全球预警和应对的传染性疾病，包括 2009 年发生大流行的甲型 H1N1 流感、埃博拉出血热、登革热、肝炎、猴痘、亨德拉病毒感染、黄热病、克里米亚-刚果热、拉沙热、裂谷热、流感、马东堡出血热、脑膜炎球菌病、尼帕病毒感染、禽流感、鼠疫、炭疽病、天花、土拉菌病、SARS。

传染病监测的内容主要有以下几个方面：①疾病的发生和诊断；②病例三间分布的动态变化情况；③人群免疫水平的血清学监测；④病原体的血清型和（或）基因型、毒力、耐药性监

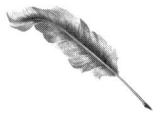

测；⑤动物宿主和媒介昆虫的种类、分布病原体携带状况监测；⑥干预措施的效果。

2．慢性非传染病监测　随着疾病谱的改变，疾病监测范围扩大到慢性非传染性疾病。监测内容根据各地区的主要卫生问题或监测目的不同而异，主要包括恶性肿瘤、心脑血管病、糖尿病、精神性疾病、职业病、出生缺陷等。

3．医院感染监测系统　医院感染监测是指长期、系统、连续地收集、分析医院感染在一定人群（主要是住院患者）中的发生、分布及其影响因素，并将监测结果报送和反馈给有关部门和科室，为医院感染的预防、控制和管理提供科学依据。其包括全院综合性监测、目标性监测以及细菌耐药性监测及抗菌药物使用监测。

4．死因监测系统　死因监测的目的是了解人群的死亡率和死因分布，通过死因统计分析，可反映监测人群健康水平，并确定不同时期主要死因及疾病防治重点。如中国 CDC 分别于 2005 年和 2007 年制定并下发了《全国疾病监测系统死因监测工作规范（试行）》和《全国死因登记信息网络服务工作规范（试行）》，使死因监测工作更加规范，其中《死亡医学证明书》是死因报告和统计分析的重要凭证。

> ➤ 考点：我国疾病监测的体系。

第二节　疾病监测工作规范

2018 年国务院办公厅印发《医疗卫生领域中央与地方财政事权和支出责任划分改革方案》（国办〔2018〕67 号），规定自 2019 年起，将原重大公共卫生服务和计划生育服务项目中的因素法类项目内容划入基本公共卫生服务项目。为加强项目统筹，提高项目管理效能，将原因素法项目中的监测类项目工作统筹为重大疾病与健康危害因素监测项目（以下简称项目），并结合机构改革后国家卫生健康委承担的新职能，将相关监测工作纳入其中。按照监测内容区分，划分为疾病监测、健康危害因素监测和其他监测 3 类。其中疾病监测包括重点传染病监测、麻风病监测、疟疾及其他寄生虫病防治监测、鼠疫监测、人禽流感及 SARS 防控监测 5 项工作，下面将分别阐述其工作规范的相关内容。

一、重点传染病监测

（一）工作目标

及时掌握疫情情况及流行动态，及时发现异常情况并做出预警，为流感、手足口病、布鲁氏菌病、流行性出血热、狂犬病、登革热等重点传染病防控工作提供科学依据。

（二）监测范围

1．流感、手足口病、布鲁氏菌病等重点传染病监测工作，在全国 31 个省（区、市）的监测点（监测区域）面向相关疾病和危害因素以及所影响的人群实施。

2．狂犬病、流行性出血热和登革热监测工作在重点省份开展。

3．黑热病监测范围包括山西、内蒙古、河南、四川、陕西、甘肃、新疆 7 个省（区）和新疆生产建设兵团。

（三）监测内容

病例调查和标本检测、病原学监测、实验室质量控制、暴发疫情处置、流行特征调查及趋势研判、防控效果评估和趋势研判、高危人群早期病例筛查、健康教育和行为干预，可根据不同传染病的特征，其监测内容可有所侧重。

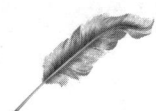

（四）考核指标

按照项目工作配套的流感、手足口病、布鲁氏菌病、流行性出血热、狂犬病、登革热等防治项目任务表执行。

二、麻风病监测

（一）工作目标

及早发现和治疗麻风病患者，有效控制麻风病的流行，消除麻风病危害。

（二）监测范围

在全国 31 个省（区、市）的监测点（监测区域）面向相关疾病和危害因素以及所影响的人群实施。

（三）监测内容

积极发现麻风病例、消除传染源。开展病例诊断、治疗、随访管理及不良反应监测。开展疫点调查和化学预防试点。加强信息管理，开展疫情监测、症状监测和愈后监测信息处理。

（四）考核指标

麻风病可疑线索报告率和麻风病按规定随访到位率，评分标准：优：≥ 90%；良：80% ~ 90%；中：70% ~ 80%；差：< 70%。

三、疟疾及其他寄生虫病防治监测

（一）工作内容目标

到 2019 年，全国无本地感染疟疾病例，95% 以上的流行县和 80% 以上的流行省份通过消除疟疾考核评估。2020 年，全国实现消除疟疾目标。到 2020 年，低流行区维持较低感染水平，肝吸虫和土源性线虫感染率较 2015 年分别下降 30%、20% 以上；减轻黑热病等其他寄生虫病危害。

（二）监测范围

疟疾防治和其他重点寄生虫病防治监测工作在全国 31 个省（区、市）的监测点（监测区域）面向相关疾病和危害因素以及所影响的人群实施。

（三）监测内容

开展患者询查、处置、媒介和疫点调查与处置，维持省级参比实验室能力建设，开展消除疟疾后持续监测工作。在全国设立土源和食源性寄生虫病与肠道原虫、黑热病等监测点和监测干预点。

（四）考核指标

疟疾病例在 3 日内完成个案流调率；重点寄生虫病监测和干预工作完成率；黑热病监测与干预点工作完成率。

知识链接

消除疟疾"1-3-7"工作要求

消除疟疾"1-3-7"工作要求是指："1"：疟疾病例诊断后 1 日内（24 小时）报告。"3"：3 日内完成病例复核和流行病学个案调查。"7"：7 日内完成疫点调查和处置。

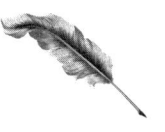

四、鼠疫监测

（一）工作目标

以西部旱獭、西南家鼠及华北沙鼠疫源地为重点，切实加强鼠疫防控应急工作。具体包括：①加强动物间鼠疫疫情监测，适度扩大监测覆盖范围；②加大疫区处理力度，遏制疫源地面积扩大趋势；③逐步提高鼠疫防控工作网络化管理水平；④加快推广鼠疫快速诊断方法，保障生物安全；⑤继续开展群众健康教育和医务人员鼠疫防控技能演练，减少动物疫情波及人间风险，防范人间鼠疫流行。

（二）监测范围

项目涵盖24个省（区、市）和新疆生产建设兵团，包括内蒙古、河北、甘肃、青海、新疆、西藏、四川、云南、广西、贵州、陕西、宁夏、江西、辽宁、吉林、黑龙江、广东、福建、浙江19个疫源省（区），北京、山西、湖南、海南、重庆5个监测省（市）和动物疫情出现变化的新疆生产建设兵团；共434个疾病控制（鼠疫防控）专业机构，296个动物鼠疫疫源县为重点。

（三）监测内容

1. 动物及人间鼠疫疫情监测。
2. 国家级鼠疫监测点监测。
3. 鼠疫快速检测试剂推广应用及试剂储备。
4. 野外监测实验室。
5. 动物疫情监测用流动监测站。
6. 疫区处理以内蒙古、青海、西藏、甘肃、新疆、云南等动物鼠疫疫情较为严重的省份为重点，在省级建立疫区处理应急物资储备，在鼠疫疫区采取灭鼠（獭）、灭蚤等处理措施，降低鼠（獭）密度和蚤指数，有效降低人间鼠疫发生的风险。
7. 鼠疫防控人员演练培训项目省份要对鼠疫防控专业人员和重点地区医务人员开展鼠疫防控技能演练和知识轮训，并对效果进行考核。
8. 健康教育鼠疫防知识宣传教育是做好鼠疫防控工作的重要环节，是提高人民群众鼠疫防控意识的有效途径。各有关项目省份要加大宣传教育力度，扩大覆盖地区和人群，采取多种宣传方式，向社会公众传播"三不""三报"等相关鼠防知识。
9. 鼠疫监测专报网络维护。

 知识链接

鼠疫防治知识之"三不""三报"

鼠疫是鼠疫杆菌引起的一种传染性极强、病死率高的烈性传染病，是我国《传染病防治法》中规定的甲类传染病。鼠类以及其他野生啮齿类动物（如旱獭）为主要传染源，可以通过带有病菌的鼠蚤为媒介，经人的皮肤传入引起腺鼠疫，临床以腺鼠疫最多见。肺鼠疫通过空气传播，传播速度很快，病死率最高。潜伏期为数小时到3天。

防控鼠疫疫情，要严格实行"三不""三报"制度。"三不"即不私自捕猎疫源动物、不剥食疫源动物、不私自携带疫源动物及其产品出疫区。"三报"即发现病（死）旱獭和其他病（死）动物要报告、发现疑似鼠疫患者要报告、发现不明原因的高热患者和急死患者要报告。发现患者或疑似患者时，要及时报告当地防疫部门，严格隔离控制并消毒，对密切接触者应进行隔离观察，鼠疫患者的尸体要经防疫人员严密消毒包裹后焚烧深埋，死鼠和扑杀的可疑动物也要焚烧深埋。

（四）考核指标

1. 预期产出

（1）有效开展人间鼠疫监测。严格执行疫情报告制度，高危人群的血清学检测，医疗机构设发热门诊，实行"首诊医生责任制"；对高危人群（包括旱獭捕捉及收购人员，进入动物鼠疫流行区的外来人员及施工人员）实施主动监测。

（2）有效开展动物间鼠疫监测。通过提高流动监测能力，增加检测设备，扩大疫源检索面积，对动物间鼠疫主动开展宿主动物监测、媒介监测、病原及血清学监测等，及时发现动物疫情，及时有效处置动物疫情。

（3）保障鼠疫防治机构的信息化能力。完善《鼠疫防治管理信息系统》，更新必要的信息管理设备，完善鼠疫防控信息数据库，及时对鼠疫相关信息进行分析，提高疫情预测预警能力；同时完善鼠疫信息管理考评制度。

2. 预期效果

（1）100% 及时发现人间鼠疫疫情。

（2）100% 及时发现动物疫情并有效处置。

五、人禽流感及 SARS 防控监测

（一）工作目标

及时发现不明原因肺炎病例，加强不明原因肺炎病例的追踪、排查和疫情处理；开展专业人员轮训、督导和应急演练，提高应急处置能力；加强职业暴露人群的血清学和环境标本病原学监测，开展禽流感病毒核酸检测能力考核，提高实验室对禽流感病毒核酸的检测能力和水平；对普通大众进行人禽流感和 SARS 相关防控知识的健康教育，降低其暴露和感染风险。

（二）监测范围

人禽流感及 SARS 防控监测工作在全国 31 个省、自治区、直辖市和新疆生产建设兵团监测点（监测区域）面向相关疾病和危害因素以及所影响的人群实施。

（三）监测内容

1. 突发事件公共卫生风险评估。

2. 开展不明原因肺炎病例监测、排查和管理。全国各级各类医疗机构均要开展不明原因肺炎、SARS 和人禽流感病例的监测，发现不明原因肺炎病例后应按相关程序进行报告，各级疾病预防控制机构对聚集性不明原因肺炎病例的密切接触者进行登记、追踪和医学观察等相应的防控措施。当地疾病预防控制机构负责采集不明原因肺炎病例、SARS 疑似病例、人禽流感疑似病例的标本，并根据要求和需要运送至上级疾病预防控制机构进行相关实验室检测。

3. 职业暴露人群的血清学监测和环境标本的病原学监测。

4. 禽流感病毒核酸检测能力考核。

知识链接

COVID-19 抗疫战争中的疫情监测系统

COVID-19 疫情期间，我国除了传染病网络报告信息系统、突发公共卫生事件报告系统、全国疾病监测系统、医院感染监测系统等传统疫情监测系统外，基于现代信息技术的疫情监测系统，如传染病与突发公共卫生事件网络直报系统、地理信息系统、自动预警系统、日报监测系统也发挥了重要作用。特别是涌现了一批基于大数据、人工智能、区块链技术、5G 技术的智能化疫情监测平台，在新冠肺炎的疫情监测中彰显了

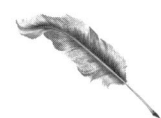

突出作用,打出了科技组合拳,如:

1. 依托"大数据应用+人工"手段开展地毯式排查,切实找准并控制传染源,以期遏制疫情扩散蔓延势头;基于大数据的信息推送和数据分析还发现潜在的新冠肺炎患者;百度地图能覆盖到接近50%的导航人群,依靠足够多的准确行车数据,可以制作出一份武汉人员的运输迁徙地图,发现潜在的病毒传播趋势。如真实数据为基础的健康码动态管理系统;公交、地铁、出租车的同乘码管理系统;疫情实时播报及确诊患者相同行程查询功能等。

2. 基于超算(国家超级计算长沙中心)的人工智能抗疫大数据平台,包括人工智能冠状病毒病原检测和抗病毒药物重定位大数据平台、基于临床和社交网络大数据的可视化主动防疫安全网、大规模人群非接触式高精度体温实时测量和疫情监测系统等。

3. 国家微生物生物科学数据中心和国家病原微生物资源库联合建设的全球冠状病毒基因和基金组数据的全球冠状病毒资源大数据平台。

4. 南京某公司成都市智慧治理中心项目组开发部署的疫情防控信息系统,充分运用大数据、物联感知等科技手段,进行人口流动分析和疫情监测,为疫情监控、疫情排查和医疗保障提供强有力的信息化技术支撑。

(四)考核指标

1．预期产出

(1)保障人禽流感、SARS实验室检测能力。保障全国各省级疾控机构和大部分市级疾控机构具备了人禽流感、SARS等病原体实验室检测能力。

(2)开展风险评估。为各地早期识别、发现突发公共卫生事件风险因素,及时采取预防措施提供保障。

(3)不明原因肺炎病例得到及时有效排查。

2．预期效果

(1)100%及时发现报告人禽流感、SARS等突发急性传染病疫情。

(2)100%及时发现不明原因肺炎病例,开展不明原因肺炎病例的追踪、排查和疫情处理。

第三节 健康危害因素监测工作规范

重大疾病与健康危害因素监测项目(以下简称项目)中健康危害因素监测包括中国青少年烟草流行监测、伤害监测、饮用水和环境卫生及学生常见病监测、食品安全风险监测、妇幼卫生监测5项工作。下面将分别进行阐述其工作规范的相关内容。

一、中国青少年烟草流行监测

(一)工作目标

了解我国青少年吸烟率等烟草流行相关数据,分析青少年烟草流行影响因素,提出建议措施,为制订控烟政策提供依据。

(二)监测范围

在全国31个省(区、市)及新疆生产建设兵团的监测点(监测区域)面向相关疾病和危害因素以及所影响的人群实施。

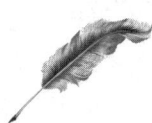

（三）监测内容

监测烟草使用、电子烟使用、戒烟、二手烟暴露、烟草制品获得和支出、接触烟草广告和促销、对烟草的态度和认识等情况。

（四）考核指标

动态监测全国青少年烟草流行情况，每个监测点按时上报抽样所需信息，组织开展青少年烟草流行现场调查，质量达到国家统一要求，及时上报监测结果。

二、伤害监测

（一）工作目标

利用《全国伤害监测报告卡》收集门急诊伤害首诊患者信息。以项目数据为基础，估算我国门急诊就诊伤害发生情况、描述我国伤害流行特征，为开展伤害防控提供证据。全面了解伤害的流行状况、评价伤害的疾病负担和各项伤害干预措施的效果。

（二）监测范围

在全国31个省（区、市）及新疆生产建设兵团的监测点（监测区域）面向相关疾病和危害因素以及所影响的人群实施。

（三）监测内容

在全国设置100个伤害监测点，每个监测点选择不同层级的3家医疗卫生机构，利用《全国伤害监测报告卡》收集门急诊伤害首诊患者信息。

（四）考核指标

1. 能力建设　每个省（区、市）及新疆生产建设兵团的监测点需至少开展1次伤害监测培训。
2. 项目产出　每个省（区、市）及新疆生产建设兵团建立1个伤害监测全年数据库、编制1本伤害监测年度数据报告。伤害监测报告及时率需达到80%，漏报率应小于10%。

三、饮用水和环境卫生及学生常见病监测

（一）工作目标

开展丰水期和枯水期水质卫生监测，系统了解饮用水卫生基本状况。开展空气污染（雾霾）对人群健康影响监测、农村环境卫生监测、公共场所健康危害因素监测、国家人体生物监测，科学评估主要环境危害因素对人群的风险。掌握儿童青少年近视、肥胖等主要常见病情况和影响健康的主要因素，采取针对性干预措施。

（二）监测范围

在全国31个省（区、市）及新疆生产建设兵团的监测点（监测区域）面向相关疾病和危害因素以及所影响的人群实施。

（三）监测内容

开展饮用水、空气污染对人群健康影响、农村环境卫生、公共场所健康危害因素、国家人体生物监测等；开展基本情况调查、现场采样、实验室分析、健康状况调查、人群健康风险评估等工作。

（四）考核指标

按照各相关监测方案按时完成数据报送和结果分析，提交总结报告。

四、食品安全风险监测

（一）工作内容目标

收集食源性疾病信息及食品污染物数据，为开展风险评估提供技术支持。

（二）监测范围

食品安全风险监测工作在全国31个省（区、市）及新疆生产建设兵团的监测点（监测区域）面向相关疾病和危害因素以及所影响的人群实施。

（三）监测内容

1. 开展食源性疾病监测，食品污染和食品有害因素监测。食品安全风险监测应包括食品、食品添加剂和食品相关产品。国家食品安全风险监测应遵循优先选择原则，兼顾常规监测范围和年度重点，将以下情况作为优先监测的内容：

(1) 健康危害较大、风险程度较高以及污染水平呈上升趋势的。

(2) 易于对婴幼儿、孕产妇、老年人、病人造成健康影响的。

(3) 流通范围广、消费量大的。

(4) 以往在国内导致食品安全事故或者受到消费者关注的。

(5) 已在国外导致健康危害并有证据表明可能在国内存在的。

2. 依托食品安全国家标准跟踪评价及意见反馈平台，广泛收集对每项标准的具体意见和建议，按照产品类别，通过量化评分，开展产品专项跟踪评价，对拟修订的标准或重点标准，统一组织意见收集。

（四）考核指标

1. 承担国家食品安全风险监测工作的技术机构应根据有关法律法规的规定和国家食品安全风险监测计划实施指南的要求，完成监测计划规定的监测任务，按时向国家卫健委等下达监测任务的部门报送监测数据和分析结果，保证监测数据真实、准确、客观。

2. 建立覆盖全国并逐步延伸到农村的食品安全风险监测网络。

3. 收集我国食源性疾病和食品污染及有害因素污染数据，分析危害因素可能来源，为开展食品安全风险评估等提供支持。

4. 发现食品安全风险隐患，及时通报相关部门采取相应的风险管控和监管措施。

 知识链接

应当进行食品安全风险评估的情形

《中华人民共和国食品安全法》第十八条规定，有下列情形之一的，应当进行食品安全风险评估：

1. 通过食品安全风险监测或者接到举报发现食品、食品添加剂、食品相关产品可能存在安全隐患的。

2. 为制定或者修订食品安全国家标准提供科学依据需要进行风险评估的。

3. 为确定监督管理的重点领域、重点品种需要进行风险评估的。

4. 发现新的可能危害食品安全因素的。

5. 需要判断某一因素是否构成食品安全隐患的。

6. 国务院卫生行政部门认为需要进行风险评估的其他情形。

五、妇幼卫生监测

（一）工作内容目标

建立完善孕产妇死亡监测和危重孕产妇医院监测报告制度，收集、控制质量、分析数据。建立完善5岁以下儿童死亡监测和儿童营养与健康监测的报告制度，完成数据收集、控制质

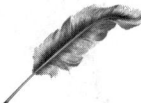

量、分析。建立完善出生缺陷医院监测和人群监测报告制度，收集、控制质量、分析数据。

（二）监测范围

妇幼卫生监测工作在全国 31 个省（区、市）及新疆生产建设兵团的监测点（监测区域）面向相关疾病和危害因素以及所影响的人群实施。

（三）监测内容

妇幼卫生三网监测（孕产妇死亡监测、5 岁以下儿童死亡监测和出生缺陷医院监测）、出生缺陷人群监测、危重孕产妇医院监测、儿童营养与健康监测。

（四）考核指标

旨在获得科学、准确数据，不设立其他考核指标，由全国妇幼卫生监测办公室每年 10～12 月随机抽取 5～6 个省的国家级监测点，对监测点上报数据进行质量控制，次年 6 月 30 日前完成上一年度各监测网的监测结果分析报告。

第四节 其他监测工作规范

重大疾病与健康危害因素监测项目（以下简称项目）中其他监测包括全国医疗服务成本价格监测网络和中国居民健康素养监测 2 项工作。下面将展开阐述其工作规范的相关内容。

一、全国医疗服务成本价格监测网络

（一）工作内容目标

建立各网络成员单位和各级卫生健康行政部门的数据查询与分析系统，指导各级各类医疗机构科学、全面、客观地分析与评价医疗机构经济运行状况，进一步理顺医疗服务比价关系，科学合理地制定医疗服务价格政策，完善公立医院补偿机制。

（二）监测范围

全国医疗服务成本价格监测网络监测在全国 31 个省（区、市）的监测点（监测区域）面向相关疾病和危害因素以及所影响的人群实施。

（三）监测内容

对监测网络成员单位的经济运行状况、医疗服务价格行为、医药费用结构等进行动态监测，分析有关价格政策对医疗机构运行和临床医务人员的行为影响，指导各集医疗机构科学、全面、客观地分析与评价医疗机构经济运行状况。

（四）考核指标

1. 能力建设　每个省（区、市）至少需要开展 1 次监测网络成员单位上报告作的培训。

2. 项目产出　每年进行一次数据上报，上报时间为 2 个月，每年中产出国家级、省院级医疗服务成本价格监测网络分析报告。

二、中国居民健康素养监测

（一）工作内容目标

了解我国城乡居民健康素养水平和变化趋势，分析我国城乡居民健康素养影响因素，确定优先工作领域，为制定卫生健康相关政策提供科学依据。

（二）监测范围

中国居民健康素养监测等工作在全国 31 个省（区、市）的监测点（监测区域）面向相关疾病和危害因素以及所影响的人群实施。

（三）监测内容

采用问卷调查的方式了解监测对象的健康素养水平，主要内容包括基本健康知识和理念、

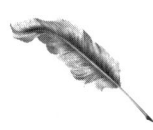

健康生活方式与行为、基本技能3个方面。

（四）考核指标

1．预期产出及指标

（1）居民健康素养水平＝具备基本健康素养的人/总人群×100%。居民健康素养水平逐年提高，原则上应较上一年度增长不少于2个百分点，2020年达到20%。

（2）到2020年底，各省份健康促进县（区）总数达到全省县（区）总数的20%，每县（区）健康促进医院比例达到40%、健康社区比例达到20%、健康家庭比例达到20%。

（3）各省份建立省级健康科普平台，到2020年实现以省为单位全覆盖。

（4）各省份制作播放健康教育公益广告，每年每省份制作2部公益广告，在省、市、县级电视台滚动播放，每月播放不少于100次。

（5）原则上，各省份15岁以上人群吸烟率平均每年下降不少于0.5个百分点，确保到2030年，全国15岁以上人群吸烟率降低至20%。

（6）各省份无烟政府机关每年创建不少于100家且逐年递增直至全覆盖，无烟卫生机构（学校）创建率逐年提高，每年开展业务的戒烟门诊数量不少于3家且逐年递增。

2．项目评估　健康素养促进和控烟工作纳入基本公共卫生服务监督指导和评估范畴。各省份应于每年底完成本省份年度项目自评，国家级按照基本公共卫生服务项目整体部署适时开展监督指导和评估。

● 自测题 ●

一、A型选择题

1．目前我国规定的监测传染病是
   A．疟疾、流行性感冒、脊髓灰质炎、流行性斑疹伤寒、回归热、登革热
   B．疟疾、流行性感冒、流行性脑脊髓膜炎、天花、霍乱
   C．鼠疫、流行性感冒、回归热、艾滋病
   D．霍乱、天花、流行性感冒、登革热
   E．伤寒、流行性感冒、回归热、霍乱

2．下列选项中不属于监测系统质量评价的指标是
   A．完整性
   B．及时性
   C．敏感性
   D．代表性
   E．可接受性

3．下列选项中不属于监测系统效益评价的指标是
   A．及时性
   B．阳性预测值
   C．成本-效益
   D．成本-效用
   E．成本-效果分析

4．下列选项中关于妇幼卫生监测的说法不正确的是
   A．孕产妇死亡监测、5岁以下儿童死亡监测和出生缺陷医院监测均属于妇幼卫生监测的内容
   B．出生缺陷人群监测、危重孕产妇医院监测、儿童营养与健康监测属于妇幼卫生监测的内容
   C．妇幼卫生三网监测包括孕产妇死亡监测、5岁以下儿童死亡监测和出生缺陷人群监测
   D．全国妇幼卫生监测办公室每年10～12月随机抽取5～6个省的国家级监测点的上报数据进行质量控制
   E．妇幼卫生监测的目标包括建立完善出生缺陷医院监测和人群监测报告制度，收集、控制质量、分

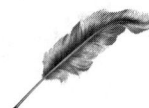

析数据

5. 下列关于中国居民健康素养监测的预期产出指标的说法正确的是
   A. 到2020年底，各省份健康促进县（区）总数达到全省县（区）总数的20%，每县（区）健康促进医院比例达到40%、健康社区比例达到40%、健康家庭比例达到20%
   B. 各省份制作播放健康教育公益广告，每年每省份制作2部公益广告，在省、市、县级电视台滚动播放，每月播放不少于50次属于项目评估指标
   C. 居民健康素养水平＝具备基本健康素养的人／同年度18岁及以上成年人总数群×100%
   D. 各省份建立省级健康科普平台，到2020年实现以省为单位覆盖率达到90%
   E. 各省份15岁以上人群吸烟率平均每年下降不少于0.5个百分点，确保到2030年，全国15岁以上人群吸烟率降低至20%

6. 下列选项不属于人禽流感及SARS防控监测内容的是
   A. 人禽流感及SARS防控监测工作覆盖全国31个省、自治区、直辖市和新疆生产建设兵团监测点（监测区域）
   B. 突发事件公共卫生风险评估
   C. 开展不明原因肺炎病例监测、排查和管理
   D. 职业暴露人群的血清学监测和环境标本的病原学监测
   E. 禽流感病毒核酸检测能力考核

7. 下列哪项不属于重点传染病监测的病种
   A. 流感
   B. 手足口病
   C. 布鲁氏菌病
   D. 麻风病
   E. 登革热

8. 下列关于重点传染病监测范围说法正确的是
   A. 流感、狂犬病、流行性出血热在重点省份开展
   B. 手足口病、黑热病、布鲁氏菌病在全国31个省（区、市）的监测点（监测区域）开展
   C. 登革热监测范围包括山西、内蒙古、河南、四川、陕西、甘肃、新疆7个省（区）和新疆生产建设兵团
   D. 登革热、流行性出血热和狂犬病监测工作在重点省份开展
   E. 流感、手足口病、狂犬病等重点传染病监测工作在全国31个省（区、市）的监测点（监测区域）开展

9. 以下选项中不属于国家食品安全风险监测中优先监测的是
   A. 健康危害较大、风险程度较高以及污染水平呈上升趋势的
   B. 易于对婴幼儿、孕产妇、老年人、病人造成健康影响的
   C. 流通范围广、消费量大的
   D. 以往在国内导致食品安全事故或者受到消费者关注的
   E. 已在国外导致健康危害并有证据表明不可能在国内存在的

10. 下列选项说法不正确的是
    A. 疾病监测和死因监测属于针对结果的监测
    B. 症状监测是强调以特异症状为基础的监测，其监测内容不仅有临床症状，还包括许多与疾病相关的现象
    C. 症状监测可能导致过高估计某种疾病的疫情，从而造成不必要的恐慌和经济损失
    D. 行为及行为危险因素监测是针对公共卫生事件原因的监测
    E. 传染病监测信息系统和哨点监测系统均属于基于指标的监测系统

11. 下列选项中不属于公共卫生监测的

基本程序的是
A．资料收集
B．资料整理与分析
C．信息交流与反馈
D．基于监测信息的科学研究
E．信息利用

12．疾病监测的目的不包括
A．描述疾病分布
B．预测疾病流行
C．验证病因假设
D．制定预防措施
E．评价预防效果

13．疾病监测采用的方法属于
A．描述性研究
B．分析性研究
C．实验性研究
D．理论性研究
E．包括以上四种

14．我国卫生防疫单位开展的传染病漏报调查属于
A．主动监测
B．被动监测
C．哨点监测
D．以实验室为基础的监测系统
E．以医院为基础的监测系统

15．下列哪项不属于公共卫生监测的目的
A．确定主要的公共卫生问题
B．查明病因，采取干预措施
C．评价干预措施效果
D．开发和利用健康资源
E．制定公共卫生策略和措施

二、问答题

1．根据 IHR（2005），WHO 规定了 4 种在任何情况下都必须通报的疾病是什么？

2．根据 IHR（2005），WHO 规定的全球预警和应对的传染性疾病有多少种？分别是什么？

3．什么是公共卫生监测？公共卫生监测的目的是什么？

（兰晓霞）

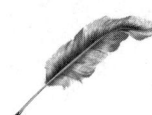

实 训

实训一：建立居民健康档案

一、实训目标

通过社区居民健康档案的建立，掌握个人、家庭健康档案的内容和特点，逐步学会使用计算机建立居民健康档案。

二、实训内容

（一）物品准备

个人健康档案与家庭健康档案表格、笔等。

（二）案例准备

患者，男性，53 岁，某工厂工人，患有糖尿病 12 年，近一年来两小腿感觉麻木，有时出现针刺样跳痛，双上肢也发麻，全身乏力。在社区门诊就诊，体检结果：身高 167 cm，体重 80 kg，血压 183/126 mmHg，心率 82 次 / 分，四肢呈"手套、袜套"样对称性感觉障得，双膝反射减弱，心电图正常，其余未见异常。一家三口居住在本厂职工宿舍，住房位于一楼，较潮湿而且采光不好，面积仅为 60 平方米。妻子比他小 6 岁，原来是同厂的工人，现在已经下岗。两夫妻育有一子，大学毕业一年后未找到工作，在家待业。

三、实训步骤

（一）学生分组

将全班学生分组，将全班学生分组，每 3 ~ 4 位同学为一组。熟悉居民健康档案表格的相关内容。

（二）案例展示分析

教师将准备好的病例资料分发给学生。教师引导学生对案例资料进行分析评估，提炼案例中相关的健康信息。

（三）模拟建档

教师引导学生根据案例资料，模拟进行健康档案的建立以及对案例资料进行"SOAP"整理。

四、总结与讨论

（一）小组交流

小组选派代表讲述在模拟建档中的体会，各组之间相互交流、讨论。

（二）教师总结

教师对于每组同学的表现以及建档情况给予点评、总结。

（郭宏霞　聂胜楠）

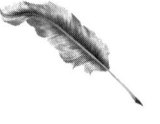

实训二：社区健康教育讲座的设计与实施

一、实训目标
了解开展社区健康教育讲座的基本步骤。

二、实训内容
1. 社区健康教育讲座受众及目标的确定。
2. 社区健康教育讲座的设计。
3. 社区健康教育讲座的实施。

三、实训步骤
案例：某社区位于城乡结合部，有常住居民5万人左右，其中家中养猫、狗的居民大概3000户。近年来多次出现居民被猫、狗抓咬伤的情况，2019年该社区曾出现1例狂犬病患者，发病后5天死亡。社区居民反映有部分人遛狗不拴狗绳，并且社区内有流浪猫、狗频繁出现。社区卫生服务中心根据上述问题拟针对辖区内居民开展狂犬病预防的健康教育讲座。

（一）社区健康教育讲座受众及目标的确定

问题1：针对狂犬病预防的问题，如何确定社区健康教育讲座的目标人群与教育目标？

思路：开展社区健康教育讲座首先要确定讲座的目标人群和教育目标，可通过问卷调查、专题小组访谈等定量或定性的方法对目标人群的特征及具体健康教育需求进行调查，使讲座具有针对性。

案例解析：对该社区不同年龄段、不同性别、不同职业的10名居民进行深入访谈，组织8名社区居民进行小组访谈，并采用方便抽样在该社区内进行问卷调查（200份），了解该社区居民对狂犬病预防知识的认知现状。结合访谈和问卷调查的结果，确定该社区狂犬病预防健康教育讲座的目标人群以家里养有猫、狗，具有一定文化程度的退休老人为主；教育目标是提高社区居民的狂犬病预防知识和技能，具体内容包括纠正居民在狂犬病潜伏期、不同暴露情况下紧急处理措施中存在的误区，强调狂犬病的危害，使居民了解并掌握预防狂犬病的具体措施。

（二）社区健康教育讲座的设计与制作

问题2：确定社区健康教育讲座的主题和具体内容后，应如何编制多媒体课件？

思路：明确社区健康教育讲座主题和具体内容后，需要收集有关材料并在了解需求、熟悉材料的基础上编写讲稿和制作多媒体课件。多媒体课件的制作技巧主要包括以下6个方面：①构图：应布局合理，主题突出，画面力求简洁。②文字：力求精炼，重点突出，重点语句可采用粗体、斜体、下划线和彩色鲜艳字等，避免大量文字性描述。适合电脑展示的字体是微软雅黑、黑体等，标题文字可选用36～44号字体，段落文字可选用24～32号字体，行距以1.25～1.5倍为宜，线条不小于2.25磅。③颜色：同一画面中要避免使用太多颜色，注意背景与文字颜色的恰当搭配，避免使用深色做母版底色，如黑色，忌用大红大绿、大面积橘黄色等刺眼颜色。④图片：所选图片应贴切、风格统一，切忌多、乱、杂，编辑图片时还应注意图片文件的大小。⑤链接：链接应能够进入新的界面，也能够随时返回主界面，跳转灵活。⑥动画及声音：文字、图表的出现方式可适当选用动画，切换幻灯片时可适当加入声音效果但应严格控制使用特效的数量，以免过多使用后分散听众的注意力。

案例解析：按照教育目标制作预防狂犬病健康教育的多媒体课件，主要内容包括狂犬病的传播、狂犬病危害及狂犬病预防三个部分。狂犬病危害部分示例如图实训-1至图实训-3，实

际是一张幻灯片，设计者通过图片（设计与幻灯片背景颜色对比鲜明的原创人物不同时期的身体状态）对比、动画（患者卧床后见到水发生抽搐）、带背景重点文字分别讲解狂犬病潜伏期时患者一切正常（强调狂犬病潜伏期是 2 周至 3 个月），狂犬病的临床表现（重点讲述恐水、怕风是本病的特殊典型表现），强调狂犬病一旦发病，死亡率几乎是 100% 的严重危害。

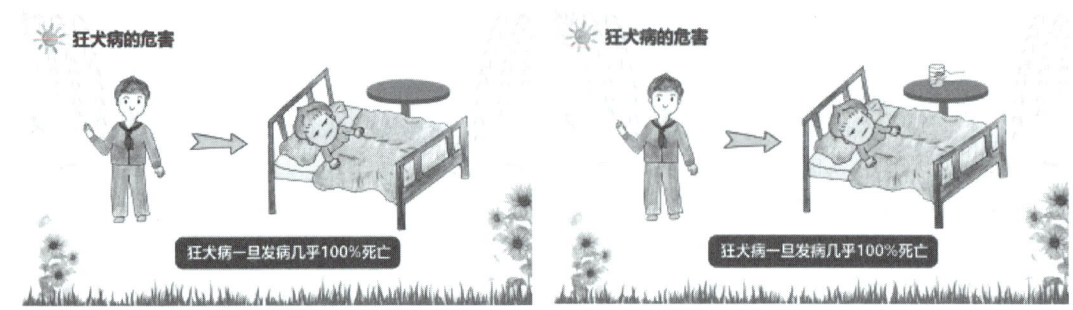

图实训-1　患者潜伏期至发病　　　　　　图实训-2　患者见到水

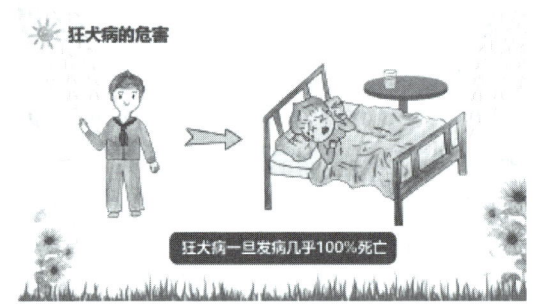

图实训-3　患者见到水后发生抽搐

（三）开展讲座

问题 3：在社区健康教育讲座的讲授中，如何能够吸引听众、提高兴趣？

思路：健康教育专题讲座是以讲授为主要手段，以演讲为主要技巧的健康传播活动，对讲座者的语言表达能力有较高的要求，总时长宜控制在 1 小时以内。健康教育演讲技巧主要包括以下 6 个方面：①主讲者：主讲者应着装整洁大方、精神饱满、具有较好的演讲表达能力，面部是仪表的中心，也需要修饰，如男性应刮胡子、理发，女性可薄施淡妆，忌浓妆艳抹。②语言：应准确鲜明、简单明了、通俗易懂，常可运用比喻、排比、设问、反问、重复性语言、谚语、幽默性语言等修辞方法，以增加表达效果，避免枯燥乏味。③语音：发音应正确清晰，声音洪亮自然。④语调：演讲的激情常常靠音调抑扬顿挫、起伏变化来完成，通过音调的升降、轻重变化强调重点、突出主题，如高音为升调，句尾发言往往音调最高。⑤语速：语言节奏快慢表现不同的感情变化，讲述一般内容应语速适中，表达热烈、兴奋等思想感情时可较快些，需要引起听众注意、特殊强调的内容语速应减慢，只有语速适宜、快慢有致，才能有效传达演讲者想表达的内容。⑥开场白与结束语：开场白应精心设计，有多种方式，如提问式、新闻式、赞扬式、悬念式等，其中提问式最常见。结尾往往是全篇演讲的高潮，常用的结束语有鼓动和号召式、借用名人语录或诗歌、幽默式等，以达到收拢全篇、揭示主题的目的。

案例解析：在社区狂犬病预防健康教育讲座中，讲授者在开场即用幽默的语言讲述了一位养狗的阿姨与跑步的年轻人发生争执的故事，以引发听众的兴趣，然后利用提问"被狗咬伤会不会死亡？"引出狂犬病的概述。由于狂犬病病毒在电子显微镜下的形状与子弹相似，所以讲授者将狂犬病病毒类比为"子弹"，携带病毒的动物类比为"装满子弹的手枪"，将狂犬病暴露过程类比为"扣动扳机，子弹发射"过程，将易感人群类比为"靶子"，通过大家熟悉的手枪

射击靶子的过程向听众讲解狂犬病传播的三个环节，在预防措施的讲解中又利用这三个环节分别进行针对性的讲授。在讲授结尾处用一首原创打油诗"狂犬病毒唾液藏，抓咬舔伤使人狂，发病期短必死亡，及时处理疫苗防"对每一个重点知识和技能进行总结。

（四）效果评价

社区健康教育讲座的评价指标可以分为近期、中期、远期效果指标。如社区狂犬病预防讲座的近期效果是狂犬病预防知识水平的变化，可以通过比较健康教育讲座开展前后对社区居民狂犬病预防知识、信念的调查结果来评价其近期效果；中期效果是社区居民与宠物接触方式等行为的改变；远期指标是社区居民暴露后狂犬病疫苗正确接种率等。

四、总结与讨论

（一）总结

健康教育讲座是开展面对面健康传播活动最常用的形式之一，广泛应用于社区健康教育工作中。合格的社区健康教育讲座应符合以下要求：①目的明确，重点突出；②内容科学，观点明确；③有系统性、逻辑性；④通俗易懂，语言生动。

（二）实训任务

在高血压、糖尿病等常见病的预防中任选一个专题，编制一份社区健康教育讲座的多媒体课件并进行讲授。

(谢立璟　龙　鑫)

实训三：预防接种流程管理

一、实训目标

熟悉预防接种服务全流程，掌握每个环节需注意的事项。

二、实训方式

1. 到基层医疗卫生机构免疫接种室观察学习。
2. 在校内实训室开展模拟免疫接种全流程学习。

三、实训内容

（一）接种前事项

接种通知、疫苗准备、场所准备、器材准备。

（二）接种事项

预检、预约登记、接种、留观。

（三）接种后事项

处理剩余疫苗、清理接种器材、统计随访报告、接种场所消毒。

四、实训步骤

（一）接种前事项

1. 确定受种对象　接种单位（社区卫生服务中心、乡镇卫生院）根据国家免疫规划疫苗规定的免疫程序，核实接种记录，确定受种对象，包括本次应种者、上次漏种者以及流动人口等特殊群体中的未受种者。

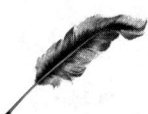

2．接种通知　接种单位一般采用手机短信、网络等适当方式，通知儿童家长或其监护人，告知接种疫苗的种类、时间、地点和相关要求。

3．疫苗准备　遵循先短效期、后长效期、先产先出、先进先出的原则。

开诊前10分钟，把疫苗从储藏冰箱移至接种工作台旁的台式小冰箱，注意疫苗的品名、失效期、规格、外观、数量。凡过期、变色、污染、发霉、有摇不散凝块或异物，无标签或标签不清，安瓿有裂纹的疫苗一律不得使用。不得使用冻结过的百白破、乙肝、白破等含吸附剂的疫苗，如怀疑疫苗可能被冻结过，通过振荡试验来检验疫苗是否被冻结过。

振荡试验：将被检查的疫苗和对照的正常疫苗瓶同时摇匀后静止竖立，如被检疫苗在短时间内（5～10分钟）内与对照疫苗相比，出现分层现象且上层液体较清，即可判断被检疫苗被冻结过，严禁使用。

4．场所准备　接种场所合理分区，显著位置要有相关宣传资料；场所光线明亮、通风保暖，在接种前半小时停止清扫；对接种室消毒、接种工作台消毒，并做好消毒记录；接种人员穿戴好工作衣、帽、口罩，清洗双手。

5．器材准备

(1) 接种器材：按接种对象人次数，准备足够的一次性注射器，检查包装是否完好。

(2) 消毒器材：75%乙醇、镊子、棉球杯、无菌干棉球或棉签、治疗盘。

(3) 体检器材：体温计、听诊器、压舌板。

(4) 常用急救药品：1∶1000肾上腺素。

(5) 注射器回收器材：安全盒、污物桶等。

（二）接种事项

1．预检

(1) 核实接种对象：检查儿童接种卡、证，核对儿童姓名、性别、出生日期、接种记录，确认本次应接种疫苗。

(2) 询问健康状况：了解儿童近期健康情况、既往过敏史及接种不良反应情况，必要时测量体温或体检，以确定能否接种，符合的发接种单，告知其监护人疫苗的品种、作用、禁忌、不良反应及有关知识。

(3) 儿童监护人签署知情同意书。

(4) 当受种者选择接种第一类疫苗同品种替代疫苗的，应当告知费用承担、异常反应补偿方式等。

(5) 对于有接种禁忌而不能接种者，应当提出医学建议，必要时应在接种证、卡上记录。

2．预约登记

(1) 核对接种证上的儿童姓名、性别、出生日期及接种记录，及时更正发现的错误。

(2) 再次确定是否为本次接种对象和接种的疫苗品种，回收知情同意书。

(3) 完整填写接种证，注明本次使用疫苗的简称、批号、接种单位。

(4) 预约下次接种疫苗的种类、时间和地点。

3．接种

(1) 三查七对：三查：检查受种者健康状况和接种禁忌证；查对预防接种信息档案与预防接种证；检查疫苗、注射器外观与批号、效期。七对：核对受种对象姓名、年龄、疫苗品名、规格、剂量、接种部位、接种途径。

(2) 安全注射、全程冷链：接种前方可打开或取出注射器材，防止被针头误伤，注射器要专用，注射完毕后应直接将注射器投入安全盒或防刺穿的容器内，统一回收销毁；接种前将疫苗从冷藏容器内取出，尽量减少开启冷藏容器的次数。

(3) 确定接种部位：避开瘢痕、炎症、硬结和皮肤病变处；同时接种两种疫苗的，一般左

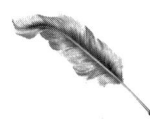

臂接种卡介苗、流脑、麻疹（麻腮风）、白破疫苗；右臂接种乙肝、乙脑疫苗；乙肝疫苗不能臀部注射。

（4）消毒方法：用灭菌镊子夹取75%乙醇棉球或用无菌棉签蘸75%乙醇；禁用2%碘酊进行皮肤消毒；由内向外螺旋式对接种部位皮肤进行消毒，涂擦直径≥5 cm；待晾干后立即预防接种。

（5）操作规范：同时注射两种疫苗时，先注射免疫程序上列在前面的疫苗，以防实施差错。进针后先抽回血，无回血后方可注射；注射后只可用干棉签按压，或旋转针头拔出；应合理选择注射器和针头，注意剂量准确；切忌将针头全部刺入（一般只刺入2/3），以防断针时无法取出针头；口服减毒活疫苗时，半小时内不得喝热水（≥37℃）或喂奶。

（6）接种方法：皮内接种法：接种到表皮与真皮之间，在上臂外侧三角肌中部略下处，待乙醇干后，左手绷紧注射部位皮肤，右手以平执式持注射器，示指固定针管，针头斜面向上，与皮肤呈10°～15°角快速刺入皮内，用左手拇指固定针栓，但不要接触针头部分，注入疫苗，使注射部位形成一个圆形皮丘，皮肤变白，毛孔变大，将针管旋转180°，拔出针头，注射完毕，勿用乙醇棉球或干棉球按摩注射部位。

皮下接种法：接种到真皮下、肌肉组织以上的脂肪组织中，在上臂外侧三角肌下缘附着处，待乙醇干后，用左手绷紧皮肤，右手持注射器，示指固定针柄，不可接触针栓，针头斜面向上，与皮肤表面呈30°～40°角，快速刺入皮下至针头长度的1/3～2/3，放松皮肤，左手固定针管，回抽无血后，注入疫苗，注射完毕后快速拔出针头，用消毒干棉球稍加按压针眼部位。

肌内接种法：在皮下或皮下组织下面的肌肉组织中，一般在上臂三角肌中部，左手将三角肌皮肤绷紧，右手以执毛笔式持注射器，中指固定针栓，针头于皮肤表面呈90°角，快速进针刺入针头长度的2/3，固定针管，放松皮肤，回抽无血后，注入疫苗，注射完毕后快速拔出针头，用消毒干棉球稍加按压针眼部位。

口服法：左手拇指、示指张开，手心向上，托住幼儿下颌，使其头部轻微后仰，用拇指、示指轻微按压双颊，嘴张开；右手持疫苗于口腔正上方适当距离，滴管呈大致45°倾斜。

4．预防接种证上记录完整信息，接种人员签字，强调注意事项。

5．留观　在留观室观察30分钟；如出现不良反应，及时处理报告；具体按照接种单位预防接种异常反应应急处置预案进行对应处置。

（三）接种后事项

1．处理剩余疫苗　废弃开启未用完的疫苗，报废疫苗处理按《疫苗报废回收和销毁工作要求》；冷藏容器内冰未融化未开启疫苗做好标记，在冰箱内保存，下次接种先用。

2．清理接种器材　清理、清洗、消毒；一次性注射器及其他医疗废物按《医疗废物处理条例》规定处置、记录。

3．接种场所消毒　做好室内清洁，用消毒液或紫外线灯进行规范消毒；做好消毒记录。

4．统计随访报告　核对接种信息，通知未种儿童，统计报表，疑似不良反应对象调查随访。

五、总结与讨论

通过对预防接种服务流程的学习，熟悉接种前、接种时、接种后的工作，掌握每个环节需注意的事项。为预防接种规范化服务的实施提供技术支持，减少预防接种过程中异常反应的发生。

（曹　毅）

实训四：新生儿家庭访视

一、实训目标

1. 掌握新生儿家庭访视的内容、新生儿居家指导。
2. 掌握新生儿病史采集、体格检查的方法；掌握新生儿家庭访视的工作流程；熟悉《新生儿家庭访视记录表》和《母子健康手册》的填写。

二、实训内容

1. 新生儿病史采集、体格检查的方法。
2. 新生儿家庭访视的时间、内容和步骤。
3. 新生儿家庭访视记录表和母子健康手册的填写。

三、实训步骤

（一）案例展示

某医院产妇顺产一男婴，出生体重3250 g，身长52 cm，生后1分钟、5分钟、10分钟Apgar评分均为10分，出生后第三天出院回家。作为社区服务中心儿童保健医务人员，应如何完成该男婴的首次家庭访视？请分角色扮演完成该男婴家庭访视的全过程。

（二）家庭访视

1. 家庭访视时间　初访为出院后1周内，第二次访视为出生后10～14天，第三次访视为新生儿出生后28～30天，即满月访视。高危儿或首次访视有问题者，根据实际情况增加家庭访视次数。

2. 家庭访视的步骤及内容

（1）预约、准备新生儿访视包（新生儿访视表、笔、听诊器、体温计、75%乙醇、消毒棉签、纱布、婴儿称、皮尺、压舌板、手电筒、育儿宣传资料、一次性鞋套等）。

（2）统一着装，佩戴相关工作证到产妇家中：按门铃或敲门、自我介绍、说明来访目的，与产妇及家属沟通，取得信任。

（3）进入产妇家访视，在接触母婴之前先清洁双手。

1）询问：出生情况、喂养、吸吮、睡眠、大小便、新生儿听力、遗传代谢性疾病的筛查及预防接种等情况。

2）观察：新生儿的一般健康状况，如面色、呼吸、哭声、精神状态；观察新生儿的各种反射、四肢活动等；观察母乳喂养过程、家庭环境及护理过程等。

3）体格检查：测量新生儿的体重、身长、体温；检查头、颈部有无包块，前囟大小、张力；检查眼、耳、口、鼻有无异常；全身皮肤（重点颈部、腋下、肘窝、腹股沟部和腘窝等皮肤褶皱处）有无皮疹、潮红糜烂、脓疱、硬肿、黄染；脐部有无红肿、渗出，脐带脱落情况；心肺听诊和腹部触诊有无异常；肛门、外生殖器是否有异常。

4）填写《新生儿家庭访视记录表》和《母子健康手册》，根据体格检查评估新生儿喂养情况，是否需要增加随访次数及转诊。

5）对该男婴家长进行健康指导，并告知下次随访时间。

3. 新生儿访视的健康指导

（1）家居环境：新生儿卧室应安静清洁，空气清新，阳光充足，通风良好；室温保持在26～28℃，湿度为50%左右，根据气温的变化调节环境温度，适当增减衣物包被。

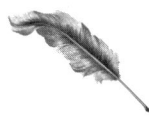

（2）母乳喂养：母乳是新生儿最好的食物，能够满足新生儿全部的营养需求，母乳中含有的免疫物质是配方奶所不能替代的。观察母乳喂养，教导正确的喂养方式等。按需哺乳，一天可达10次以上，鼓励纯母乳喂养至六个月。母乳不足时应指导母亲使用科学的人工喂养方法。

（3）皮肤护理：新生儿皮肤娇嫩，应每日洗澡保持皮肤清洁，水温为40℃左右。洗澡的时候要托住头颈部，防止耳朵进水，先洗头颈部，然后再洗躯干部，然后再洗四肢，洗的时间不宜超过五分钟。要注意皮肤褶皱处要洗净、擦干。脐带未脱落前，每天用75%的乙醇擦拭脐带根部，保持脐带干燥清洁。每次大便后应清洗臀部，勤换尿布。

（4）疾病预防：注意保持家庭卫生，接触新生儿前要洗手，减少探视，家人患有呼吸道感染时要戴口罩，以避免交叉感染。生后14天即开始补充维生素D，足月儿每日口服400 IU至2岁。

（5）伤害预防：注意喂养、保暖的护理，预防意外窒息（呛奶、捂被综合征）、烫伤发生。

（6）促进感知觉发展：通过婴儿抚触、按摩皮肤，用新鲜玩具、优美音乐刺激新生儿，促进新生儿生长发育。

四、总结与讨论

新生儿家庭访视是对辖区内居住所有新生儿定期进行健康体检，指导家长做好新生儿的喂养、护理和疾病预防，早期发现异常和疾病，及时转诊，降低新生儿的患病率和死亡率。

（一）家庭访视的要求及流程

1．访视人员应完成专业技术培训。

2．准备新生儿访视包。

3．按门铃或敲门、自我介绍、说明来访目的，与产妇及家属沟通，取得信任。

4．进入产妇家，在接触母婴之前先清洁双手。

5．完成病史采集和体格检查，填写新生儿访视记录表。

6．根据体格检查评估新生儿喂养情况，是否需要增加随访次数及转诊。填写《新生儿家庭访视记录表》和《母子健康手册》。

7．对产妇及家长进行健康指导，告知家长下次随访时间。

（二）新生儿转诊

当新生儿出现以下指征之一时应及时转诊：①体温：≥38℃或≤35.5℃。②皮肤：皮肤苍白、发绀、发花和厥冷、糜烂、出血点和瘀斑；明显黄染；皮肤硬肿；脱水征象；皮肤脓疱；脐部周围皮肤发红和肿胀，有脓液渗出。③呼吸：频率＜20次/分或＞60次/分；呼吸困难；喘息样呼吸；呼吸暂停。④循环：皮肤苍白、四肢厥冷等休克征象；心率＜100次/分或＞160次/分，明显的心律不齐。⑤消化：喂养困难或拒奶；频繁呕吐或呕吐物带有胆汁、咖啡样甚至血性物质；腹泻次数多或量大，大便带血或黏液；腹胀有张力，腹壁皮肤变色，肠型明显，肠鸣音减弱或消失；肝脾大，腹部触及包块。⑥其他：头围过大或过小，前囟张力过高；口腔发育异常；颈部活动受限或颈部包块；眼外观异常、溢泪或溢脓、结膜充血、眼球震颤；耳、鼻有异常分泌物；脊柱侧弯或后突、四肢不对称、活动度和肌张力异常；外生殖器畸形、睾丸未降、阴囊水肿或包块；发育落后于相应月龄水平。

（李　君）

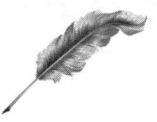

实训五：产后访视

一、实训目标

1．熟悉产妇的生理变化及特点。
2．掌握产褥期妇女和新生儿常见症状或问题的治疗方法。
3．对产妇和新生儿的生存环境和实际问题提出有效的解决方案。
4．培养与孕产妇沟通的能力。

二、实训内容

（一）产后访视记录表的信息填写

通过对孕妇的问询，填写产后访视基本信息部分。

（二）对孕产妇进行健康评价及指导

根据孕产妇产后访视结果，对孕产妇开展健康评价及指导。

（三）开展产妇基本公共卫生服务

结合基层工作实际，模拟开展产妇基本公共卫生服务项目。

（四）分析与讨论

引导学生具备孕产妇健康管理服务的规范意识，高效高质量开展基层公共卫生服务，对孕产妇进行健康管理。

三、实训步骤

（一）准备

1．学生分组　通过角色扮演法，将同学分为模拟产妇组、社区卫生服务中心公共卫生人员组、质控评价组三组。
2．场所准备　实训室或多媒体教室。
3．现场物资准备　产后访视记录表、笔、纸、体温计、访视包等。

（二）具体实施

案例：李某，女，汉族，现年28岁，已婚，无不良生活习惯。2018年8月22日，在医院剖宫产一名重为2800 g的男婴，其于8月27日出院，接出院通知后，于8月29日对产妇进行访视，产妇自述发热，且乳房胀痛，发现产妇在述说过程中常常暗自流泪，老是叹气。

1．情景模拟

模拟孕产妇及家人组（孕产妇1名、家人3名）、社区卫生服务中心公共卫生人员组（若干），进行情景模拟，老师分配每个小组抽签准备。团队成员选举团队领导，他们根据访问案例分配角色，并组织团队成员进行相应的讨论和设计。通过小组的准备和研究，对访视案例中的相应问题提出了解决方案和建议，并以书面形式列出了走访对象、目标、内容和程序。各组可以依照各自的访视设计以角色扮演的访视展示访视过程，并在各组表演结束后，针对各组扮演情况师生共同评价并提出改进意见。

问题1：根据问询、体检了解产妇一般情况。

问题2：针对情景中患者主诉情况，该社区卫生服务中心如何对李某进行健康评价及指导，填写产后访视记录表。

问题3：在针对孕产妇进行家庭访视时，该如何融入医学人文呢？请同学们展开讨论，并提交作业。

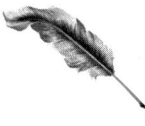

四、总结与讨论

（一）实训效果

主要总结学生的角色把握与知识技能掌握情况、分析问题及解决问题能力的情况。

（二）发现的问题及诊改建议

教师对本次实训进行总结，对发现的问题进行整理，并与学生一起找出诊断改革的方向和措施。引导学生形成规范的孕产妇健康管理服务意识，开展高效、优质的基层公共卫生服务，开展孕产妇健康管理服务。

（陈冯梅）

实训六：老年人健康管理服务

一、实训目的

使学生掌握老年人健康管理服务规范，能开展针对老年人的基本公共卫生服务，规范填写老年人居民健康档案，并正确归档。

二、实训内容

（一）居民健康档案基本信息填写

通过对老年人的问询，填写居民健康档案基本信息部分。

（二）对老年人进行健康评价及指导

根据老年人体检结果，对老年人开展健康评价及指导。

（三）开展老年群体基本公共卫生服务

结合基层工作实际，模拟开展老年人基本公共卫生服务项目。

（四）分析与讨论

引导学生具备老年人健康管理服务的规范意识，高效高质量开展基层公共卫生服务，对老年人进行健康管理。

三、实训步骤

（一）准备

1．学生分组　分为模拟老年组、社区卫生服务中心公共卫生人员组、质控评价组三组。

2．场所准备　实训室或多媒体教室。

3．现场物资准备　居民健康档案表、笔、纸等。

（二）具体实施

案例：方某，男，汉族，现年68岁，已婚，无不良生活习惯。2018年10月22日，到某社区卫生服务中心体检，体检结果显示，异常：原发性高血压；2型糖尿病、肝功能异常、肾功能异常，B超显示肝实质回声密集增强等；异常心电图：完全性右束支传导阻滞。

1．情景模拟　模拟老年组（老年人1名、家人2名）、社区卫生服务中心公共卫生人员组（若干）和质控评价组，进行情景模拟，社区卫生服务中心公卫组进行居民健康档案个人基本信息表格填写。

问题1：根据问询方某个人健康基本情况，填写居民健康档案个人基本信息表格。

问题2：方某到社区卫生服务中心体检，该社区卫生服务中心对方某进行了体检，体检结

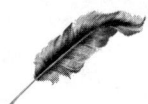

果出来后，该社区卫生服务中心如何对方某进行健康评价及指导。

2．头脑风暴　教师作为主持人，主持把控整个会议。学生记录员 3～5 名，认真记录每一个参会者的言语。其余学生积极思考发言，进行头脑风暴。

问题 3：若该社区卫生服务中心到所辖区的社区进行"下乡建档"，需要如何做？包括下乡前的准备工作、回社区卫生服务中心后的工作等系列服务流程。

四、总结与讨论

（一）实训效果

主要总结学生的角色把握与知识技能掌握情况、分析问题及解决问题能力的情况。

（二）发现的问题及诊改建议

教师对本实训进行总结，对发现的问题进行梳理，和学生一起找出诊改的方向和措施。引导学生具备老年人健康管理服务的规范意识，高效高质量开展基层公共卫生服务，对老年人开展健康管理服务。

（刘丽君）

实训七：高血压自我管理小组健康教育活动

一、实训目标

通过本次实训，能够指导高血压患者开展健康教育活动。

二、实训内容

（一）高血压健康教育需求评估

1．选择高血压目标人群。

2．评估健康教育内容需求。

（二）高血压健康教育的实施

1．制订健康教育计划。

2．实施健康教育活动。

3．健康教育效果评价。

三、实训步骤

（一）需求评估

1．目标人群确定　本次活动对象确定为高血压患者。

2．健康教育需求评估

（1）测试患者有关高血压相关知识：包括高血压的基本知识、干预知识、药物与用药知识等，设计一套问卷，20 道题左右。

（2）了解患者高血压控制现状、干预措施的掌握与遵医情况：问卷分析与交谈。

（二）健康教育实践

1．健康教育准备与计划制订

活动准备：将学生按 10～15 人进行分组，每组安排 1 名组长、1 名副组长；组长与副组长扮演医护工作者，其他同学扮演高血压患者。每人制作一份名字卡，以便能随时叫出名字。

计划制订：以小组为单位制订本次活动计划。

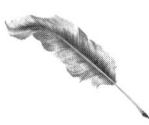

2. 实施健康教育活动 以小组讨论法进行。

活动1：知识检测

(1) 发放问卷，要求成员当场完成。

(2) 问卷分析。组长根据问卷测试结果，汇总成员存在的共性问题。

活动2：组员介绍

(1) 发放名字卡，填上愿意被称呼的名字，并将名字卡贴在胸前。

(2) 组员自我介绍：组长组织队员自我介绍。要求每个成员简单自我介绍，并说明高血压带来的2～3个问题。如组长示范：我是×××，我患高血压××年，高血压带给我的问题是不能激动，外出行走速度不能太快。

(3) 小组长分工，汇总成员所述问题，列出共同关注的问题。

活动3：目标设定及制订行动计划

(1) 组长解释目标设定的意义。要求每个成员思考最近3～6个月内要实现的目标1～2个，如血压控制目标、运动目标等。

(2) 成员讨论交换各自目标。

(3) 评估目标的可操作性。有些目标较大，不能一次完成，需要分解为更小的、更具体的、更易操作的的几个任务和步骤来执行。如减重5 kg，可分解为每天散步30 min→每周素食3天→控制睡眠等来实现。

(4) 制订行动计划。以周为单位制定，参见下表。

实训表1　高血压患者周行动计划

1. 周行动计划
   做什么：_____(如散步)
   做多少：_____(如每次 30 min)
   什么时候做：_____(如晚饭后)
   一周做几次：_____(如 4 次)
2. 自信心：_____(0 分表述"一点也不自信"，10 分表示"完全自信")
3. 任务完成情况

时间	验收	评语
星期一		
星期二		
星期三		
星期四		
星期五		
星期六		
星期天		

(5) 召集成员，让成员朗读各自行动计划并说出他们完成计划的自信心，0分表述"一点也不自信"，10分表示"完全自信"。如果是自信心在7分或7分以下的，需要分析和解决其不自信的原因并建议调整计划。

(6) 告诉成员，从小组中找一个伙伴在计划行动中互相督促。

活动4：知识讲座

(1) 高血压的基础知识。

(2) 高血压的干预策略：健康生活方式建立。

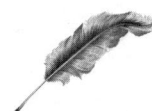

活动5：结束
(1) 成员回顾本次活动情况。
(2) 收回名字卡。
3．评价健康教育效果
(1) 二次知识检测与结果分析。
(2) 行为改变监测与坚持情况。

四、总结与讨论

1．分小组讨论本次健康教育活动的得失。
2．针对本次健康教育活动撰写一份总结，请参照相关文献格式。

（黎逢保　李志军）

实训八：糖尿病急性并发症案例讨论

一、实训目标

说出2型糖尿病的临床表现、诊疗关键点、急性并发症的诊断标准，能够正确识别与处理低血糖和高血糖危象。

二、实训内容

（一）低血糖的识别与处理

案　例

邢某，男，74岁，16年前因出现口干、多饮、多尿伴体重减轻，血糖明显升高，在当地医院诊断为2型糖尿病。一直口服二甲双胍及多种降糖药物进行降糖治疗，平时未规律监测血糖变化。患者于3小时前睡眠中出现心悸、大汗、焦虑、烦躁不安，逐渐出现意识模糊，急送医院诊治。急查血糖2.1 mmol/L，立即遵医嘱给予50%葡萄糖40 ml静注，神志逐渐转清，1小时后复查血糖为5.2 mmol/L，嘱其进食快速升糖的食物，症状逐渐缓解。

问题：
1．根据本案例资料，初步判断是何种病症？
2．对该患者应如何正确识别并做出诊断？
3．请你分析发生该病症的可能原因是什么？
4．针对此病症应采取何种处理和预防措施？

【低血糖的识别与处理要点】

1．低血糖的识别　若糖尿病患者出现交感神经兴奋（如心悸、焦虑、出汗等）或中枢神经系统症状（如神志改变、认知障碍、抽搐和昏迷）时应考虑低血糖的可能，及时监测血糖。

2．低血糖的诊断标准　糖尿病患者只要血糖水平≤3.9 mmol/L 即为低血糖。

3．低血糖的处理　血糖≤3.9 mmol/L 即需要补充葡萄糖或含糖食物。意识清楚者给予口服15～20 g糖类食品（葡萄糖为佳）；意识障碍者给予50%葡萄糖溶液20～40 ml 静脉注射。

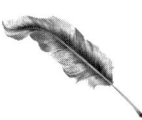

每 15 分钟监测血糖 1 次。如血糖仍 ≤ 3.9 mmol/L，再给予 15 ~ 20 g 葡萄糖口服或 50% 葡萄糖溶液 20 ~ 40 ml 静脉注射；如血糖在 3.9 mmol/L 以上，但距离下一次就餐时间在 1 h 以上，给予含淀粉或蛋白质食物；如血糖 ≤ 3.0 mmol/L，继续给予 50% 葡萄糖溶液 60 ml 静脉注射。如低血糖仍未纠正，给予静脉注射 5% 或 10% 葡萄糖溶液，并在监护下及时转诊。低血糖诊治流程，详见《国家基层糖尿病防治管理指南（2018）》糖尿病急性并发症的识别与处理。

（二）高血糖危象的识别与处理

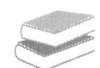

案 例

王某，女，58 岁，因为"口干、多饮、体重减轻半年，头晕、恶心 2 天"就诊。患者近半年来口干、多饮、多尿，体重下降约 9 kg，未予以重视，未监测血糖。一周前体检发现空腹血糖 16.8 mmol/L，控制饮食，临床症状无缓解。两天前出现头晕、恶心，伴烦躁、心悸，来院急诊。体格检查：体温 38.5℃，血压 107/60 mmHg，神志清，精神萎靡，对答少，无呕吐。呼吸急促，呼气有烂苹果味。皮肤弹性差，脱水貌，口唇干裂脱皮。气管居中，双肺呼吸音清，未闻及啰音。心率 130 次 / 分，律齐，无杂音。心电图：窦性心动过速。胸片未见异常。腹软，无压痛、反跳痛。肝区无叩痛。双肾区叩痛（+）。余无特殊。

该患者否认既往高血压，高血脂，冠心病疾病史。其母亲、外祖母、舅舅均患有 2 型糖尿病。身高 157 cm，体重 63 kg，腰围 78 cm，体重指数（BMI）25.6。

问题：

1．根据上述病例资料，初步判断患者是什么病症？

2．为了明确诊断，应进一步做哪些实验室检查？

该患者入院后，实验室检查：随机血糖 22.4 mmol/L，尿糖 4+，酮体 4+，尿常规：白细胞 566/μl。血气分析：pH 7.18，二氧化碳分压 26.6 mmHg，氧分压 75.5 mmHg，碱剩余 -30.8 mmol/L。血常规：白细胞 19.2×10^9/L，中性粒细胞百分比 90.6%。血离子测定：氯 98 mmol/L，钠 138 mmol/L，钾 4.6 mmol/L。二氧化碳结合力 7.1 mmol/L。肝功、肾功正常。检测谷氨酸脱羧酶（GAD）抗体、胰岛细胞自身抗体（ICA）和胰岛素自身抗体（IAA）均阴性。

问题：

3．分析发生该病症的原因是什么？

4．针对此病例应采取何种处理措施？如何预防再次发生？

【高血糖危象的识别与处理要点】

1．高血糖危象的识别　高血糖危象包括糖尿病酮症酸中毒（DKA）和高血糖高渗状态（HHS）。临床上糖尿病患者如出现原因不明的恶心、呕吐、腹痛、酸中毒、脱水、休克、神志改变、昏迷，尤其是呼吸有酮味（烂苹果味）、血压低而尿量多者，且血糖 ≥ 16.7 mmol/L，应考虑高血糖危象。

2．高血糖危象的诊断　若患者尿糖和酮体阳性伴血糖增高，一般在 16.7 ~ 33.3 mmol/L，血 pH 和 / 或二氧化碳结合力降低，无论有无糖尿病病史，都可诊断为 DKA。

HHS 实验室诊断参考标准：若患者血糖 ≥ 33.3 mmol/L；有效血浆渗透压 ≥ 320 mosm/L；血清碳酸氢根 ≥ 18 mmol/L 或动脉血 pH ≥ 7.30；尿糖呈强阳性，而尿酮阴性或为弱阳性。

3．高血糖危象的处理　若 2 型糖尿病患者出现高血糖危象，应尽快转诊。转诊前应建立静脉通道，给予静脉滴注生理盐水补液治疗。

三、实训步骤

1. 复习2型糖尿病及其急性并发症的识别与处理相关知识。
2. 根据案例提出的问题，分组进行案例讨论并写出分析要点。
3. 教师汇总各小组讨论结果，点评精讲并进行最后总结。
4. 每位学生按老师要求完成一份案例讨论分析报告。

四、总结与讨论

糖尿病是一种常见慢性疾病，如果患者血糖控制不佳，极易导致急慢性并发症的发生，因此近期防控目标是控制高血糖，消除糖尿病症状，防治急性代谢并发症；远期目标则是预防慢性并发症，提高生活质量，延长寿命。糖尿病患者常因未规律降糖治疗、胰岛素不适当减量或突然中断治疗、饮食不当、胃肠疾病、急性感染、创伤、手术、精神刺激、肝肾功能减退、应激等因素，诱发低血糖、糖尿病酮症酸中毒、高血糖高渗透压综合征、糖尿病乳酸性酸中毒等糖尿病急性并发症，所以我们应熟悉糖尿病急性并发症的临床表现，及时识别风险和病症，使患者得到及时的诊治。同时要加强有关糖尿病、急慢性并发症的针对性健康教育，提高患者及家属的自我管理能力，加强生活方式干预，依据规范要求做好2型糖尿病健康管理服务工作。

（刘明清　孙艳秋）

实训九：社区新冠肺炎疫情应急处置桌面演练

一、实训目标

通过桌面演练强化突发公共卫生事件学生应急管理意识和提高应急处置能力。学生真实体验传染病应急处置过程中"早发现、早报告、早隔离、早治疗"的"四早"措施；掌握传染病疫情发生的防控知识和技能，强化疫情信息报告处置流程，提高学生的应急反应能力，训练团队协调精神。

二、实训内容

（一）病例发现与报告

发现传染病，强化识别意识与能力，掌握规范报告程序。

（二）现场疫情处置准备

在疫情处置时根据不同的工作职责作好相应准备，做好打有准备之战。

（三）现场流行病学调查与处置

在疫情处置现场的流行病调查、样品采集、防控措施指导等能力。

（四）社区传染病防控

参与社区传染病防控该具备的密切接触者医学观察、消毒、健康教育与健康促进等技能。

（五）分析与讨论

引导学生对疫情进行风险评估，并讨论更科学的防控措施。

三、实训步骤

（一）准备

1. 人员分组　同学分为医生组、社区卫生服务中心公共卫生组、疾病预防控制中心流行

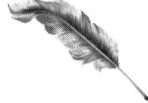

病学调查组、采样组等。

2．场所准备　实训室设置工作场景，按主持台、医生组、社区公共卫生组、疾控流调组、采样组划分功能区域。

3．现场演示物资准备　喷雾器、口罩、防护镜、防护服、手套、脚套消毒药品及辅助器材等。

（二）演练形式

本次演练采用现场问答和演示方式进行，演练结束后由老师和评委专家进行点评。

（三）现场演练

主持人：教师/学生。

参与人员：所有学生。

评委：教师及行业专家。

情景一、病例发现与报告

2020年1月，武汉暴发了新冠肺炎疫情，20日，国家卫生健康委宣布将新冠肺炎纳入乙类法定传染病，按甲类传染病管理；23日，武汉市宣布，为了防止疫情输出，决定封城管理。

黎某，男，50岁，从事猪肉屠宰贩卖，身份证号：512221 xxxxxxxxxx229，家住某市某县长岭乡大树村，该乡与湖北省接壤。患者在2020年1月18日自觉发冷、打寒战，到个体医生毛某某处打针、拿感冒药后回家休息，19日、20日在家休息，21日早上在长岭乡市场出摊卖猪肉，但因身体不适提前收摊回家，下午2时左右再次到毛医生所在诊所输液，未感好转。于21日晚七时左右到乡卫生院就诊打针。22日患者自觉症状加重，于上午9时自驾到该市所属市第一医院就诊并入院治疗。1月24日上午10时，市第一医院向该市所属区疾控中心报告该患者为疑似不明原因病毒性肺炎病例。

问题1．有传染病疫情在周边地区发生时，本次接诊的毛医生在诊疗患者时应该做哪些工作及注意事项？

问题2．长岭乡卫生院在接诊黎某时，医生应该怎么做，有哪些方面的考虑？

问题3．如果你是市第一医院发热门诊医生，在接诊黎某时，按发热门诊医生职责，你该做哪些处置？

问题4．市第一医院发热门诊经过询问病史和一系列检查后，将黎某诊断为不明原因肺炎，请问不明原因肺炎的诊断标准是什么？

问题5．如果你是该医院院感科工作人员，你接到门诊医生的报告后该怎么办？

问题6．作为疾控中心疫情值班人员，当接到报告时，你需要进一步了解哪些信息？

情景二、现场疫情处置准备工作

该市所属区疾控中心接到疫情报告后，立即通知流行病学调查小组、消毒组、检验组、健康教育组人员集合，召开快速风险评估会议，评估认定此起疫情为新冠病毒肺炎疫情的可能性很大。然后按程序报告该市所属区卫生健康委。

问题7．根据以上背景信息，开展现场调查需要做哪些准备工作？

问题8．该市所属区卫生健康委接到疫情报告后需要做哪些事情？

情景三、现场流行病学调查与处置

疾控中心迅速做出以下部署：现场流调人员准备流调表格、体温计等物品；检验人员准备好采样器材等相关物品；消杀人员领取消杀设备和药品；其他人员备齐各自所需物品。安排驾驶员、车辆迅速到位。并联系参加处理的临床医生。接到报告后20分钟调查组集结完毕出发，

30分钟后到达市第一医院，开展调查工作。

问题9．现场调查组在医院主要开展哪些工作？

问题10．对不明原因肺炎开展流行病调查时防护标准及具体要求是什么？讨论现场由2名学生演示穿脱防护服，学生互评、教师点评。

问题11．现场需要采集哪些标本？防护标准是几级？

情景四、社区传染病防控

流行病学调查发现，病前14天，患者自述一直在家中居住，未到过武汉市，但其两个儿子黎某甲、黎某乙1月10日从武汉自驾回到家中，其武汉居住地离华南海鲜市场7公里左右，患者未接触过新型冠状病毒感染的肺炎患者、疑似患者及其他野生动物。

1月24日21时40分，该市所属区疾控中心实验室检测报告该病例咽拭子新型冠状病毒核酸检测阳性，经市第一医院专家会诊，判定为新型冠状病毒感染的肺炎确诊病例。

问题12．市第一医院经专家会诊后判定为新型冠状病毒感染的肺炎确诊病例，如果你是专家组组长，对传染病的确诊要着重考虑哪几个基本原则？

密切接触者情况：患者患病后至今日，密切接触过其两个儿子（黎某甲、黎某乙）和其妻（崔某英），1月18日在个体诊所医生毛某某；1月21日晚在长岭乡卫生院就诊时接触的医务人员共3人。

问题13．按该市所属区传染病及突发公共卫生事件管理要求，长岭乡卫生院负责患者的密切接触者的医学观察管理，医院安排你负责该工作，你将怎么做？

问题14．若长岭乡卫生院安排你到患者家中进行消毒，你该怎么办？由2名学生演示现场消毒的整个过程。

问题15．如果你是长岭乡卫生院的公卫人员，此次疫情发生后，你如何指导辖区个体诊所和村卫生室医生应对疫情？

问题16．为了增加患者家周围居民的防病意识，减少恐慌，你将如何对居民做健康教育与健康促进？

情景五、分析与讨论

市第一医院明确诊断后，疾控中心立即向该市所属区卫生健康委简要报告疫情调查核实情况：内容包括疫情发生时间、地点、病例分布情况等。22时10分，疾控中心及时填写《突发公共卫生事件相关信息报告卡》，并在《突发公共卫生事件信息系统》进行初次报告。

问题17．此次疫情作为《突发公共卫生事件相关信息》进行报告依据是否充分？是否规范？

问题18．突发公共卫生事件相关信息初次报告应报告哪些内容？有哪些注意事项？

（四）整理

1．物品的归类和整理。

2．恢复实训室原貌。

四、总结与讨论

1．演练效果　见演练效果评价表。

实训表2　演练效果评价表

角色定位10分	知识掌握度50分	技能掌握度30分	主动参与10分

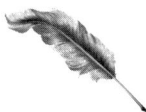

主要总结学生的角色把握与知识技能掌握情况，主动思考与参与的情况。

2．发现的问题及整改建议　点评人员对演练全过程进行总结，对发现的问题进行梳理，提出诊改的方向和措施。

（郑代坤）

中英文专业词汇索引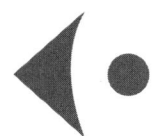

C

初级卫生保健（primary health care, PHC）2

E

二级预防（secondary prevention）4

G

高血压（hypertension）131

J

健康教育（health education）36
健康素养（health literacy）46
健康相关行为（health-related behavior）37
健康信念模式（health belief model, HBM）39

居民健康档案（resident health file）8

L

老年保健（health care in elderly）121

R

人类行为（human behavior）37

S

三级预防（tertiary prevention）4

Y

一级预防（primary prevention）4
疑似预防接种异常反应（adverse events following immunization, AEFI）66

主要参考文献

1. 杨柳清．基层公共卫生服务技术．武汉：华中科技大学出版社，2018．
2. 秦怀金，陈博文．国家基本公共卫生服务技术规范．北京：人民卫生出版社，2012．
3. 国家卫生和计划生育委员会．国家基本公共卫生服务规范（第三版）．2017．
4. 国家卫生健康委．新划入基本公共卫生服务相关工作规范（2019年版）．2019．
5. 沈必成．预防医学．杭州：浙江大学出版社，2018．
6. 傅华．预防医学．5版．北京：人民卫生出版社，2012．
7. 傅华．健康教育学．3版．北京：人民卫生出版社，2019．
8. 田向阳，程玉兰．健康教育与健康促进基本理论与实践．北京：人民卫生出版社，2016．
9. 余金明．健康行为与健康教育．上海：复旦大学出版社，2014．
10. 田向阳．健康传播学．北京：人民卫生出版社，2019．
11. 田本淳．健康教育与健康促进实用方法．2版．北京：北京大学出版社，2014．
12. 李鲁．社会医学．5版．北京：人民卫生出版社，2019．
13. 常春．健康教育与健康促进．北京：北京大学医学出版社，2013．
14. 卫生部．中国公民健康素养——基本知识与技能（试行）．(2008-1-4) [2020-5-20]．
15. 国家卫生和计划生育委员会．健康中国行——全民健康素养促进活动方案（2013-2016年）．(2013-11-5) [2020-5-20]．
16. 国家卫生和计划生育委员会．全民健康素养促进行动规划（2014-2020年）．(2014-5-9) [2020-5-20]．
17. 国家卫生和计划生育委员会．中国公民健康素养——基本知识与技能（2015年版）．(2015-12-30) [2020-5-20]．
18. 国务院．"健康中国2030"规划纲要．(2016-10-25) [2020-5-20]．
19. 全国人民代表大会．中华人民共和国基本医疗卫生与健康促进法．(2019-12-28) [2020-5-20]．
20. 国家卫生和计划生育委员会．预防接种工作规范（2016版）．
21. 中国卫生部办公厅．新生儿访视技术规范．2012．
22. 陶芳标．儿童少年卫生学．8版．北京：人民卫生出版社，2017．
23. 王卫平．儿科学．9版．北京：人民卫生出版社，2018．
24. 夏时畅．公共卫生服务实践指导案例．北京：人民卫生出版社，2015．
25. 杜玉开．妇幼保健学．北京：人民卫生出版社，2019．
26. 中国高血压防治指南（2018年修订版）．中国心血管杂志．2019．24（1）：1-46．
27. 葛均波，徐永健，王辰．内科学．9版．北京：人民卫生出版社，2019．
28. 中华医学会糖尿病学分会，国家基层糖尿病防治管理办公室．国家基层糖尿病防治管理指南（2018）．中华内科杂志．2018，57（12）：885-893．

29．国家卫生和计划生育委员会办公厅．国家中医药管理局办公室《关于做好高血压、糖尿病分级诊疗试点工作的通知》．2015．

30．白书忠．健康管理师健康体检分册．北京：人民卫生出版社，2014．

31．王陇德．健康管理师基础知识．2版．北京：人民卫生出版社，2019．

32．中华人民共和国精神卫生法（2018修正）．

33．李兰娟．传染病学．9版．北京：人民卫生出版社，2018．

34．中华医学会，中华医学会杂志社，中华医学会全科医学分会，等．肺结核基层诊疗指南（2018年）．中华全科医师杂志，2019，18（8）：709-717．

35．中华医学会，中华医学会杂志社，中华医学会全科医学分会，等．肺结核基层诊疗指南（实践版·2018）．中华全科医师杂志，2019，18（8）：718-722．

36．皮锐，柳清云，高谦．耐药结核分枝杆菌的适应性代价与补偿性进化．微生物与感染，2017，12（06）：362-368．

37．国家中医药管理局关于印发中医药健康管理服务技术规范的通知，国中医药医政发〔2013〕46号．

38．国家中医药管理局办公室关于进一步做好中医药健康管理服务项目实施工作的通知，国中医药办医政发〔2015〕20号．

39．国家中医药管理局科技部关于印发《关于加强中医药健康服务科技创新的指导意见》，国中医药科技发〔2018〕10号．

40．张治国，周英武，等．立足民生之本，传承中医药文化．中医药管理杂志，2014．22(2)：161-162．

41．詹骅，边远山区中医药健康管理服务质量现状分析，临床医药文献杂志，2015．2（33）：6942-6943．

42．梁万年．卫生事业管理学．4版．北京：人民卫生出版社，2017．

43．詹思延．流行病学．8版．北京：人民卫生出版社，2019．

44．姚应水．流行病学案例版．2版．北京：科学出版社，2018．

45．国家卫生健康委．中国防治慢性病中长期规划（2017-2025年）（2017-01-22）[2017-02-14]．

46．国家卫生健康委．全国农村环境卫生监测工作方案（2018年版）（2018-04-15）[2018-05-07]．

47．国家卫生健康委．2013年空气污染（雾霾）人群健康影响监测工作方案．2013．

48．国家卫生健康委．食源性疾病监测报告工作规范（试行）(2019-10-17) [2019-10-21]．

49．国家卫生健康委．食品安全风险监测管理规定（试行）．(2010-01-25) [2010-02-11]．

50．健康中国行动推进委员会．健康中国行动（2019-2030年）(2019-07-09) [2019-07-15]．

51．国家卫生健康委．全国消除疟疾工作方案（2016-2020年）[2016-08-25]．

52．(国务院令第666号) 修订．中华人民共和国食品安全法实施条例（2016修订）[2018-08-3]．

53．中华人民共和国主席令(第二十一号)．中华人民共和国食品安全法（2015-4-24）[2018-08-30]．

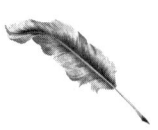